Thomas Klein

Sonnenlicht

Das größte Gesundheitsgeheimnis

Sonnenmangel
und seine schwerwiegenden Folgen

Hygeia-Verlag

THOMAS KLEIN: *Sonnenlicht – das größte Gesundheitsgeheimnis. Sonnenmangel und seine schwerwiegenden Folgen.*
Hygeia-Verlag Dresden
1. Auflage 2007
2. vollständig überarbeitete Auflage 2010

ISBN 978-3-939865-02-5

www.hygeia.de

Sehnsucht zum Licht ist des Lebens Gebot.

HENRIK IBSEN

Mit den Menschen ist es wie mit den Blumen:
Sie brauchen nicht nur Wasser, sondern auch Sonne.

JULIUS LANGBEHN

Inhalt

Wasser wirkt Wunder,
Luft vermag noch mehr,
am wirksamsten aber ist das Licht.

ARNOLD RIKLI

An dieser Stelle möchte ich allen danken, die mir bei der Erarbeitung dieses Buches mit Rat und Tat zur Seite standen. Mein besonderer Dank gilt Ingrid Sonntag, Alexander Wunsch, Yvette Schwertfeger, Claudia Krickau, Annelie Renner, Barbara Stephan und Stefan Klein.

Dresden, im November 2009
Thomas Klein

Niemand wird Krankheiten heilen können,
der nicht die wirklichen Ursachen kennt.

AURELIUS CORNELIUS CELSIUS

Sonnenlicht – das größte Gesundheitsgeheimnis

Obenan steht das Licht,
ohnstreitig der nächste Freund und Verwandte des Lebens,
und gewiß in dieser Rücksicht von weit
wesentlicher Einwirkung, als man gewöhnlich glaubt.
Ein jedes Geschöpf hat ein um so vollkommneres Leben,
je mehr es den Einfluß des Lichts genießt.

CHRISTOPH WILHELM HUFELAND

Sonnenlicht ist eines unserer wichtigsten Lebensbedürfnisse und durch nichts zu ersetzen. Bei Sonnenmangel kränkelt und verfällt der Mensch. Die Erhaltung der Gesundheit erfordert regelmäßiges Sonnenbaden und den möglichst langen Aufenthalt im hellen Tageslicht.

Doch leider ist diese Erkenntnis wenig verbreitet. Die Antisonnenlobby hat es geschafft, daß sich mittlerweile viele Leute vor der Sonne fürchten und das Sonnenlicht meiden. Natürlich kommen die Meldungen über die vermeintliche Gefährlichkeit der Sonne nicht direkt von der Sonnencreme-Industrie, sondern von scheinbar neutralen Instituten mit wohlklingenden und seriös anmutenden Namen. Leider werden diese Meldungen ungeprüft von Zeitungen, Radio und Fernsehen verbreitet, denn vielen Journalisten fehlt die Zeit für eigene Recherchen. Dankbar verwenden sie Pressemitteilungen über die „Gefahren des Sonnenbadens", und die Spalten in der Zeitung können ohne eigene Arbeit gefüllt werden. Außerdem schaltet die Sonnencreme-Industrie Anzeigen, wodurch Rücksichtnahme und Gefälligkeitsjournalismus begünstigt werden. „Die Sonne hat keine Lobby. Sonnenschein ist kostenlos zu haben, es trägt somit nichts ein, seine Vorteile zu rühmen“, so klagt Professor MICHAEL HOLICK, einer der führenden Experten der Vitamin-D-Forschung.

Außerdem werden mit Vorliebe Meldungen über Gefährdungen und spektakuläre Heilmittel veröffentlicht, denn davon verspricht man sich höhere Auflagen und Einschaltquoten. An Berichten, wie man sich seine Gesundheit durch richtige Lebensweise erhält, besteht selten Interesse. Aber, wie MICHAEL HOLICK schreibt, „was würde passieren, wenn eine Arzneimittelfirma eine Tablette auf den Markt brächte, die gleichzeitig das Risiko für Krebs, Herzinfarkt, Schlaganfall, Multiple Sklerose, Osteoporose, Winterdepression und verschiedene Autoimmunkrankheiten senken würde? Ein Medienzirkus käme in Gang, wie ihn die Welt bei keinem medizinischen Durchbruch erlebt hat! Von den seriösesten Zeitungen würden uns Schlagzeilen entgegenspringen wie ‚Wunderpille wird Millionen Menschenleben retten' und ‚Wunderdroge läutet neues Zeitalter in der Medizin ein'. Man würde die Fernsehprogramme ändern und die Zuschauer über die Neuentdeckung auf dem Laufenden halten. ... Haben Sie es schon erraten? Es gibt tatsächlich ein solches Heilmittel, allerdings nicht in Tablettenform. Es ist die Sonne.“ – Aber Sonne vermag noch viel mehr. Darüber berichtet dieses Buch.

Kapitel 1

Sonnenlicht und seelische Gesundheit

Wo wir uns der Sonne freuen,
sind wir jede Sorge los.

GOETHE

Es ist unmöglich, daß ein Mensch in die Sonne schaut,
ohne daß sein Angesicht hell davon wird.

FRIEDRICH VON BODELSCHWINGH

Wende dein Gesicht der Sonne zu und die Schatten fallen hinter dich – so sagt es eine alte Volksweisheit. In der Tat: Schwermut und Trübsinn verfliegen, wenn Sonnenschein unser Leben erhellt. Das Gemüt wird sonnig und heiter, frei von finsteren und düsteren Gedanken:

Es ist doch erstaunlich, was ein einziger Sonnenstrahl
mit der Seele des Menschen machen kann.

DOSTOJEWSKI

So weit die Sonne leuchtet, ist die Hoffnung auch.

SCHILLER

Nichts Süßres gibt es, als der Sonne Licht zu schaun!

EURIPIDES

Bereits im Altertum hat ARETAEUS empfohlen: „Lethargische Menschen müssen ans Licht und den Sonnenstrahlen ausgesetzt werden, denn ihre Krankheit ist Trübsinn." Der römische Philosoph AURELIUS CORNELIUS CELSIUS riet schwermütigen Menschen, in Räumen „voll Licht" zu leben. Er sagte, „niemand wird Krankheiten heilen können, der nicht die wirklichen Ursachen kennt." [1]

Im Jahre 1815 schrieb der französische Arzt J. F. CAUVIN: „Der Einfluß des Lichts auf die Moral des Menschen ist sehr mächtig. Den Traurigen und Schwachen wird der Arzt Sonne verschreiben. Sonne in Verbindung mit leichten körperlichen Übungen bringt den verlorengegangenen Lebensmut zurück. Die Reichen Englands und Deutschlands fahren nach Italien oder in den Süden Frankreichs, um eine Gemütskrankheit namens Melancholie zu kurieren oder um zumindest eine Zeitlang der Monotonie eines fast gleichbleibend trüben Wetters zu entkommen." [2]

Auch heutzutage leiden viele Menschen bei Lichtmangel unter Trübsinn und Schwermut. Allein in den USA sind 25 Millionen Menschen betroffen. Sie sind traurig und unruhig, ihnen fehlt die Hoffnung und ihre Stimmung ist gedrückt, sie zweifeln an sich selbst, mitunter kommen sogar Selbstmordgedanken auf. Die Depressiven sind reizbar, reagieren aggressiv und überzogen, neigen zu Tränen- und Gefühlsausbrüchen, sie fühlen sich oftmals matt und träge, müde und erschöpft. Sie haben ein großes Schlafbedürfnis und finden keine Freude mehr am Leben. Ihnen fällt es schwer, sich zu konzentrieren. Viele Depressive essen und naschen andauernd, um sich ein seelisches Hochgefühl zu verschaffen.

Winterdepression beginnt in den gemäßigten Breiten gewöhnlich im November und endet im Februar oder März, wenn die Tage wieder länger werden und die Sonne öfter scheint. Nach Norden nimmt der prozentuale Anteil der Betroffenen zu. So leiden nur 1,5 Prozent der Menschen im südlichen Florida an Winterdepression (Florida liegt auf der Höhe der Kanarischen Inseln), im Gegensatz zu immerhin 10 Prozent im nördlichen New Hampshire (auf der Höhe des Gardasees gelegen).[3] Schwermut ergreift im Norden während des Winters viele Menschen. Es ist sicher kein Zufall, wenn die Werke vieler skandinavischer und russischer Schriftsteller von Schwermut gezeichnet sind. Besonders während des langen, dunklen Polarwinters verstärkt sich die Neigung zum Trübsinn. Niedergeschlagenheit und Traurigkeit treiben viele in die Alkoholsucht. Selbst jene Menschen, die dem Alkohol widerstehen, neigen zu Gefühlsausbrüchen und tiefen Depressionen, sie sind träge, antriebslos und oftmals unfähig zur Bewältigung einfacher Aufgaben. Arktisreisende beschreiben, wie die lange Polarnacht die Stimmung drückt und alle Gedanken mit Schwermut und Melancholie färbt. Jede Lebensfreude erlischt, auch Begeisterung und Zuversicht, sogar Witz und Humor gehen verloren. Wenn Lichtmangel die Ursache für derartige Depressionen ist, so gibt es dagegen nur eine wirksame Therapie, nämlich helles Licht.

Depressionen müssen keinesfalls auf die Winterzeit beschränkt sein. Stubenhocker, die in dunklen Wohnungen hausen und ohne Sonnenschein dahinvegetieren, können auch im Sommer unter Depressionen leiden. Ebenso können Menschen depressiv werden, die den ganzen Tag im Großraumbüro arbeiten und vom naturwidrigen Kunstlicht der Energiespar- und Leuchtstofflampen gestreßt werden.

Anstelle von Winterdepression sollte deshalb besser von Lichtmangel-Depression gesprochen werden, weil damit klar und eindeutig auf die Ursache hingewiesen wird.

Selbst im Sommer kann dunkel bewölkter Himmel mit der Zeit aufs Gemüt schlagen. Unsere Seele verlangt nach Sonnenschein. Daher setzen wir Sonnenschein auch mit schönem Wetter gleich. Wenn die Wolkendecke aufreißt, heitert sich nicht nur der Himmel, sondern auch unsere Stimmung auf.

Patienten mit fortgeschrittenem Grauen Star fällt infolge der Linsentrübung zu wenig helles Licht ins Auge. Sie leben wie hinter einem grauen Schleier und ihr Gehirn erhält ständig die Botschaft trüben Wetters. Deshalb neigen auch diese Patienten zu Depressionen.

Welche Lichtdosis ist erforderlich, um die Lichtmangel-Depression zu überwinden? In unseren Breiten ist es selbst an einem trüben Dezembertag hell genug (Lichtstärke von etwa 2000 bis 3000 Lux während der Mittagszeit), um bei einem Aufenthalt im Freien in ein bis zwei Stunden die nötige Mindestdosis an Licht zu erhalten. An einem sonnigen Dezembertag können es durchaus aber 10000 Lux werden, bei Sonne und Schnee sogar noch mehr. Schon allein der Aufenthalt an einem besonnten Südfenster kann Wunder wirken und die Winterdepression vertreiben. Der indische Gesundheitslehrer Dr. Keki Sidhwa rät seinen Patienten in England: „Wer unter Winterdepression leidet, muß im Winter um die Mittagszeit hinaus ins Freie gehen. Die Depressionen verfliegen mit der Sonne und dem hellen Licht.“ [4] – Ebenso wichtig ist es, im Alltag auf Brillen mit getönten Gläsern und auf Sonnenbrillen zu verzichten. Denn das in die Augen fallende Licht darf in der ohnehin lichtarmen Winterzeit nicht abgedunkelt werden.

Bei Sonnenschein wird die Ausschüttung von euphorisierenden Glückshormonen angeregt: Das in die Augen fallende Licht stimuliert das Gehirn zur Bildung von Serotonin, Dopamin und β-Endorphin. Aber auch die Haut vermag unter UV-Bestrahlung Endorphine zu bilden, so daß man sich beim Sonnenbaden entspannt, sich ausgeglichen, zufrieden und glücklich fühlt.[5] Diese Wirkung hält nach dem Sonnenbad einige Stunden an.[6]

Notmaßnahme Lichtbox

Berg- und Schichtarbeitern fehlt es an Licht, ebenso wie Menschen im hohen Norden während des Winters. Abhilfe bieten Lichtboxen, deren Lichtstärke je nach Fabrikat 2500 bis 10 000 Lux beträgt. Bei starken Lichtboxen genügt eine halbe Stunde zur Verhütung der Depression, ansonsten ist mindestens ein einstündiger Aufenthalt vor der Lichtbox erforderlich. Die Augen müssen während dieser Zeit geöffnet bleiben. Die Zeit vor der Lichtbox kann selbstverständlich zum Lesen oder Arbeiten genutzt werden.

Die schlechte Lichtqualität macht Lichtboxen allerdings nur zu einem notdürftigen Ersatz. Denn das Licht der Leuchtstoffröhren hat einen unnatürlichen Spektralverlauf mit nadelartigen Strahlungsspitzen. Das gilt auch für die sogenannten Vollspektrumlampen. Im Unterschied zum gleichmäßigen Lichtstrom der Sonne geben Leuchtstofflampen hundertmal pro Sekunde einen Lichtimpuls ab, denn aufgrund der Frequenz des elektrischen Stromes von 50 Hertz ergeben sich 50 Schwingungen und damit 100 Halbwellen pro Sekunde. Außerdem erzeugen derartige Lampen starke elektrische und magnetische Wechselfelder (mehr darüber in Kapitel 18: „Falsche Beleuchtung als Krankheitsursache“). Dem hellen Tageslicht ist deshalb stets der Vorzug zu geben, zumal die Lichttherapie im Freien zugleich mit Bewegung und frischer Luft verbunden wird. Sollte dies im hohen Norden oder bei Schichtarbeit nicht möglich sein, so sind starke Halogenlampen gegenüber Leuchtstofflampen zu bevorzugen.

Fehlbehandlung von Depressionen

Anstatt Licht verordnen viele Ärzte ihren Patienten Psychopharmaka, wobei die Ursache der Depression bestehen bleibt. Ein seelisches Hochgefühl, wie unter Sonnenlicht, wird nicht erreicht. Antidepressiva können Form und Struktur des Stammhirns verändern [7], das Gehirn bleibend schädigen und letztlich schwere psychische Störungen hervorrufen. Warum wird aber kein Sonnenlicht verordnet? Weil sich mit Licht kein Geschäft machen läßt. Für den Arzt Vernon Coleman ist „die Psychiatrie eher eine schwarze Kunst als eine Wissenschaft.“ Er meint, „den meisten geistig kranken Patienten ginge es besser, würde man alle Psychiater nach Sibirien verbannen.“ [8] Allein in den USA werden jährlich 44 Milliarden Dollar für Psychodrogen ausgegeben, fast so viel wie für Medikamente gegen Herz-Kreislauf-Erkrankungen.[9] Der Psychiater und Harvard-Wissenschaftler William Menzin schreibt unter der Überschrift „Über die Schande der Medizin und Fehlbehandlungen in der Psychiatrie“: „Bei vielen Psychopharmaka handelt es sich um gefährliche Gifte mit schrecklichen Nebenwirkungen. ... Patienten, die in meine Praxis kommen, nehmen ständig zehn und mehr Medikamente. Ich habe alle

Mühe, sie wieder frei von Psychopharmaka zu bekommen.“ [10] Psychopharmaka wie auch andere Medikamente können die Biochemie des Gehirns und des Körpers derart verändern, daß die Patienten lichtempfindlich und geradezu lichtscheu werden. Sie empfinden Sonnenschein als störend, bleiben zu Hause, ziehen die Vorhänge zu und geraten immer tiefer in den Teufelskreis zunehmenden Lichtmangels: Sie brauchen dringend Licht, aber sie vertragen kein Sonnenlicht mehr.

Persönlichkeitsveränderung aufgrund von Lichtmangel

Licht- und Sonnenmangel führen zu Trübsinn und Schwermut, zu Niedergeschlagenheit und Traurigkeit, mit der Zeit vielleicht sogar zu Verzweiflung. Die ganze Persönlichkeit kann sich verändern. Naturwidriges Kunstlicht von Leuchtstoffröhren und Energiesparlampen kann diese Wirkung verstärken, denn Lichtstreß begünstigt Unduldsamkeit und Nervosität, Hyperaktivität, Unzufriedenheit, Oberflächlichkeit und Konzentrationsschwäche, manchmal werden die Menschen auch träge, antriebsschwach, gleichgültig und erschöpft. Andere können aggressiv und gewaltbereit werden. Deshalb ist es von großer Wichtigkeit, am Arbeitsplatz für gute Lichtverhältnisse zu sorgen, möglichst mit hellem Tageslicht an einem großen Fenster nach Südosten oder Süden. Doch leider wissen nur wenige Arbeitgeber um den Einfluß des Lichts auf die Psyche und auf die Arbeitsproduktivität, so daß oftmals die Helligkeit zu gering und die Lichtverhältnisse schlecht sind, was zu Lasten der Leistungsfähigkeit, Zufriedenheit und Umgänglichkeit der Beschäftigten geht.

In Stateville, Illinois, USA, entwickelte WARDEN JOSEPH RAGEN eine Gartentherapie für Straftäter, die allein durch körperliche Arbeit im Freien friedlich und umgänglich wurden. Die Hege und Pflege der Pflanzen, die Freude am Blühen und Gedeihen veredeln den Charakter und vermitteln dem Gärtner Selbstachtung und das Gefühl, etwas Wertvolles geleistet zu haben. Als der Lichtforscher JOHN OTT den Gefängnisgarten besuchte, traten beide, John und Warden, an einen Mann heran, der gerade die Arbeit an einem Blumenbeet beendete und als einer der härtesten Verbrecher mit psychischen Störungen galt, bevor er in den Gefängnisgarten verwiesen wurde. Er sagte: „Warden, dies ist das erste Mal in meinem Leben, daß ich wirklich etwas geleistet habe. Mein ganzes Leben war ich ein Dieb. Die gewonnene Beute hat mir nie inneren Frieden verschafft. Erst jetzt weiß ich, was es heißt, etwas zu leisten, etwas, das nicht nur gut für mich, sondern auch gut für andere Menschen ist. Im Garten kann man das Schöne mit dem Nützlichen verbinden. Ich bin sicher, wenn meine Strafe verbüßt ist, werde ich nie wieder ein Verbrechen begehen. Ich bitte Sie nur, mir zu helfen, eine Stelle als Gärtner zu finden.“ [11] – Leider werden in Unkenntnis dieser Zusammenhänge den Gefangenen in der Regel Sonnenlicht und Arbeit im Freien vorenthalten.

Auch im Schulbetrieb fehlt es den Verantwortlichen an den nötigen Kenntnissen über den Einfluß des Sonnenlichts auf Betragen und Fortschritt beim Lernen. Die segensreiche Einrichtung der Schulgärten wurde weitgehend abgeschafft. Unterricht wird in geschlossenen Räumen unter Kunstlicht durchgeführt. Auf Unterricht im Freien wird bei schönem Wetter verzichtet. Kinder werden in Ganztagsschulen eingesperrt, ohne ihr Bedürfnis nach Licht und Sonne sowie Sport und Spiel im Freien zu erfüllen. Doch Kinder verkümmern bei Lichtmangel und Kunstlicht – seelisch, geistig und körperlich. Die Eltern müssen darauf achten, daß ihre Kinder möglichst viel Zeit im Freien verbringen. Ein Dasein als Stubenhocker darf nicht geduldet werden, sonst gewöhnen sich die Kinder daran und das gesunde Bedürfnis nach Licht und Sonne geht vollends verloren. Die Hausaufgaben sind zügig zu erledigen, am besten am hellen Fenster. Die Zeit unter Kunstlicht und vor dem Bildschirm ist zu begrenzen und das Fernsehen auf wenige gute Sendungen zu beschränken.

Bessere Streßbewältigung unter Sonnenlicht

Körpertraining hilft, Streß besser zu überstehen. Der Begründer der Streßlehre, HANS SELYE, setzte zwanzig Ratten allgemeiner Unruhe aus, lautem Krach, Elektroschocks und Scheinwerferlicht. Die trainierten Ratten waren nach dem Versuch bei guter Gesundheit, die untrainierten Ratten jedoch sind alle gestorben.[12] In einem anderen Experiment unterzogen sich Männer vier Monate lang einem Fitneßprogramm. Sie fühlten sich ausgeglichen, zufrieden, kreativ und weniger mit Schuldgefühlen beladen als die Vergleichsgruppe ohne Fitneßprogramm. Sie berichteten von höherem Selbstvertrauen und Selbstwertgefühl, besserer Stimmung, vermochten dem Alltagsstreß besser zu widerstehen, konnten besser schlafen und sich entspannen. Ihnen gelang es leichter, schädliche Lebensgewohnheiten wie Rauchen oder Alkoholkonsum aufzugeben.[13]

Regelmäßiges Sonnenbaden hat eine ähnliche Wirkung wie körperliche Bewegung: Wohlbefinden und Schlaf verbessern sich, Streß wird besser bewältigt und Streßhormone werden schneller abgebaut. Sonnenlicht beruhigt und entspannt. Lichtmangel und Kunstlicht hingegen sind Streßfaktoren. Überspannte und nervöse Personen können in kurzer Zeit allein durch Sonnenlicht beruhigt werden. Sonnendoktor ZANE KIME berichtet von einem überaus nervösen Patienten, der alles versucht hatte, um zur Ruhe zu kommen: Beruhigungsmittel, Nahrungsergänzung, Meditation, nichts half. Erst das Sonnenbaden brachte den Erfolg.[14]

Sonnenmangel begünstigt Alkohol- und Drogensucht, Nasch- und Eßsucht

Lichtmangel führt zu Trübsinn und Schwermut, zu Niedergeschlagenheit und Traurigkeit. Bei trüber Stimmung jedoch laufen viele Menschen Gefahr, Trost in alkoholischen Getränken zu suchen. So ist es kein Wunder, daß im Winter der Alkoholkonsum zunimmt, und daß Alkoholismus in den nördlichen Ländern weit verbreitet ist. Aber „es hat keinen Sinn, Sorgen in Alkohol ertränken zu wollen, denn Sorgen sind gute Schwimmer", wie ROBERT MUSIL einmal sagte.

Helles Tageslicht verbessert die Erfolgsquote bei Entziehungskuren. Das bestätigen Tierversuche. In lichtdurchfluteten Käfigen bevorzugten Ratten Wasser und mieden Alkohol, bei längerer Dunkelheit hingegen versackten sie geradezu im Suff. Wer Probleme mit dem Alkohol hat, sollte also möglichst viel Zeit im hellen Tageslicht verbringen und sich auf diese Weise ein beständiges seelisches Hochgefühl verschaffen.[15]

Lichtmangel begünstigt nicht nur Alkohol-, sondern auch Drogensucht sowie Eß- und Naschsucht. Viele Menschen verschaffen sich während der Winterzeit ein seelisches Hochgefühl durch Naschen von Süßigkeiten, durch den Verzehr von Kuchen und Backwaren in großen Mengen. Es ist kein Zufall, daß zu Weihnachten in der lichtarmen Zeit die meisten Süßigkeiten verzehrt werden. – Wer sich also nicht von ungesunden und dickmachenden Nahrungs- und Genußmitteln verführen lassen möchte, der tut gut daran, sich durch helles Tageslicht und Bewegung im Freien in gute Stimmung zu versetzen.

Sonne leuchte mir ins Herz hinein,
Wind verweh mir Sorgen und Beschwerden!
Tiefere Wonne weiß ich nicht auf Erden,
Als im Weiten unterwegs zu sein.

Nach der Ebne nehm ich meinen Lauf,
Sonne soll mich sengen, Meer mich kühlen;
Unsrer Erde Leben mitzufühlen
Tu ich alle Sinne festlich auf.

HERMANN HESSE, *Reiselied*

Wie schnell alle Sorgen verschwinden,
sobald sich die Sonne erhebt.

FRIEDRICH VON BODENSTEDT

Wir merken erst, wie traurig und unangenehm ein trüber Tag ist, wenn ein einziger durchdringender Sonnenblick uns den aufmunternden Glanz einer heiteren Stunde darstellt.

GOETHE, *Wilhelm Meisters Lehrjahre*

Was wären wir ohne die Sonne?
Angewidertsein, Ekel, Leiden,
Stumpfsinn der Existenz,
Alles verschwindet unter der Sonne.

MICHEL HOUELLENBECQ,
Eine der Sonne ausgesetzte Seele

Alles, was ich in meinen Experimenten mit Licht
erreicht habe, und alles, was ich über seinen
therapeutischen Wert entdeckt habe, kam daher,
weil ich selbst das Licht so dringend brauchte.
Ich habe mich so danach gesehnt.

NIELS FINSEN

Sonnenmangel führt vermehrt zu Reizbarkeit,
Mattigkeit, Krankheit, Schlaflosigkeit, Depression,
zu Alkoholmißbrauch und Selbstmord.

JACOB LIBERMAN

Der Mensch wird schlaff und apathisch,
er verliert alle Lebensenergie,
wenn man ihm helles Licht vorenthält.

JACOB LIBERMAN

Sorgt euch nicht darüber,
was vielleicht nie passieren wird.
Bleibt lieber im Sonnenschein.

BENJAMIN FRANKLIN

Wer recht in Freuden wandern will,
der geh‘ der Sonn‘ entgegen.

EMANUEL GEIBEL,
Morgenwanderung

Kapitel 2

Sonnenlicht und körperliche Fitneß

Sonnenlicht kräftigt unseren Körper
und steigert dessen Leistungsfähigkeit.
ZANE KIME

Sonnenlicht und Training sind besser als Training allein.
ZANE KIME

Die alten Griechen glaubten, daß die Sonne die Muskeln stärkt. Deshalb trainierten damals die Athleten in der Morgensonne und legten sich nach dem Training in den sonnigen Sand. Auch die Römer trainierten in der Sonne, da sie die Erfahrung gemacht hatten, daß unter Sonnenlicht trainierte Muskeln gekräftigt werden. Die Arenen der Gladiatoren waren sonnige Plätze.

Die moderne Wissenschaft bestätigt diese Erfahrungen: Sonnenlicht verbessert Ausdauer und Kraftleistung. Training an frischer Luft und in der Sonne bringt die besten Ergebnisse. Schon regelmäßiges Sonnenbaden allein erhöht die Ausdauer, sogar ohne Training. Es bringt also mehr, in freier Natur zu laufen und Rad zu fahren als sich im Fitneßstudio zu schinden, womöglich noch bei schlechter Luft, unter Kunstlicht und Elektrosmog.

Abgemagerte Tuberkulosepatienten, die einige Wochen wohldosierten Sonnenbädern ausgesetzt werden, entwickeln ohne Training gute Muskeln mit wenig Fett.[1] Der Sonnendoktor Auguste Rollier behandelte seine ausgemergelten Tuberkulosepatienten im Luft- und Sonnenkur-Sanatorium in Leysin, Schweiz, mit ausgiebigen Sonnenbädern. Nach wenigen Wochen waren die Muskeln ohne Training gekräftigt, nach zwei, drei Monaten Aufenthalt staunten die Besucher, welch guten Muskeltonus die Patienten entwickelt hatten.[2]

Steigerung der Herzleistung

Training erhöht die Leistungsfähigkeit des Herzens. Deshalb trainieren Sportler. Sonnenbäder versprechen eine zusätzliche Leistungssteigerung. Ein einziges ausgiebiges Sonnenbad kann die Leistungsfähigkeit des Herzens erhöhen, die in den folgenden fünf bis sechs Tagen allmählich wieder abklingt.[3]

Patienten mit Herzschwäche können mit mäßiger, aber täglicher Trainingsbelastung und regelmäßigen Sonnenbädern ihre Leiden schneller überwinden, als wenn sie nur im Fitneßstudio trainieren. Untrainierte Menschen, die mit Sport beginnen und zugleich Sonnenbäder nehmen, verbessern ihre Herzleistung um das Doppelte gegenüber jenen, die ohne Sonne nur das Trainingsprogramm absolvieren.[4]

Senkung der Herz- und Atemfrequenz

Der Ruhepuls geht nach mehreren Monaten Ausdauertraining allmählich zurück und ist bei Trainierten niedriger als bei

Untrainierten. Ein Sportler erreicht nach einer Anstrengung schneller seinen Ruhepuls als ein Untrainierter. Durch regelmäßiges Sonnenbaden neben dem Training kann ein Sportler seinen Ruhepuls noch weiter absenken und ihn nach körperlicher Belastung schneller wieder erreichen.[5]

Bei täglichen Sonnenbädern kann mit der Zeit auch die Atemfrequenz allmählich etwas absinken: Die Atmung wird langsamer und tiefer; nach körperlicher Belastung wird schneller wieder die normale Atemfrequenz erreicht.[6]

Bei einem Experiment waren Patienten mit starkem Asthma nach Bestrahlung mit ultraviolettem Licht in der Lage, wieder frei zu atmen. Die Patienten erreichten eine bessere körperliche Verfassung.[7] Das Sonnenbaden hilft Asthmapatienten, Kurzatmigkeit und Atemnot bei mäßigen Belastungen zu überwinden. Sonnenlicht vermag jedoch nicht, richtige Ernährung und körperliches Training zu ersetzen.

Bessere Sauerstoffversorgung

Bei Ausdauertraining erhöhen sich mit der Zeit Atemvolumen und Lungenkapazität. Auch im Ruhezustand wird dann mehr Sauerstoff aufgenommen und dem Blut zugeführt. Aufgrund der höheren Lungenkapazität und Atemeffizienz können die Muskelzellen mehr Sauerstoff aufnehmen und mehr Leistung erbringen. Zudem verbessert sich die Durchblutung der Muskeln beim Training.

Zu einem ähnlichen Effekt kommt es beim Sonnenbaden: Schon nach einem einzigen Sonnenbad kann ein höherer Sauerstoffgehalt im Blut nachgewiesen werden, der erst im Laufe einige Tage allmählich wieder zurückgeht.[8]

Senkung der Milchsäurekonzentration

Bei körperlicher Anstrengung steigt der Milchsäuregehalt im Blut. Dieser Anstieg kann durch regelmäßiges Ausdauertraining, aber auch durch mehrmaliges Sonnenbaden verringert werden.[9] Training und Sonnenbaden helfen also gleichermaßen, Stoffwechselgifte infolge intensiver Muskelarbeit schneller abzubauen. Sportler, die sich bei jeder Gelegenheit sonnen, sind bei harten Wettkämpfen weniger durch Säurestarre und verhärtete Muskeln gefährdet.

Zunahme von Energie und Ausdauer

Regelmäßiges Ausdauertraining veranlaßt den Körper, vermehrt Glykogen in der Leber und in den Muskeln zu speichern. Häufiges Sonnenbaden hat einen ähnlichen Effekt.[10]

Glykogen, ein langkettiges und stärkeähnliches Kohlenhydratmolekül, dient als Energiereserve. Reichlich vorhandene Glykogenreserven sind wichtig für die Bewältigung von Ausdauerleistungen. Trainierte Ausdauersportler verfügen deshalb über große Glykogenreserven. Untersuchungen ergaben, daß sich unter UV-Bestrahlung die Glykogenspeicherung in den Muskelzellen erhöht, was die bessere Ausdauerleistung bei regelmäßigen Sonnenbädern erklärt.[11]

Auch im Tierversuch konnte bei ausgiebiger UV-Bestrahlung über einen längeren Zeitraum eine stärkere Glykogenanreicherung bestätigt werden.[12]

Im Rahmen eines Experiments erhielten 50 Prozent der teilnehmenden Studenten UV-Bestrahlung, die übrigen jedoch nicht. Die Studenten mit UV-Bestrahlung hatten nach zehn

Wochen ihre körperliche Leistungsfähigkeit um 20 Prozent gesteigert, während bei der Kontrollgruppe ohne UV-Bestrahlung nur 1 Prozent Leistungssteigerung zu verzeichnen war. Reines Training brachte also fast keinen Gewinn, erst Training und Bestrahlung zusammen ermöglichten die enorme Leistungssteigerung. Das veranschaulicht die Bedeutung des Sonnenlichts für die körperliche Fitneß. Außerdem litten die Studenten der bestrahlten Gruppe nur halb so oft unter Erkältungen, der durchschnittliche Blutdruck war deutlich niedriger und sie zeigten mehr Interesse am Studium. Ihr eigener Eindruck war, daß ihnen die UV-Bestrahlung gut bekommen ist.[13]

Diese Ergebnisse konnten durch andere Untersuchungen bestätigt werden, so zum Beispiel an Kindern: Bei Sonnenmangel im Winter konnte durch UV-Bestrahlung die körperliche Entwicklung verbessert werden, während die Kinder der unbestrahlten Kontrollgruppe erst im Frühling mit Hilfe der UV-Strahlung der Sonne in ihrer Entwicklung aufholen konnten.[14]

Stärkung der Muskeln

Sonnenbestrahlung verbessert die Durchblutung der Muskeln unter der Haut. Auch die Blutversorgung in tieferliegenden Muskeln und sogar in inneren Organen wird verbessert.[15]

Bei Männern wird unter Sonnenbestrahlung vermehrt das Wachstums- und Sexualhormon Testosteron gebildet; besonders viel, wenn die Sonne auf die Genitalien scheint. Dieses Hormon stimuliert den Körper, sekundäre männliche Geschlechtsmerkmale wie die tiefe Stimme, das Bartwachstum und die männliche Statur auszuprägen. Bei gleichzeitigem Training wird durch Testosteron der Muskelaufbau beschleunigt.

Diese verstärkte Testosteronausschüttung kann gleichsam als Solardoping bezeichnet werden. Es ist vollkommen unbedenklich und bei jedem Sport erlaubt. Nicht nur bei Männern, sondern auch bei Frauen werden unter Sonnenbestrahlung vermehrt leistungssteigernde und muskelaufbauende Hormone ausgeschüttet. Es wäre ein Gewinn für die Volksgesundheit, wenn die in der Antike geborene Freikörperkultur nach ihrer Renaissance vor hundert Jahren eine erneute Wiederbelebung erführe.

Neben der positiven Beeinflussung des Hormonhaushalts werden die Muskeln auch durch das Sonnenhormon Vitamin D gestärkt.[16] Dieses Hormon regt den Proteinaufbau an und unterstützt den Muskelaufbau. Vitamin D ist außerdem zur Kalziumfreisetzung in den Muskelzellen erforderlich, wodurch überhaupt erst die Anspannung der Muskeln ermöglicht wird. Vitamin-D-Mangel beeinträchtigt die Kontraktionsfähigkeit und damit den Krafteinsatz der Muskeln. Deshalb ist es besonders im Alter wichtig, wenn ohnehin eine Neigung zu Muskelschwäche und Muskelschwund besteht, kräftige Muskeln durch regelmäßiges Sonnenbaden und Training zu erhalten. Aber auch Kinder, Jugendliche und natürlich Sportler profitieren von einem guten Vitamin-D-Status. So wurde bei einer Untersuchung von 12- bis 14jährigen Mädchen in Manchester festgestellt, daß bei Vitamin-D-Mangel mit abnehmenden Werten Maximalkraft, Schnellkraft und Sprungkraft zurückgingen: Je weniger Vitamin D die Mädchen im Blut und in den Muskeln hatten, desto schwächer waren sie.[17]

Dauernder Sonnenmangel führt bei jung und alt zu Muskelschwäche. Wer also stark und kräftig sein möchte, der ergreife jede Gelegenheit zum Sonnenbad und sorge somit für einen hohen Vitamin-D-Spiegel. Muskelschwäche kann verhängnisvoll sein. Denn schwache Muskeln führen im Alter zu einem erhöhten Sturzrisiko und damit zu einem erhöhten Verletzungs- und Frakturrisiko, was wiederum mit einer verringerten Lebenserwartung einhergeht. Muskelschwäche trübt die Bewegungsfreude, tägliche Bewegung ist jedoch notwendig, um die Gesundheit zu erhalten, den Körper zu kräftigen und den Geist zu erfrischen.

Die Griechen im Altertum haben die muskelstärkende Kraft der Sonne gekannt, auch wenn sie noch nichts über Vitamin D und seine Wirkungen wußten. Die alten Griechen trainierten bevorzugt nackt; und sie haben sich vor und nach ihren Körperübungen ausgiebig gesonnt.[18]

Kapitel 3

Sonnenlicht und geistige Klarheit

> Je mehr Zeit wir in der Sonne
> und im hellen Licht verbringen,
> desto besser arbeitet unser Gehirn.
>
> JAMES JACKSON

Licht und Geist sind Synonyme, daher rühren Bezeichnungen wie Geistesblitz und Erleuchtung. Auch heißt es, mir geht ein Licht auf. Ebenso kommt die Idee in einem lichten Moment. Und ein heller Kopf verfügt über einen klaren Verstand, während der Hellseher bloß vorgibt, die Zukunft zu kennen. Im Gegensatz dämmern die umnachteten Demenz-Patienten (*de mentia* – ohne Geist) dahin, denn ihr geistiges Licht ist erloschen. Und die Trottel sind etwas unterbelichtet, das heißt, sie haben zu wenig Geist abbekommen.

Die Bedeutungsverwandtschaft von Licht und Geist kommt auch in folgenden Zitaten zum Ausdruck:

> Die meisten haben selten mehr Licht im Kopf,
> als grade nötig ist zu sehen, daß sie nichts darin haben.
>
> GEORG CHRISTOPH LICHTENBERG

> Wer sich nach Licht sehnt, ist nicht lichtlos,
> denn die Sehnsucht ist schon Licht.
>
> BETTINA VON ARNIM

Es ist besser, einen Tropfen Licht zu geben
oder zu empfangen als einen Ozean von Dunkelheit.
JOSEPH JOUBERT

Was wahr scheint beim Licht der Lampe,
ist nicht immer wahr beim Licht der Sonne.
JOSEPH JOUBERT

Unwissenheit ist die Nacht des Geistes,
eine Nacht ohne Mond und Sterne.
KONFUZIUS

Bringe Licht,
und das Übel verschwindet in einem Augenblick.
SWAMI VIVEKÂNANDA

Im Evangelium des JOHANNES heißt es: „Gott ist das Licht. Und in ihm ist keine Finsternis." (Joh. 1,5) – JESUS sagt über sich: „Ich bin das Licht der Welt. Wer mir nachfolgt, der wird nicht wandeln in der Finsternis, sondern wird das Licht des Lebens haben." (Joh. 8,12) Dies bestätigt der heilige Apostel JOHANNES: „Christus war das wahre Licht, das alle Menschen erleuchtet, die in diese Welt kommen." (Joh. 1,9)

Helles Tageslicht verbessert das Denkvermögen

Wer in dunklen Wohnungen haust und ohne Licht dahinvegetiert, der wird geistig kaum etwas zustande bringen. Denn unser Geist braucht Licht und Helligkeit, damit er erhellt und erleuchtet werde. Als Zeugen seien angeführt:

Der römische Philosoph CORNELIUS CELSIUS gab den Rat, „in Räumen voll Licht zu leben". PLINIUS der Ältere ließ sich sein Haus so bauen, daß der Schreibtisch im Tagesverlauf immer wieder in die Sonne gerückt werden konnte. Im TAO TSANG, einem alten chinesischen Text, heißt es: „Die Augen dem direkten Sonnenlicht auszusetzen bringt dem Gehirn große Vorteile, denn so wird dort die Ausschüttung der lebenswichtigen Essenzen stimuliert." [1]

FRIEDRICH SCHILLER brauchte die Morgensonne zum Arbeiten. Er hat sich in seinem Weimarer Haus die Giebelwand aufbrechen und ein Fenster nach Osten einsetzen lassen. Der Schreibtisch stand am Fenster mit Lichteinfall von links.

Der Literatur-Nobelpreisträger GEORGE BERNARD SHAW schrieb in einer Gartenlaube, die er mit einer langen Deichsel immer in die rechte Sonnenposition drehen konnte. Shaw schrieb, daß er Licht zum Denken brauche, wie die Luft zum Atmen.

Der Physiker HERMANN VON HELMHOLTZ, der geistige Vater der Schwachstromtechnik und Elektronik, gestand: „Soweit meine Erfahrung geht, kamen Einfälle nie dem ermüdeten Hirn und nicht am Schreibtisch ... Besonders gern aber kamen sie ... beim gemächlichen Steigen über waldige Berge bei sonnigem Wetter."

Der Nobelpreisträger GERHART HAUPTMANN hat seine Dramen beim Spazierengehen im Geiste entworfen und sie danach seiner Sekretärin wie aus einem Guß diktiert. In seinem Ferienhaus auf Hiddensee ließ er eine Glasfront einbauen, damit er hin- und hergehend diktieren und zugleich in die Natur schauen konnte.

THOMAS MANN: „Der Niederschrift der Arbeiten geht meist ein so genaues Durchdenken voraus – gewöhnlich auf Spaziergängen –, daß ich noch immer die erste Fassung, auch meiner großen Arbeiten, zur Abschrift, früher sogar direkt in Druck geben konnte ... Zum Schreiben muß ich ein Dach über dem Kopf haben, und da ich nirgends lieber arbeite als am Meer, so bedarf es dort des Zeltes oder Strandkorbs. Viel von meinen Büchern ist, wie gesagt, auf Spaziergängen zusammengewachsen; Bewegung im Freien halte ich auch für das beste Mittel, meine Arbeitskräfte zu regenerieren."

HEINRICH MANN: „Es scheint, daß die Bewegung des Gehens der Kunst des Schreibens förderlich ist ... Als jüngerer Mann lief ich bergauf, bergab, womöglich dieselbe Zahl von Stunden, die ich geschrieben hatte."

LEW TOLSTOI: „Ich bin jetzt mit dem Mähen beschäftigt. Das erfrischt geistig sehr. Ich befinde mich sehr wohl."

Im Süden werden die Sinne geschärft.
Die Hände werden wendiger,
das Auge aufmerksamer und das Denken klarer.

VINCENT VAN GOGH

Es liegen produktivmachende Kräfte in der Ruhe
und im Schlaf; sie liegen auch in der Bewegung.
Es liegen solche Kräfte im Wasser
und ganz besonders in der Atmosphäre.
Die frische Luft des freien Feldes ist der eigentliche Ort,
wo wir hingehören; es ist, als ob der Geist Gottes
dort den Menschen unmittelbar anwehte
und eine göttliche Kraft ihren Einfluß ausübte.

GOETHE

Es geht mir mit meiner Gesundheit wie den Müllern
zwischen dem Wasser; ich muß immer,
wenigstens zwei Tage in der Woche, im Freien sammeln,
um die übrigen fünfe mahlen zu können.

GEORG CHRISTOPH LICHTENBERG

Was ich Gut´s finde in Überlegungen, Gedanken,
ja Ausdruck, kommt mir meist im Gehen;
sitzend bin ich zu nichts aufgelegt.

GOETHE

Gedanken wollen oft – wie Kinder und Hunde –,
daß man mit ihnen im Freien spazieren geht.

CHRISTIAN MORGENSTERN

Das beständige Leben im Zimmer
wird bald zur kränkelnden Vegetation.
Wer Kraft und Mut und Licht mehren will,
gehe hinaus in die Elemente.

JOHANN GOTTFRIED SEUME

So wenig als möglich sitzen;
keinem Gedanken Glauben schenken,
der nicht im Freien geboren ist und bei freier Bewegung –
in dem nicht auch die Muskeln ein Fest feiern.
Alle Vorurteile kommen aus den Eingeweiden.
Das Sitzfleisch – ich sage es noch einmal –
ist die Sünde wider den heiligen Geist.
Nur die ergangenen Gedanken haben Wert!

FRIEDRICH NIETZSCHE

Was du abläufst an dem Schuh,
wächst dem Geiste doppelt zu.

GOETHE

Meine Gedanken schlafen, wenn ich sitze.
Mein Geist geht erst, wenn ihn die Beine bewegen.

MONTAIGNE

Es würde manches besser gehen,
wenn man mehr gehen würde.

JOHANN GOTTFRIED SEUME

Wer von der Büroarbeit erschöpft ist, muß vom Schreibtisch aufstehen und hinaus ins Freie, in die Sonne treten: Dann klärt sich der Geist und gewinnt wieder Kraft. – Wer vormittags arbeitet, dessen Schreibtisch sollte an einem großen Fenster nach Osten oder Südosten stehen, damit der Arbeitsplatz gut vom Tageslicht erhellt wird. Der Bildschirm ist im rechten Winkel zum Lichteinfall zu stellen; das Sonnenlicht darf weder auf den Bildschirm fallen, noch darf es blenden.

Schon die Griechen der Antike wußten um die Bedeutung des Sonnenlichtes für das Denkvermögen. Das *gymnasion* war ein Freiplatz, wo sie zusammenkamen, sich entkleideten und ihren Körper in der Sonne übten. Daher auch das eingedeutschte Wort Gymnastik, das Körperübung und Körperkultur in der Sonne bedeutet. Das *gymnasion* war zugleich ein Ort der Belehrung und Unterweisung der Jugend, ein Ort des Unterrichts, aber auch des geistigen Austauschs unter den Erwachsenen. Unterricht, Vorträge und Gespräche fanden bei gutem Wetter stets im Freien statt. Es läge im klassischen Sinne des Wortes, wenn in den heutigen Gymnasien mehr auf Bewegung, Sonne und frische Luft geachtet und wenn der Unterricht bei gutem Wetter wenigstens zeitweise im Freien abgehalten würde. Den Schülern würde das Lernen leichter fallen und sie hätten mehr Freude daran.

> Ist es nicht lächerlich, unsere Schulen noch heute
> Gymnasien zu nennen, wo sich Knaben eher krumm sitzen
> und blaß und bleich lernen, während der Körper vergessen
> und verkrüppelt wird? Selbst das Wort Schule,
> das von griechisch *schole* (Rast, Ruhe, Muße) herkommt,
> kann als Widerspruch angesehen werden.
>
> Karl Julius Weber, *Demokritos*

Kinder lernen besser in hellen lichtdurchfluteten Räumen. Sie lesen flüssiger, machen weniger Rechtschreibfehler, begreifen schneller und behalten das Gelernte besser. Das Licht von Leuchtstoffröhren hingegen streßt: Die Kinder werden unruhig und hyperaktiv, ihr Konzentrationsvermögen läßt nach, bald wird ihnen der Unterricht zur Qual und sie lernen nichts mehr.

Der amerikanische Forscher Darell Boyd Harmon leistete Pionierarbeit mit seiner Untersuchung über den Einfluß des Lichtes auf die geistige Leistungsfähigkeit. 1938 begann er mit seiner Datenerhebung. Seine Arbeitsgruppe analysierte 4000 Schulklassen mit insgesamt 160000 Kindern. 1946 wurde begonnen, in kontrollierten Experimenten die Lichtverhältnisse und Farben in den Klassenzimmern zu optimieren und den Kindern eine bequeme Sitzhaltung zu ermöglichen. Das Ergebnis konnte sich sehen lassen: Sehstörungen gingen um 65 Prozent zurück, chronische Infektionskrankheiten um 43 Prozent, Haltungsfehler um 25 Prozent, Erschöpfungszustände um 55 Prozent. In der Hälfte der Fälle wiesen die Kinder eine sichtbar verbesserte Gesundheit auf.

Ergänzende Forschungen dazu veranlaßte John Ott im Jahre 1973. Mit einer versteckten Kamera filmte er die Klassen und stellte fest, daß kaltweiße Leuchtstoffröhren bei einigen Schülern zu Hyperaktivität und Erschöpfung führten, zu Reizbarkeit und Aufmerksamkeitsstörungen. In Schulklassen hingegen, die fortan das volle Lichtspektrum erhielten, verbesserten sich Betragen, Beteiligung am Unterricht und Schulleistungen. Kinder, die als begriffsstutzig galten, konnten nunmehr dem Unterricht folgen. Hyperaktive Kinder wurden merklich ruhiger und überwanden teilweise ihre Lese- und Lernprobleme.[2] Daraus wird deutlich, wie wichtig helles Tageslicht für das Lernen ist, und daß gute Lichtverhältnisse die Erfolgschancen in der Schule und im beruflichen Leben verbessern. Schulzimmer sollten deshalb große Fenster nach Südosten haben, damit es vormittags hell und freundlich ist und auf Kunstlicht verzichtet werden kann.

Die Bedeutung des Sonnenlichts konnte auch im Tierversuch bestätigt werden. Unter dem Lichtstreß von Leuchtstoffröhren müssen männliche Ratten bei Geburt der Jungtiere aus den Käfigen genommen werden, weil sie sonst dazu neigen, aggressiv zu werden und den Nachwuchs totzubeißen. Männliche Ratten zeigen unter Sonnenlicht ein normales Verhalten und helfen den Weibchen, die Jungen zu versorgen. Unter Sonnenlicht sind die männlichen Ratten ruhig und friedlich. Wurden sie jedoch anstelle der Sonne wieder dem Licht der Leuchtstofflampen ausgesetzt, änderte sich ihr Verhalten und sie fingen an, den Nachwuchs anzugreifen. Beleuchtungsexperimente mit Nerzen erbrachten ähnliche Ergebnisse. Unter Leuchtstoffröhren mit warmen Farbtönen waren die Nerze bissig und aggressiv. Man konnte sie nur mit festen Lederhandschuhen aus den Käfigen holen. Unter Tageslicht wurden sie zahm und gelehrig. Nach einem Monat konnte man mit ihnen wie mit Hauskatzen umgehen.[3]

Warme und helle Wandfarben wie Gelb und Orange sowie helles Tageslicht verbessern bei Schulkindern das Lernvermögen und wirken beruhigend. Das ermittelte der Münchener Psychologe Henner Ertel. Wurden jedoch die Klassenzimmer erneut mit Leuchtstoffröhren erhellt, so wurden die Kinder auch wieder unruhig und aggressiv. Der Lernerfolg ließ zu wünschen übrig.[4]

Professor HARRY WOHLFAHRT hat die Versuche ERTELS wiederholt und in einer Reihe von Experimenten an behinderten Kindern festgestellt, daß sich deren Lernfähigkeit bei hellem Tageslicht verbessert. Schulräume in warmen Farben förderten die Fortschritte beim Lernen. Reicht das Tageslicht nicht aus und ist Beleuchtung notwendig, so sollten Wärmestrahler wie Halogenlampen bevorzugt werden. WOHLFAHRT experimentierte in Kanada schließlich mit ganzen Schulen. So wurde bei der Kontrollgruppe in der ersten Schule alles so belassen, in der zweiten Schule änderte man die Farben und die Beleuchtung, in der dritten nur die Beleuchtung und in der vierten nur die Farben. In der ersten Schule waren die Ergebnisse unverändert. In der zweiten jedoch, wo Beleuchtung und Wandfarben geändert wurden, erzielten die Kinder die besten Ergebnisse. Sie fühlten sich weniger gestreßt, waren ruhiger, litten weniger unter Stimmungsschwankungen, sie zeigten den stärksten Anstieg bei IQ-Tests und Schulleistungen. Sogar die Krankheitshäufigkeit sank um ein Drittel.[5]

Weshalb werden nicht in allen Schulen die Forschungen von JOHN OTT, HARRY WOHLFAHRT und HENNER ERTEL berücksichtigt? Viele zurückgebliebene und verhaltensgestörte Kinder könnten normal lernen, wenn in den Klassenzimmern natürliche Lichtverhältnisse herrschten! Viele Kinder werden zu Versagern abgestempelt, nur weil sie unter dem Lichtstreß von Leuchtstofflampen Verhaltensstörungen zeigen und auch zu Hause den größten Teil ihrer Freizeit vor dem Bildschirm oder Fernseher verbringen. Bei vielen hyperaktiven Kindern könnte mit Sonnenlicht viel bewirkt werden. Die Lernziele würden schneller erreicht und die Kinder hätten mehr Zeit für Sport und Spiel im Freien, was sich wiederum positiv auf ihre Schulleistungen auswirken würde.

Nachfolgend seien die von Professor WOHLFAHRT empfohlenen Farben angeführt: [6]

- Warmes Hellgelb an den Wänden vor den Schülern und an den Seiten.
- Warmes Hellblau auf der Rückseite des Klassenraumes und an den dem Lehrer zugewandten senkrechten Flächen der Schulbänke.
- Blau für die Tafeln.
- Warmes Hellgelb zur Anregung langsamerer Schüler, Hellblau zur Entspannung hyperaktiver Kinder in Sonderschulen, Förderklassen usw.
- Warmes Goldgrau für den Fußboden.

HERBERT SHELTON führt Untersuchungen in London an, bei denen geistig behinderte Kinder entweder in hellen und vom Tageslicht durchfluteten oder in den üblichen dunklen Räumen unterrichtet wurden. Erfaßt wurde, um wie viele Jahre die elfjährigen Kinder in ihren geistigen Fähigkeiten hinter dem Landesdurchschnitt zurückgeblieben waren. Die geistig behinderten Kinder lernten bei Tageslicht besser und der Abstand gegenüber dem Landesdurchschnitt konnte auf 1,14 Jahre verkürzt werden, während es bei der Kontrollgruppe unter Lichtmangel trotz vermehrten Unterrichts 1,95 Jahre waren. Normaler Unterricht bei hellem Tageslicht und Sonne bringt somit mehr Gewinn als Überstunden und Nachhilfeunterricht.[7] Kinder brauchen also weniger die Ganztagesschulen, sondern zunächst erst einmal Licht und Sonne, wie auch Sport und Spiel im Freien (allerdings nicht auf betonierten, dunklen Hinterhöfen).

Jedoch nicht nur Licht und Beleuchtung haben Einfluß auf die geistige Verfassung, auch getönte Brillengläser und Sonnenbrillen können auf Dauer die Psyche verändern und sogar

Verhaltensstörungen bewirken. Menschen, die dauernd getönte Brillengläser tragen, neigen eher zu psychopathischem Verhalten als die Träger klarer Brillen, so das *Journal of the Royal Society of Medicine.*[8] Deshalb sind Lichtmangel und Fehlbelichtung auch über getönte Brillen zu vermeiden.

Kapitel 4

Melatonin

Das Nervensystem und das endokrine System,
diese wichtigen Kontrollinstanzen des Körpers,
werden direkt vom Licht angeregt und reguliert,
und zwar in einem Ausmaß, das weit über das hinausgeht,
was die moderne Wissenschaft bis vor kurzem
akzeptieren wollte. JACOB LIBERMAN

Melatonin – der „Schlüssel zu ewiger Jugend, Gesundheit und Fitneß", so verspricht es der Titel eines Buches von WALTER PIERPAOLI und WILLIAM REGELSON aus dem Jahre 1995. Weitere Bücher anderer Autoren folgten, und bald herrschte in den USA eine Melatonin-Euphorie. Das vermeintliche Wunderhormon wurde eingenommen in der Hoffnung, das Leben zu verlängern auf hundert, ja hundertzwanzig Jahre, und das natürlich bei voller Gesundheit und Erhaltung ihrer Jugendlichkeit. Melatonin sollte vor Krebs und Immunschwäche schützen, vor Schnupfen, Grippe, Gedächtnisverlust und Demenz, vor Arteriosklerose, Schlaganfall und Herzinfarkt, und natürlich auch vor Potenzschwäche. Die Hersteller der Melatoninpräparate machten gute Geschäfte. Inzwischen hat sich die Euphorie jedoch verflüchtigt und Ernüchterung macht sich breit, weil die behaupteten Wirkungen nicht eingetreten sind.

Der Anspruch, Melatonin wirke als Verjüngungselixier, konnte nicht aufrechterhalten werden. WALTER PIERPAOLI träufelte bei seinen aufsehenerregenden Untersuchungen den Versuchsmäusen abends Melatonin ins Trinkwasser und erreichte eine Verlängerung ihrer Lebensdauer. Diese Lebensverlängerung, so PIERPAOLI, entspräche auf den Menschen hochgerechnet einer Lebenserwartung von hundert bis hundertzwanzig Jahren. Doch der für diesen Versuch verwendete genetisch manipulierte Mäusestamm war nicht in der Lage, Melatonin zu bilden – kein Wunder, daß in diesem Sonderfall eine Lebensverlängerung erzielt werden konnte. Verschwiegen wurde außerdem, daß diese Mäuse allenfalls so alt wurden wie ihre nicht mutierten Artgenossen. Bei den Versuchsmäusen mit nächtlicher Melatoningabe wurde außerdem eine Häufung von Tumoren in den Fortpflanzungsorganen festgestellt. Selbst Befürworter der Melatoninbehandlung wie RUSSEL REITER gestehen inzwischen ein, daß die Einnahme von Melatonin mit vielen Ungewißheiten verbunden ist.[1]

Die Aufgaben der Zirbeldrüse und die Wirkungen des Melatonins

Melatonin wird von der Zirbeldrüse (Epiphyse) gebildet. Sie befindet sich im unteren Zwischenhirn und hat die Form eines Pinienzapfens, daher auch der lateinische Name *glandula pinealis*. Die Zirbeldrüse ist fünf bis acht Millimeter lang und drei bis fünf Millimeter breit. Sie wird oftmals als körpereigene Uhr bezeichnet. Doch das ist falsch. Denn die Zirbeldrüse wird von der Hirnanhangdrüse (Hypophyse) gesteuert, die wiederum den Weisungen des *Nucleus suprachi-*

asmaticus (SCN) unterworfen ist, der sich im Hypothalamus befindet, jenem Teil des Zwischenhirns, der unter anderem Körpertemperatur und Wasserhaushalt reguliert und bei Bedarf Hunger- und Durstgefühl signalisiert. Der SCN ist über direkte Nervenstränge mit der Netzhaut der Augen verbunden. Diese Nervenfasern enden an lichtempfindlichen Netzhautzellen, welche die Helligkeit des Tageslichts wahrnehmen und deren Aktivität durch die Lichtintensität bestimmt ist. Auf diese Weise erhält der SCN laufend Signale über den Sonnenstand (Tageszeit) und die Sonnenscheindauer (Jahreszeit). Diese lichtempfindlichen Netzhautzellen befinden sich neben den stäbchen- und zapfenförmigen Photorezeptoren, welche die Hell-Dunkel-Wahrnehmung und das Farbsehen ermöglichen.

Der SCN dirigiert über die Hirnanhangdrüse die Aktivität der Zirbeldrüse. Er signalisiert über diese beiden Drüsen die Zeit der Nachtruhe und die Paarungszeit. Störche und Stare wissen, wann sie in den Süden fliegen und wann sie zurückkehren müssen. Hirsche, Rehe und Pferde beginnen rechtzeitig das wärmende Winterfell zu bilden, auch wenn das Wetter noch mild ist. Polarfuchs und Schneehase bekommen zum Ende des Herbstes ihr weißes Winterfell und mit dem Ende des Winters ihr braunes Sommerfell. Siebenschläfer und Braunbären bilden im Sommer und Herbst Fettreserven für den Winterschlaf.

Pferde und Hasen paaren sich im Sommer. Die Gabe von Melatonin hemmt die Paarungsbereitschaft, weil eine hohe Melatoninkonzentration des Blutes die Hormonbotschaft übermittelt: lange Nächte und damit Winter. Schafe, Ziegen und Hirsche hingegen, die sich normalerweise im Winter paaren, können mit Melatonin auch im Sommer zur Zeugung animiert werden, weil über den Hormonhaushalt lange Nächte simuliert werden. Doch die Wirksamkeit des Melatonins läßt mit der Zeit nach. Schließlich paaren sich die Tiere wieder zur rechten Zeit, auch wenn sie weiterhin Melatonin erhalten.[2]

Melatonin wird als Schlafhormon bezeichnet, weil es müde und schläfrig macht. Melatonin wird von der Zirbeldrüse nur bei absoluter Dunkelheit ausgeschüttet. Auch die Netzhaut der Augen ist bei Finsternis zu geringer Melatoninbildung fähig. Trifft schwaches Licht auf die Augen, wird die Ausschüttung von Melatonin verringert. Sogar das schwache Licht des Vollmondes genügt, daß weniger Melatonin gebildet wird. Bereits bei einer Helligkeit von nur 200 Lux verringert sich die Melatoninausschüttung erheblich, bei über 600 Lux bildet die Zirbeldrüse kaum noch Melatonin.[3]

Bei jungen und gesunden Erwachsenen ist nachts der Melatoninspiegel im Blut etwa zehn- bis zwölfmal höher als tagsüber. Melatonin signalisiert allen Zellen im Körper mit den jeweiligen Rezeptoren, wann Nachtruhe und Regeneration angesagt ist. Melatonin senkt die Stoffwechselrate und den Energieumsatz, es macht schläfrig und müde, das Konzentrationsvermögen läßt nach und man ist kaum noch in der Lage, klare Gedanken zu fassen. Melatonin versetzt den Körper in die Lage, die nächtliche Regeneration in Gang zu setzen. Wird während der Nacht nur wenig Melatonin ausgeschüttet, so verringert sich der Erholungswert des Schlafes.

Die Schlußfolgerung lautet, nicht mittels Melatoningaben das empfindliche Hormongleichgewicht zu stören, sondern tagsüber die Sonne und das helle Tageslicht möglichst lange zu genießen, abends die Räume mit Glühlampen und Halogenstrahlern zu erhellen (wir kommen darauf zurück) und nachts während des Schlafes für absolute Dunkelheit zu sorgen, damit die Melatoninausschüttung nicht beeinträchtigt wird. Außerdem ist die Zirbeldrüse gesund zu erhalten, damit sie nachts die benötigten Mengen an Melatonin auch im fortgeschrittenen Alter ausschütten kann und einen erholsamen Schlaf ermöglicht.

Melatonin als Radikalfänger

Melatonin wirkt außerdem als Radikalfänger und kann freie Radikale unschädlich machen. Es verfügt über die bemerkenswerte Eigenschaft, sowohl wasser- als auch fettlöslich zu sein und die Blut-Hirn-Schranke überwinden zu können. Doch die Melatoninkonzentration ist selbst während der Nacht so gering, daß das antioxidative Potential des Melatonins mengenmäßig gegenüber anderen Radikalfängern vernachlässigt werden kann. Selbst hochdosierte Melatoninpräparate konnten nicht die in sie gesetzten Erwartungen erfüllen. Melatoninpräparate sind nicht in der Lage, oxidativen Streß wirksam zu verringern und auf diese Weise beispielsweise Arteriosklerose zu hemmen und damit das Risiko für Herzinfarkt und Schlaganfall zu senken.

Melatonin und Krebs

Auch die Erwartungen, das Risiko für Krebserkrankungen zu senken, konnten Melatoninpräparate nicht erfüllen.

Krebspatienten haben meist einen niedrigen Melatoninspiegel. So liegt bei Frauen mit Brustkrebs der durchschnittliche Melatoninspiegel im Urin während der Nacht nur bei 10 bis

12 Prozent dessen, was gleichaltrige Frauen ohne Brustkrebs aufweisen.[4] Das heißt aber noch lange nicht, daß die Einnahme von Melatonin gegen Krebs helfe. In der Tat konnten Melatoninpräparate weder in hoher noch in niedriger Dosis zur Verhütung und Heilung von Krebs beitragen.[5] Vielmehr kann man die Schlußfolgerung ziehen, daß Ernährung, Lebensweise und Lebensumstände, welche Krebs verursachen und begünstigen, auch die Gesundheit und Funktionstüchtigkeit der Zirbeldrüse beeinträchtigen. Es kommt also darauf an, mit einer gesunden Ernährung und Lebensweise das Krebsrisiko zu senken und damit auch die Gesundheit und Funktionstüchtigkeit der Zirbeldrüse zu erhalten.

Die Tatsache, daß Melatonin das Wachstum von Brustkrebszellen zu hemmen vermag, ist nicht weiter erstaunlich, weil Melatonin grundsätzlich auf alle Zellen mit Melatoninrezeptoren einen wachstumshemmenden Effekt ausübt. Bemerkenswert ist jedoch, daß es eine optimale Konzentration gibt und daß sich eine starke Überdosis als ebenso unwirksam erwiesen hat wie fehlendes Melatonin. Werden Brustkrebszellen anstatt gleichbleibender Melatoninkonzentration dem Tag-Nacht-Rhythmus ausgesetzt, so kann das Wachstum der Krebszellen noch stärker gebremst werden.[6] Somit sollte der Zirbeldrüse die Melatoninausschüttung überlassen bleiben und diese möglichst nicht gestört werden. Die Einnahme von Melatoninpräparaten ist auch insofern ungünstig, weil abends einmalig eine mehr oder weniger hohe Dosis genommen wird und überschüssiges Melatonin recht schnell abgebaut wird, während eine gesunde und ungestörte Zirbeldrüse während der ganzen Nacht Melatonin ausschüttet und somit für eine optimale Konzentration sorgt.

Neugeborene können kaum Melatonin bilden. Im Laufe weniger Monate entwickelt sich jedoch beim Säugling die Zirbeldrüse. Gesunde Kinder erreichen nachts einen relativ hohen Melatoninspiegel (etwa 300 Pikogramm pro Milliliter Serum), junge und gesunde Erwachsene hingegen im Durchschnitt nur etwa 100 bis 120 pg/ml. Bei hellem Tageslicht fällt der Wert auf 10 bis 20 pg/ml. Der entscheidende Einflußfaktor für den Melatoninspiegel ist also das Licht. Bei hellem Tageslicht (über 600 Lux) wird die Melatoninausschüttung nahezu vollständig unterdrückt, so daß der Melatoninspiegel tagsüber nur ein Zehntel oder Zwölftel der nächtlichen Werte beträgt. Schwaches Licht in der Nacht vermag die Melatoninbildung zu beeinträchtigen, etwa wenn der Vollmond oder eine Straßenlaterne ins Schlafzimmer scheint.

Die Art der Beleuchtung am Abend beeinflußt ebenfalls die Melatoninausschüttung, vor allem zu Beginn der Nacht. Das rote und gelbe Licht der Glühlampe, wozu auch Halogenlampen gehören, ist unbedenklich; die hormonelle Einstimmung auf die Nachtruhe wird nicht gestört. Anders ist das hingegen beim Licht von Leuchtstofflampen (hierzu gehören auch Energiesparlampen) aufgrund des hohen Blaulichtanteils. Einige Ganglienzellen der menschlichen Netzhaut enthalten das Pigment Melanopsin, ein Protein, das blaues Licht absorbiert. Fällt Licht mit einem hohen Blauanteil in die Augen, so wird von der Netzhaut die Botschaft ans Gehirn geleitet, daß heller Tag herrscht. Das Zwischenhirn wird auf Tagesbetrieb eingestellt, was mit der Aktivierung von Hypophysenhormonen einhergeht und mit der Unterdrückung der Melatoninausschüttung.

Hierbei gibt es große Unterschiede: Blauhaltiges Licht am Abend (500 Lux) kann bei einigen Personen die Melatoninausschüttung auf neunzig, bei anderen sogar bis auf zwei Prozent der normalen Menge zu Beginn der Nachtruhe sinken lassen. Menschen mit ohnehin niedrigem Melatoninspiegel scheinen am anfälligsten für Blaulicht am Abend zu sein. Je weniger Melatonin die Zirbeldrüse zu bilden vermag, desto leichter verlieren sie auch noch den Rest.[7] Deshalb empfiehlt es sich, abends die Wohnräume mit Glühlampen oder Halogenlampen zu erhellen, damit die hormonelle Einstimmung auf die Nachtruhe nicht gestört wird. Auf Energiesparlampen ist zu verzichten. Das Licht von Flachbildschirmen und Fernsehgeräten enthält ebenfalls hohe Blauanteile, weshalb spätes Fernsehen und späte Arbeit am Bildschirm zu Lasten der Melatoninausschüttung in der Nacht gehen kann.

Wird nachts das Licht für wenige Minuten angeschaltet, so wird die Melatoninbildung unterbrochen und es dauert einige Zeit, bis diese erneut anlaufen kann. Aufgrund der Helligkeit am Tage wird beim Mittagsschlaf kein Melatonin ausgeschüttet. Deshalb ist es besser, sich nachts auszuschlafen und mittags auf Schlaf zu verzichten – es sei denn, das Schlafdefizit ist so hoch, daß einfach geschlafen werden muß.

Wichtig ist außerdem ein deutlicher Helligkeitswechsel zwischen Tag und Nacht. Deshalb sollte möglichst viel Zeit im hellen Tageslicht verbracht werden, am besten im Freien und im Winter an einem großen Fenster, während nachts das Schlafzimmer gut abgedunkelt sein sollte. – Hierzu sei ein Versuch geschildert: Eine Gruppe von Hamstern wurde tagsüber natürlichem Licht im Freien und eine andere Gruppe dem üblichen Kunstlicht im Labor ausgesetzt. Nachts war es bei beiden Gruppen dunkel. Bei den Kunstlicht-Hamstern stieg der Melatoninspiegel während der Nacht lediglich auf das dreifache des Tagesniveaus. Bei den Sonnenlicht-Hamstern war tagsüber der Melatoninspiegel niedriger als bei den Kunstlicht-Hamstern und stieg nachts auf das 15- bis 25fache des Tagesniveaus und war damit mehr als viermal so hoch wie bei den Kunstlicht-Hamstern. Die Sonnenlicht-Hamster wirkten gesünder und glücklicher, waren lebhafter und munterer, ihr Fell glänzte.[8]

Bei einem anderen Versuch mit Ratten wurde die Helligkeit des Lichts variiert, ansonsten herrschten die gleichen Bedingungen bezüglich Futter, Unterbringung, Luftqualität, Temperatur und Zeitdauer der Belichtung. Die eine Gruppe erhielt Tageslicht mit einer Lichtstärke von 3000 Lux, die andere das Licht von Leuchtstoffröhren mit 400 Lux, das bei Sonnenaufgang an- und bei Sonnenuntergang wieder ausgeschaltet wurde. Schon nach einer Woche bildeten die Tageslicht-Ratten deutlich mehr Melatonin während der Nacht als die Kunstlicht-Ratten.[9] Diese Versuche zeigen, wie sehr ein Leben unter Kunstlicht und bei Lichtmangel die Melatoninproduktion zu beeinträchtigen vermag.

In diesem Zusammenhang sei daran erinnert, daß in den Industrieländern viele Menschen nur wenig Zeit im Freien verbringen und dann oft auch noch Sonnenbrillen oder Brillen mit getönten Gläsern tragen, wodurch die Augen weniger Licht erhalten. Selbst im sonnigen und warmen San Diego (Kalifornien) verbringen die Stadtmenschen nur vier Prozent ihrer Zeit im Freien. In kälteren und öfter bewölkten Regionen der Industrieländer ist es noch weniger. Auch Nachtschichtarbeiter kommen kaum ans Tageslicht.[10] Bei Leuten, die sich dauernd in geschlossenen Räumen aufhalten, konnte festgestellt werden, daß der Melatoninspiegel während der

Nacht nur wenig erhöht und der tagesabhängige Melatoninrhythmus gestört ist. Das kann so weit gehen, daß sich bereits am Nachmittag aufgrund vermehrter Melatoninausschüttung Müdigkeit einstellt, während in der Nacht aufgrund unzureichender Melatoninausschüttung Schlafstörungen begünstigt werden. Als sich diese Personen mehr dem Tageslicht aussetzten, erhöhte sich nachts der Melatoninspiegel auf das Fünffache.[11] Daher sei die Schlußfolgerung nochmals wiederholt: Jeden Tag möglichst viel Zeit im Freien zu verbringen, bei trübem Winterwetter an einem großen Fenster. Die beiden Melatonin-Forscher Russel Reiter und Jo Robinson stellten in diesem Sinne fest: „Zur Erlangung einer optimalen körperlichen und geistigen Gesundheit müssen wir aus unseren städtischen Höhlen kriechen und mehr Zeit im Licht des Tages verbringen.“ [12]

Mit zunehmendem Lebensalter und gesundheitlichem Verfall läßt die Produktivität der Zirbeldrüse nach, so daß ältere Menschen nachts oft nur noch einen Melatoninspiegel von 20 bis 50 pg/ml aufweisen, also nur noch ein Sechstel bis die Hälfte im Vergleich zu jungen Erwachsenen (100 bis 120 pg/ml, mitunter auch mehr).[13]

Woran liegt das? Die melatoninbildenden Zellen der Zirbeldrüse, die Pinealozyten, haben normalerweise eine helle Farbe. Mit zunehmendem Alter verfärben sich mehr und mehr dieser Pinealozyten dunkel und ihre Melatoninbildung läßt allmählich nach. In diesen dunklen Zellen finden sich vermehrt Ablagerungen von denaturierten Molekülen (Lipofuszin), was auf eine Schädigung durch oxidativen Streß hindeutet. Vor allem die Mitochondrien, aber auch das Zellplasma und der Zellkern sind von diesen Ablagerungen betroffen. Schließlich sterben die dunklen Pinealozyten den Zelltod. Je weiter dieser

Vorgang voranschreitet, desto mehr geht die Produktivität der Zirbeldrüse zurück.

Auch das Bindegewebe der Zirbeldrüse verhärtet sich mit der Zeit (Fibrose), wobei dessen Durchlässigkeit für Nährstoffe und Stoffwechselgifte zunehmend beeinträchtigt wird, was wiederum die Degeneration der Pinealozyten fördert. Außerdem verändert sich das Nervengewebe (Gliose). Beides, die Schädigung des Binde- und des Nervengewebes in der Zirbeldrüse, beruht ebenfalls auf übermäßigem oxidativen Streß. Die Zirbeldrüse ist durch freie Radikale besonders gefährdet, weil sie nicht wie die Nervenzellen des Gehirns durch die Blut-Hirn-Schranke geschützt ist – eine Zellschicht, welche die Blutgefäße im Gehirn umkleidet und verhindert, daß Giftstoffe die Nervenzellen des Gehirns schädigen.

Wie kann oxidativer Streß vermindert werden? Zunächst durch *verringerte Zufuhr von Umweltgiften* (Tabakrauch, Abgase, Schwermetalle, Pestizid- und Herbizidrückstände in der Nahrung usw.), die als starke freie Radikale wirken und die empfindlichen Zellen der Zirbeldrüse bei Erschöpfung des antioxidativen Schutzsystems zerstören, wodurch die Melatoninausschüttung mit zunehmendem Alter beeinträchtigt wird.[14] Auch ist daran zu denken, daß Dauerstreß und Leistungssport, Alkohol und die meisten Arzneimittel die Belastung mit freien Radikalen erhöhen.

Außerdem ist die *reichliche Zufuhr von Radikalfängern über die Nahrung* sicherzustellen (Vitamin C, Vitamin E, Karotin, Anthocyane, basenüberschüssige Kost). Wird die Ernährung weitgehend über Obst und Gemüse gedeckt, die reich an Radikalfängern sind, so wird die Gefahr der Zell- und Gewebeschädigung durch freie Radikale verringert. Dies verspricht die Erhaltung der Funktionstüchtigkeit der Zirbeldrüse auch im fortgeschrittenen Alter. Die mit zunehmendem Alter allmählich zurückgehende Melatonin-Produktivität ist also kein Schicksal, sondern kann durch richtige Ernährung und Lebensweise verzögert werden.

Kalorienreduzierte Ernährung erhöht nicht nur die Lebenserwartung, sie verspricht auch die Gesunderhaltung der Zirbeldrüse. Bei einem Versuch wurde Ratten die Futtermenge reduziert, so daß ihr Kalorienbedarf gerade gedeckt wurde. Diese knapp gefütterten Ratten erreichten im Alter noch 80 Prozent des Melatoninniveaus ihrer Jugend. Bei reichlich gefütterten Ratten sank das Niveau auf 38 Prozent.[15] Hinsichtlich der Erhaltung einer gesunden Zirbeldrüse kommt es somit darauf an, sich nicht der Völlerei hinzugeben und dem Körper nur so viel Kalorien zuzuführen, wie er braucht. Das wird am besten mit Obst und Gemüse erreicht, die kalorienarm, aber reich an Faserstoffen sind, wodurch beim Essen frühzeitig der Sättigungsreflex einsetzt und bei relativ geringer Kalorienaufnahme mit dem Essen aufgehört wird. Das ist der Hauptgrund, weshalb man bei Obst- und Gemüsekost schlank und gesund bleibt.

Funkstrahlung und magnetische Wechselfelder. Bei gepulster Funkstrahlung genügt mitunter schon eine geringe Leistungsflußdichte von 10 bis 20 $\mu W/m^2$, um die Melatoninausschüttung während der Nacht erheblich zu beeinträchtigen.[16] Zu den Folgen gehören schlechter Schlaf, kürzere Schlafdauer und frühzeitiges Aufwachen, ohne wirklich erholt zu sein. Auch die Dauer der Belastung durch Funkstrahlung hat Einfluß: Anfangs vermag der Körper noch recht gut dem Funkstreß zu widerstehen, im Laufe der Jahre reagiert er jedoch zunehmend empfindlich. – Die stärkste Belastung durch Funkstrahlung wird in der Regel verursacht durch die Basisstationen der DECT-Schnurlos-Telefone, durch WLAN-Antennen (kabellose Rechnernetzwerke, Bluetooth und dergleichen) in der eigenen Wohnung, aber auch in der Nachbarschaft sowie durch Mobilfunktürme und Funksender in der Nähe. Abhilfe bieten schnurgebundene Telefone. Wer auf ein Schnurlos-Telefon nicht verzichten möchte, sollte ein Gerät benutzen, das nur funkt, wenn der Hörer der Basisstation entnommen wird. Ältere Geräte funken in der Regel dauernd, 24 Stunden am Tag, auch wenn sie nicht gebraucht werden. Ebenso sollten Rechner möglichst mit Kabeln vernetzt werden. Wenn die Funkquelle nicht abgeschaltet oder beseitigt werden kann, bleibt nur die fachgerechte Abschirmung oder die Verlagerung des Schlafplatzes an einen wenig belasteten Ort der Wohnung. Damit hierbei kein Fehler gemacht wird, empfiehlt sich die Konsultation eines kundigen Baubiologen. Wer bereit ist, sich das nötige Wissen anzueignen und die erforderlichen Meßgeräte zuzulegen, kann sich auch selbst Überblick über die Belastung durch Funkstrahlung verschaffen.[17]

Die Zirbeldrüse von Menschen, die dauernd in der Nähe von Mobilfunktürmen leben und schlafen, vermag nachts nur noch wenig Melatonin auszuschütten. Bei einer Gruppe von Mädchen, die gepulster Funkstrahlung ausgesetzt wurde, ging der Melatoninspiegel im Blut von durchschnittlich 123 auf 5 pg/ml zurück. Das entspricht einer Minderung um 96 Prozent! Und dies wohlgemerkt bei jungen Menschen.[18] Bisher unerforscht ist, inwieweit eine Belastung durch fortdauernde Funkstrahlung zu einer bleibenden Schädigung der Zirbeldrüse führt.

Bei *Kurzwellensendern* für die Radioübertragung konnte schon bei einer Leistungsflußdichte von nur 4 $\mu W/m^2$ eine verminderte Melatoninausschüttung festgestellt werden. Schlafprobleme waren die Folge. Zur Überprüfung wurden die Kurzwellensender ohne Wissen der Versuchspersonen an- und abgestellt. Zu Schlafproblemen kam es unter Funkbestrahlung, so daß Einbildung als Ursache ausgeschlossen werden konnte. Eine verminderte Melatoninausschüttung konnte außerdem im Tierversuch an Rindern bestätigt werden.[19]

Die Zirbeldrüse reagiert auch auf Magnetfelder empfindlich. *Niederfrequente magnetische Wechselfelder* entstehen in der Nähe von stromführenden elektrischen Leitern. Die Stärke der Magnetfelder hängt von der Entfernung zum stromführenden Kabel und von der Stromstärke ab.

Tierversuche in Kanada haben gezeigt, daß bereits relativ schwache magnetische Wechselfelder von 100 bis 130 Nanotesla (nT) die Melatoninproduktion verringern können. Bei einem Magnetfeld von nur 60 nT und einer Frequenz von 60 Hz ergab sich in zehn Versuchsreihen eine durchschnittliche Minderung der Melatoninausschüttung von 46 Prozent.[20] Eine solche magnetische Feldstärke wird in vielen Schlafzimmern überschritten. Auch hier gilt es, sich zu informieren.[21] In vielen Fällen kann die Belastung auf ein erträgliches Maß verringert werden, wenn der Abstand zu jenen Kabeln vergrößert wird, die nachts starke Ströme führen.

Die Melatonin-Ausschüttung kann auch durch einen *Sonnensturm* beeinträchtigt werden, einer tödlichen Teilchenstrahlung außerhalb der Magnetsphäre der Erde. Dieses Höllenfeuer prasselt verstärkt auf die Erde nieder, wenn sich das Erdmagnetfeld und damit der magnetische Schutz abschwächt und die Sonne vermehrt Teilchen abstrahlt. Die Anzahl der Herzattacken häuft sich in solchen Zeiten, auch die Zahl der Patienten, die mit manisch-depressiven Anfällen in psychiatrische Kliniken eingewiesen werden.[22] Ein

Sonnensturm ist jedoch selten und bei ansonsten gesunder Lebensweise und Ernährung unbedenklich.

Zahlreiche *Medikamente* können die Melatoninausschüttung geradezu blockieren.[23] Eine normale Dosis Aspirin oder Ibuprofen am Abend kann den nächtlichen Melatoninspiegel um drei Viertel senken. Das Schmerzmittel Indometacin blockiert sogar völlig die Melatoninausschüttung während der Nacht. Alle getesteten Schmerzmittel senkten die Melatoninproduktion erheblich. Betablocker, die bei Herzproblemen verschrieben werden, bei hohem Blutdruck, Herzrhythmusstörungen und Angina pectoris, unterdrücken völlig die Melatoninausschüttung. Dies kommt einer Entfernung der Zirbeldrüse gleich. Im Forscherjargon wird von „pharmakologischer Zirbeldrüsenentfernung" gesprochen. Kalziumantagonisten, die ebenfalls bei Herzproblemen und hohem Blutdruck verordnet werden, blockieren ebenso wie Betablocker die Melatoninsynthese. Gleiches gilt für viele Beruhigungs- und Schlafmittel, für Antidepressiva und Steroide.[24] Selbst synthetisches Vitamin B_{12} (Cyanocobalamin) kann in hohen Dosen zu Melatoninverlusten führen (mehr darüber in meinem Buch *Volkskrankheit Vitamin-B_{12}-Mangel*).[25]

Patienten, die unter Depression und Schizophrenie leiden, haben nachts meist einen niedrigen Melatoninspiegel. In nicht wenigen Fällen steigt dieser in der Nacht nur noch wenig über das Tagesniveau.[26] Unbekannt ist, inwieweit dies auf die verschriebenen Psychopharmaka zurückzuführen ist oder auf falsche Ernährung und Lebensweise.

Kaffeekonsum am Abend beeinträchtigt ebenfalls die Melatoninausschüttung, vor allem während der ersten Nachthälfte. Tranken die Versuchspersonen zwei Tassen Kaffee um 20 Uhr, so erreichte der Melatoninspiegel erst am frühen Morgen seinen nächtlichen Normalwert. Wird der Kaffee drei Stunden früher getrunken, wird die Melatoninausschüttung während der Nacht weniger beeinträchtigt und die Normalisierung des Melatoninspiegels erfolgt entsprechend früher.[27] Später Kaffeekonsum vermindert somit den Erholungswert des Schlafes und führt zu Morgenmüdigkeit, welche wiederum mit Kaffee bekämpft wird. Daraus entwickelt sich eine Sucht nach Kaffee.

Tabakrauch beeinträchtigt die Melatoninausschüttung mit zunehmendem Alter. Raucher haben nachts einen niedrigeren Melatoninspiegel als Nichtraucher. Raucher klagen häufiger über Schlafprobleme, Einschlafschwierigkeiten und Albträume. Raucher kommen gewöhnlich morgens schwerer aus dem Bett und sind am Tage öfter müde und erschöpft.[28]

Alkoholkonsum beeinträchtigt ebenfalls die Melatoninausschüttung. Bei Testpersonen, die abends um 19 Uhr ein bis zwei Gläser Wein tranken, sank um Mitternacht der Melatoninspiegel auf nur 60 Prozent gegenüber dem Niveau alkoholfreier Nächte. Bei stärkerem Alkoholkonsum war der Melatoninspiegel bis zum Morgen gesenkt.[29]

Alkoholiker haben oftmals einen niedrigen Melatoninspiegel. Dieser kann über Jahre niedrig bleiben, auch wenn keine alkoholischen Getränke mehr konsumiert werden, weil die Zirbeldrüse bereits früher aufgrund des reichlichen Alkoholkonsums irreparabel geschädigt wurde. Schließlich ist Alkoholismus mit starkem oxidativen Streß verbunden. Zudem ernähren sich Alkoholiker meist sehr ungesund, wodurch die Schädigung der Zirbeldrüse beschleunigt wird.[30]

Melatonin wirkt bereits in allerkleinsten Mengen. Melatoninpräparate sind deshalb keinesfalls so harmlos, wie mitunter behauptet wird. Denn die Dosierung liegt oftmals beim tausend- bis zehntausendfachen dessen, was sich selbst bei jungen und gesunden Erwachsenen an Melatonin nachts im Blut befindet. Nachteilig ist ferner, daß Melatonin, nur einmalig in hoher Dosis eingenommen, recht schnell von der Leber abgebaut wird und die Abbauprodukte von den Nieren ausgeschieden werden. Daraus ergibt sich das Dilemma, entweder wenig Melatonin zu verordnen und nur kurzzeitig Wirkung zu erzielen, oder bei hoher Dosierung Beschwerden zu bewirken: Absenkung der Körpertemperatur, Müdigkeit am Morgen, Schläfrigkeit und Benommenheit am Tage, Verlangsamung des Reaktionsvermögens und Verminderung der geistigen Fähigkeit aufgrund der Schläfrigkeit, Hautrötung, Bauchkrämpfe, Sehstörung, Kopfschmerzen und Durchfall. Bei Kindern wird langfristig die Geschlechtsreife verzögert. Die Geschlechtsdrüsen können bei entsprechender Dosierung und Dauer der Melatonineinnahme verkümmern. Bei Männern werden die Hoden inaktiviert und bei Frauen wird der Östrogenzyklus gestört. Melatonin heißt daher treffend „Keuschheitshormon". Die Behauptung, Melatonin steigere die sexuelle Potenz, ist widerlegt. Das Gegenteil ist der Fall.[31]

Geringe Melatonindosen von 100 µg (das Blut eines gesunden Erwachsenen enthält nachts höchstens 1 µg Melatonin) führen nur kurzzeitig nach der Einnahme zu einer Melatoninkonzentration, wie sie bei Gesunden üblich ist. Deshalb ist die Zirbeldrüse mit ihrer wohldosierten und zeitlich abgestimmten Melatoninausschüttung unersetzlich. Die Zirbeldrüse darf in ihrer Funktion nicht gestört und die Pinealozyten dürfen nicht durch Gifte und oxidativen Streß zerstört werden. Das erfordert Frischkost-Ernährung mit viel Obst und Gemüse, Sonnenlicht am Tage, Beleuchtung am Abend mit Glühlampen oder Halogenlampen (keine Leuchtstoffröhren und Energiesparlampen), Zurückhaltung bei Fernsehen und Bildschirmarbeit am späten Abend, ein abgedunkeltes Schlafzimmer, ausreichend Schlaf, kein Funkstreß (vor allem nicht am Schlafplatz), Minimierung der Giftaufnahme (man denke an die Empfindlichkeit der Zirbeldrüse gegenüber Umweltgiften und Arzneigiften), kein Alkoholismus, kein Tabakrauch, kein später Kaffeekonsum.

Erinnert sei daran, daß es auf die richtigen Hormonbotschaften zur richtigen Zeit ankommt, und nicht darauf, viel von einem Hormon aufzunehmen. Wichtig ist, daß wir uns der Sonne und dem hellen Tageslicht möglichst lange aussetzen. Dann weiß unser Körper, welche Melatoninmenge zu welcher Zeit erforderlich ist. Wir wissen es nicht. Deshalb ist die Einnahme von maßvoll dosierten Melatoninpräparaten allenfalls bei bleibend geschädigter Zirbeldrüse angebracht. Bei Schlafstörungen sollte man bemüht sein, die Ursache zu finden und abzustellen, anstatt voreilig Melatoninpräparate zu nutzen. Auch bei Jetlag (Zeitverschiebung bei Langstreckenflügen) kann auf Melatonin verzichtet werden. Es genügt, sich auszuschlafen, und danach findet man recht schnell in den neuen Tagesrhythmus.

Kapitel 5

Licht und Strahlung der Sonne

Und Gott sprach: Es werde Licht!
Und es ward Licht.
Und Gott sah, daß das Licht gut war.

GENESIS 1, 3

Die Sonnenstrahlung spendet Wärme (unsichtbare Infrarot-Strahlung), Helligkeit (sichtbares Licht) und unsichtbare UV-Strahlung. Alle Spektralanteile sind zur Erhaltung der Gesundheit notwendig, auch die UV-Strahlung. JOHN OTT vergleicht die UV-Strahlung mit dem lebensnotwendigen Sauerstoff, der bei geringer Überdosierung jedoch tödlich wirkt: „Es wäre albern, daraus zu schließen, daß Sauerstoff gesundheitsgefährdend wäre und daß man ohne Sauerstoff leben sollte. Genau solch eine absurde Schlußfolgerung zieht man jedoch, wenn es um ultraviolettes Licht geht. Wenn man den Kopf in den Ofen steckt, verbrennt man sich. Das heißt aber nicht, daß man Wärme konsequent meiden und die Temperatur im Haus sicherheitshalber bei null Grad halten sollte. Die Öffentlichkeit muß begreifen, daß Licht ein Nährstoff ist – genauso wie ein Vitamin oder ein Mineral. Geringe Mengen ultravioletter Strahlung sind für den Menschen ebenso notwendig wie geringe Mengen gewisser Vitamine und Spurenelemente. Früher hat man gelacht, wenn jemand

UV-Strahlung – Wirkung	Wellenlänge [nm]	Eindringtiefe [mm]
UVC (kurz)	100 – 280	< 0,05 mm
– Hautverbrennung, erreicht nicht die Erdoberfläche		
UVB (mittel)	280 – 320	0,05 – 0,1 mm
– lebensnotw., rötet und bräunt die Haut, guter Selbstschutz		
UVA_2 (lang)	320 – 340	0,1 – 2 mm
– schwache Bräunung, geringfügiger Selbstschutz der Haut		
UVA_1 (sehr lang)	340 – 380	2 – 5 mm
– keine Bräunung, kein Selbstschutz der Haut		

Wirkung der UV-Strahlung und ihre Eindringtiefe in die Haut.

Die energiereiche UVC-Strahlung verbrennt die Haut schon bei geringer Dosis. Wiederholte Hautverbrennung durch UVC-Bestrahlung begünstigt langfristig die Entstehung von Hautkrebs. Die UVC-Strahlung der Sonne wird jedoch bereits in den hohen Schichten der Atmosphäre vollständig ausgefiltert und erreicht nicht die Erdoberfläche.

UVB-Strahlung regt die Haut zur Bildung von Vitamin D an und ist deshalb lebensnotwendig. Sie erreicht nur bei einem Sonnenstand von über 45 ° die Erdoberfläche. Mit zunehmender Höhe der Sonne (über 45 °) steigt die UVB-Strahlungsintensität exponentiell an. Sie verringert sich durch Bewölkung und atmosphärische Trübung aufgrund von Dunst, Staub und Luftschadstoffen. Dunkle Wolken können die UVB-Strahlung sogar vollständig absorbieren. – Bei wiederholter UVB-Bestrahlung schützt sich die Haut selbst (Bräunung durch Pigmentierung, Verdickung der Hornhaut).

Auch UVA-Strahlung wird in geringer Dosis gebraucht. Sie dringt jedoch tief in die Haut ein und schädigt die Haut langfristig bei ständig wiederholter hoher Bestrahlungsdosis.

behauptete, daß schon der millionste Teil einer Chemikalie oder eines Nährstoffs eine Wirkung auf die Gesundheit haben könne. Man nahm an, eine so kleine Menge sei völlig unbedeutend. Heute ist bekannt, daß manche Substanzen uns schon in millionenfacher oder gar milliardenfacher Verdünnung erheblich beeinflussen. Dasselbe gilt für das Licht. Wenn in unserer täglichen Lichtdiät gewisse Wellenlängen nicht zumindest in geringen Mengen enthalten sind, können die Auswirkungen für unsere Gesundheit fatal sein.“ [1]

Die UV-Strahlung der Sonne

UV-Strahlung ist für den Menschen unsichtbar. Die Sichtbarkeitsschwelle liegt bei einer Wellenlänge von etwa 380 bis 400 nm (ein Nanometer ist gleich ein Millionstel Millimeter). Zahlreiche Insekten und Vögel können UV-Licht mit langer Wellenlänge wahrnehmen, nicht jedoch der Mensch.

Je kürzer die Wellenlänge, desto energiereicher und gefährlicher ist die Strahlung bei gleicher Quantenzahl, wodurch die ionisierende Wirkung der Strahlung zunimmt. Ionisation bedeutet, daß die energiereiche Strahlung aus Atomen und Molekülen Elektronen herausschlägt. Dabei entstehen reaktionsfreudige freie Radikale, die ihrerseits organische Makromoleküle angreifen, ihnen Elektronen rauben, so daß diese Makromoleküle ihre biochemischen Eigenschaften und damit ihre Funktion verlieren. Stark ionisierend wirkt Röntgenstrahlung (Wellenlänge kleiner als 100 nm). UVB-Strahlung ist schwach ionisierend und die absolute Ionisationsgrenze ist bei etwa 340 nm erreicht (Grenze zwischen UVA_1 und UVA_2).

Strahlungsart	Wellenlänge [nm]	Strahlungsstärke [W/m²]	[%]
UVC-Strahlung	100 – 280	0	0
UVB-Strahlung	280 – 320	5	0,5 %
UVA-Strahlung	320 – 380	63	5,6 %
sichtbares Licht	380 – 780	580	51,8 %
Infrarot-A-Strahlung	780 – 1400	339	29,4 %
Infrarot-B-Strahlung	1400 – 3000	143	12,7 %
	Summe:	1130	100,0 %

Die Strahlungsanteile der Sonne auf Meeresniveau (bei senkrechtem Sonnenstand, Summe der direkten und diffusen Strahlung bei klarer Luft ohne atmosphärische Trübung).

Je niedriger der Sonnenstand und je stärker die atmosphärische Trübung, desto stärker wird die UVB-Strahlung der Sonne ausgefiltert. Erst ab einem Sonnenstand von 45 ° erreicht bei wolkenlosem Himmel und normaler atmosphärischer Trübung genügend UVB-Strahlung die Erdoberfläche, um die Bildung von Vitamin D in der Haut anzuregen.

In Mitteleuropa erreicht die Sonne im Hochsommer einen Stand von 60 bis 65 ° und damit eine Bestrahlungsstärke von 700 bis 800 W/m². Die UVB-Strahlung macht dabei 0,15 Prozent aus (ca. 1,2 W/m²) und die UVA-Strahlung 4,5 Prozent (ca. 36 W/m²).[2] Im Winter erreicht die Sonne einen Höchststand von nur 16 bis 20 ° und damit selbst bei idealen Bedingungen nur eine Bestrahlungsstärke von 250 W/m² (klare Luft, wolkenloser Himmel). Nicht nur die UVB-, sondern auch die UVA-Strahlung kürzerer Wellenlänge wird dabei vollständig ausgefiltert. Auf den Gipfeln der Alpen in 3000 bis 4000 Metern Höhe kann mittags im März bei klarer Luft durchaus eine Bestrahlungsstärke von bis zu 1000 W/m² erreicht werden.

Die gefährliche *UVC-Strahlung* wird vollständig durch die Ozonschicht in 15 bis 25 Kilometer Höhe absorbiert, kurzwellige UVC-Strahlung bis 175 nm bereits in größerer Höhe. Die energiereiche UVC-Strahlung zerschlägt O_2-Moleküle, wobei zwei elektrisch geladene Sauerstoffatome (O^{2-}) freigesetzt werden, die sich an andere O_2-Moleküle ankoppeln und Ozonmoleküle (O_3) bilden. Dadurch sorgt die UVC-Strahlung für die Bildung der zum höheren Leben notwendigen Ozonschicht.

Eine *Ozonschicht* im strengen Sinne gibt es allerdings nicht. Vielmehr verlieren sich die wenigen Ozonmoleküle in 15 bis 25 km Höhe unter den vielen Sauerstoff- und Stickstoff-Molekülen. Würden die Ozonmoleküle in einer Schicht konzentriert, so wäre diese bei Normaldruck nur etwa 3,3 mm stark.

UVB-Strahlung wird bei senkrechtem Sonnenstand zu etwa neunzig Prozent durch Ozonschicht und Atmosphäre herausgefiltert. UVA-Strahlung hingegen passiert die Ozonschicht beinahe ungehindert und wird nur geringfügig von der Atmosphäre absorbiert und reflektiert.

Bei senkrechtem Sonnenstand (Sonne im Zenit) durchdringt die Strahlung die Atmosphäre auf dem kürzesten Wege. Bei niedrigem Sonnenstand geht die Strahlung schräg durch die Atmosphäre und hat einen entsprechend längeren Weg zurückzulegen und wird deshalb stärker herausgefiltet. Deswegen vermag die niedrigstehende Wintersonne kaum zu wärmen, und erreicht in den Wintermonaten hierzulande auch keine UVB-Strahlung die Erdoberfläche. Bei senkrechtem Sonnenstand erreicht UVB-Strahlung ab 287 nm Wellenlänge die Erdoberfläche, in Mitteleuropa mittags im Hochsommer ab 295 nm und in den Polargebieten ab 305 nm.

UVB-Strahlung bewirkt die Bildung von Vitamin D in der Haut. Wirksam ist dabei die kurzwellige und weniger die langwellige UVB-Strahlung. Das bedeutet, daß erst bei einem Sonnenstand von 45 ° nennenswerte Mengen an Vitamin D gebildet werden (der Schatten ist genauso groß wie der schattenwerfende Körper). Bei klarer Luft oder im Gebirge ist dies auch bei niedrigerem Sonnenstand möglich. In dem Maße, wie die Sonne höhersteigt, nimmt die UVB-Strahlung exponentiell zu. Am höchsten ist die UVB-Strahlungsintensität bei senkrechtem Sonnenstand. Um möglichst viel Vitamin D zu bilden, ist die Mittagszeit zu einem wohldosierten Sonnenbad zu nutzen (mehr darüber in Kapitel 7).

UVA-Strahlung ist ebenfalls lebensnotwendig; sie kann die Reparatur geschädigter Chromosomen aktivieren. Denn energiereiche UVB-Strahlung kann dosisabhängig die Träger der Erbinformation (Desoxyribonukleinsäure, DNS) schädigen, ebenso oxidativer Streß aufgrund übermäßiger UV-Bestrahlung der Haut. Bei UVA-Bestrahlung (Wellenlänge 350 bis 400 nm) werden in den Zellen Enzyme aktiviert, welche die Reparatur von Strangbrüchen der geschädigten DNS einleiten.[3] Auch nichtenzymatische Reparaturprozesse werden durch UVA-Strahlung in Gang gesetzt.[4]

UVA-Strahlung kann jedoch bei einer Überdosis die Hautalterung beschleunigen, das Bindegewebe unter der Haut schädigen und das Hautkrebsrisiko erhöhen. Bindegewebsschäden aufgrund übermäßiger UVA-Bestrahlung zeigen sich mit zunehmendem Alter in trockner, schlaffer, runzliger und faltiger Haut.[5] Um dies zu vermeiden und trotzdem alle Vorteile der Sonnenstrahlung nutzen zu können, darf das Sonnenbaden nicht übertrieben werden und es sollte genügend UVB-Strahlung im Verhältnis zu UVA die Haut erreichen (hoher Sonnenstand, keine Sonnenschutzmittel, die UVB abblocken, UVA jedoch passieren lassen).

Für die genaue *Berechnung des Sonnenstandes* an jedem Ort, zu jeder Jahres- und Tageszeit sei auf das Internet verwiesen (www.hygeia.de/sonnenstand).

Die *atmosphärische Trübung* durch Dunst, Staubpartikel und Luftschadstoffe vermindert die auf die Erdoberfläche treffende UV-Strahlung. Vor allem die für die Vitamin-D-Bildung erforderliche UVB-Strahlung wird stärker herausgefiltet. Bei klarer Luft wird aufgrund der höheren UVB-Bestrahlungsintensität erheblich schneller die Sonnenbrandschwelle erreicht.

Dünne, helle Wolken sowie Nebel bieten oftmals nur wenig Schutz. Besonders im Hochgebirge kann bei dünner Wolkenschicht die diffuse UVB-Strahlung stark genug sein, um auch bei unsichtbarer Sonne die Haut zu verbrennen. Dunkle Regenwolken filtern hingegen die sonnenbrandwirksame UVB-Strahlung vollständig aus.

Fensterglas läßt nur wenig UVB-Strahlung durch, Isolierglas noch weniger. Ausgefiltert wird vor allem die kurzwellige UVB-Strahlung, die für die Vitamin-D-Bildung so wichtig ist. Die Durchlässigkeit für UVB-Strahlung verringert sich außerdem bei schrägem Einfallswinkel. Hinter geschlossenen Fenstern kann praktisch kein Vitamin D gebildet werden. Das gilt auch für Autoscheiben.

In *Wasser* dringt UVB-Strahlung je nach Salzgehalt und Trübung 8 bis 20 Zentimeter tief ein, UVA-Strahlung bei klarem Wasser jedoch mehrere Meter tief. Schwimmer sind gefährdet, wenn sie bei starker UV-Einstrahlung lange im Wasser bleiben. Sonnenbrand wird aufgrund des kühlenden Wassers meist zu spät bemerkt. Außerdem ist der Selbstschutz

Höhenlage	UVB-Strahlung	UVA-Strahlung
Meereshöhe	100 %	100 %
1000 m	120 %	117 %
2000 m	135 %	127 %
3000 m	150 %	134 %
5000 m	170 %	144 %

Die relative Zunahme der UV-Strahlungsintensität in Abhängigkeit von der Höhe über dem Meeresspiegel (bei senkrechtem Sonnenstand). – Bei einem Sonnenstand von 50 oder 60°, wie in Mitteleuropa im Sommer üblich, steigt die UVB-Bestrahlung mit zunehmender Höhe weitaus stärker an.

Gras, Vegetation	2 – 3 %
Wasser, bei hohem Sonnenstand	3 – 5 %
Wasser, bei tiefem Sonnenstand	10 %
Wasser, vom Winde bewegt	bis 30 %
Sand, trocken (normal)	15 – 17 %
Sand, trocken (weiß)	bis 25 %
Sand, trocken (schwarz, Monazit)	5 %
Sand, naß	9 %
helle Betonfläche, Putz	bis 50 %
Tonerde, trocken	54 %
weißer Anstrich	45 – 82 %
Schnee, Eis	80 – 90 %

Typische Reflexion der UV-Strahlung. – Aufgrund der geringen Reflexion durch grüne Pflanzen verspricht der Schatten von Bäumen inmitten von Gärten einen guten Schutz vor übermäßiger UV-Bestrahlung.

der Haut gegenüber UV-Strahlung geringer, wenn diese vom langen Baden aufgeweicht ist.

Kleider bieten guten Schutz und blockieren die UVB-Strahlung nahezu vollständig. Dunkle und feste Baumwollstoffe lassen nur etwa 0,1 bis 1 Prozent der UV-Strahlung durch, helle und leichte Baumwollstoffe 10 bis 25 Prozent. Synthetikstoffe werden gewöhnlich leichter durchdrungen als Baumwollstoffe, ebenso sind nasse Stoffe durchlässiger als trockene.

Der Einfluß von Höhenlage und Reflexion. Die UVB-Strahlungsintensität steigt mit zunehmender Höhe und bei Reflexion, etwa durch Schnee im Hochgebirge (siehe die Tabellen auf der gegenüberliegenden Seite). Deshalb wird beim Bergsteigen und Skilaufen im Hochgebirge schnell die Sonnenbrandschwelle erreicht. Das gilt besonders für Hochgebirge in südlichen oder gar in äquatornahen Regionen.

Das Grün von Baumblättern und Gräsern reflektiert kaum UV-Strahlung, deshalb ist man im Schatten von Bäumen gut vor übermäßiger UV-Bestrahlung geschützt. Außerdem sorgt die Verdunstung der Bäume bei Hitze für eine angenehme Kühlung von mehreren Grad. Unterm Sonnenschirm (selbst bei absolut UV-undurchlässigem Material) kann die UV-Reflexion seitens heller Wände und Fußböden durchaus 50 Prozent der direkten UV-Strahlung betragen und damit ebenfalls zu einem Sonnenbrand führen. Auch beim Sonnenbaden am hellen Strand ist die hohe UV-Bestrahlung aufgrund der Reflexion zu beachten.

Deutschland, klarer Hochsommertag	8
Deutschland, normaler Sommertag	6
Deutschland, Alpengipfel im Sommer	9 – 10
Skandinavien im Sommer	4 – 5
Tropische Länder, ganzjährig	11 – 12
Kanarische Inseln, Frühjahr bis Herbst	10 – 12
Adria, Frühjahr bis Herbst	7 – 8
Portugal, Türkei, Griechenland, Mallorca	8 – 9

Durchschnittliche UV-Index-Werte während der Mittagszeit für verschiedene Gebiete und Jahreszeiten.

Lichtstärke I: SI-Basiseinheit Candela [cd].
Eine mittelgroße Wachskerze leuchtet etwa mit 1 cd.

Lichtstrom F: Maßeinheit Lumen [lm].
Eine punktförmige Lichtquelle gibt im vollen Raumwinkel einen Lichtstrom gemäß folgender Beziehung ab:
1 lm = 1 cd · voller Raumwinkel.

Leuchtdichte L: Lichtstärke der Strahlungsquelle pro Flächeneinheit [cd/cm^2].

Beleuchtungsstärke E: Lichtstrom, der durch eine bestimmte Fläche geht.
Maßeinheit Lux [1 lx = 1 lm/m^2].

Belichtung H_v: Beleuchtungsstärke über eine bestimmte Zeit [lx · s].

Lichtausbeute: Lichtstrom einer Lichtquelle pro Watt Leistungsaufnahme [lm/W].

Größen und Maßeinheiten der Photometrie.

Der UV-Index des Deutschen Wetterdienstes gibt die Intensität der maximalen UV-Strahlung an (Tageshöchststrahlung). Der Indexwert 1 ist mit 50 J/m^2 sonnenbrandwirksamer UV-Strahlung definiert. Die Skala ist nach oben offen und erreicht meist Werte zwischen 0 und 12, in Extremsituationen können im Hochgebirge bei hohem Sonnenstand und starker Reflexion Werte bis 20 gemessen werden. – Ein UV-Indexwert von 5 bis 7 gilt als hoch, ab 8 als extrem.

Sichtbares Licht

Helles Sonnenlicht ist für das seelische Wohlbefinden notwendig. Eine Reihe von dunklen Regentagen schlägt leicht aufs Gemüt, die Stimmung trübt sich ebenso ein wie der Himmel. Wenn es jedoch wieder hell und heiter wird, verfliegen Schwermut und Trübsinn. Schön nennen wir das Wetter, wenn die Sonne lacht und unser Gemüt erhellt (mehr über Winterdepression in Kapitel 1). Die Helligkeit am Tage beeinflußt über die Augen den Hormonhaushalt und damit langfristig auch den Seelenzustand sowie die geistige und körperliche Verfassung. Ohne helles Tageslicht kann die Gesundheit nicht erhalten werden. Deshalb sollte man möglichst viel Zeit im Freien verbringen und sich ansonsten an einem großen Fenster aufhalten, im hellen Tageslicht arbeiten und lesen. Das ist besonders im Winter wichtig, wenn Licht in all der Düsternis so dringend gebraucht wird.

So wie Pflanzen sichtbares Sonnenlicht brauchen, um Biomasse aufzubauen, so bedarf auch der Mensch des sichtbaren Sonnenlichts, um gesund zu bleiben. Der Mangel an Sonnenschein und hellem Tageslicht stört den Hormonhaushalt.

helle Sandwüste (bei starker Reflexion)	bis 200 000 Lux
Gletscher, klarer Sommertag	150 000 Lux
Tropen, grünes Freiland	135 000 Lux
Deutschland und gemäßigte Breiten:	
klarer Sommertag (Freiland)	100 000 Lux
Halbschatten im Sommer	30 000 Lux
Vollschatten im Sommer (im Wald)	10 000 Lux
bewölkter Tag im Sommer (Freiland)	20 000 Lux
bewölkter Tag im März (Freiland)	10 000 Lux
Sonnentag im Januar	20 000 Lux
Sonnentag im Dezember	15 000 Lux
trüber Regentag im Dezember	2 500 Lux
geschlossene Räume (ohne Beleuchtung abhängig von Fenstergröße, Helligkeit im Freien, Sonnenstand)	
Fensterbank nach Süden, Sommer	10 000 – 50 000 Lux
Fensterbank nach Norden	1 000 – 2 000 Lux
1 Meter entfernt vom Fenster	500 Lux
2 Meter entfernt vom Fenster	200 Lux
Arbeitsplatzbeleuchtung, gut	1 500 Lux
Bürobeleuchtung, gut	1 000 Lux
Bürobeleuchtung, Durchschnitt	500 Lux
Bürobeleuchtung, schlecht	100 Lux
Glühlampe 100 W, 1,5 Meter entfernt	100 Lux
Arbeitsplatz für reine Bildschirmarbeit	300 Lux
Klassenzimmerbeleuchtung	250 – 400 Lux
Wohnzimmerbeleuchtung	80 – 200 Lux
Helle Straßenbeleuchtung	50 Lux
Kerzenlicht in ein Meter Entfernung	1 Lux
Vollmond	0,5 Lux
Mondsichel	0,2 Lux
klare Nacht bei Neumond, ohne Kunstlicht	0,01 Lux
minimale Lichtstärke zur Orientierung	0,01 Lux
minimal notwendige Lichtstärke zum Lesen	0,25 Lux

Übliche Beleuchtungsstärken.

Künstliche Beleuchtung kann den Hormonhaushalt beeinflussen. Wohltuend ist das warme Licht von Glühlampen und Halogenlampen, das mit seinem hohen Rotanteil dem Spektrum der untergehenden Sonne ähnelt. Ungünstig auf den Hormonhaushalt wirkt hingegen das Licht von Energiesparlampen und Leuchtstoffröhren, aber auch das von Röhren- und Flachbildschirmen (mehr darüber in Kapitel 18).

Das sichtbare Licht der Sonne setzt in der Haut photochemische Reaktionen in Gang, etwa indem das vom Körper gebildete Protoporphyrin IX mit und ohne Sauerstoff reagiert (die Absorptionsspektren des Protoporphyrins liegen bei 406 nm, 505 nm, 540 nm, 574 nm und 629 nm, also alle im Bereich des sichtbaren Lichtes). Das sichtbare Licht der Sonne moduliert das Immunsystem und regt die durch übermäßige UV-Strahlung geschädigten Zellen zum Absterben an (Apoptose).[6] Das sichtbare Licht fördert damit die Reparatur von UV-Strahlungsschäden in der Haut und erhöht die Toleranzschwelle, also die kritische UV-Dosis, die ohne Hautschäden toleriert wird. Das macht das Sonnenlicht mit seinem breiten Spektrum so wertvoll und unersetzlich.

Selbst die besten UV-Strahler können allein aus diesem Grunde niemals die Sonne ersetzen. UV-Strahler sollten deshalb nur bei wirklichem Bedarf eingesetzt werden, also bei Vitamin-D-Mangel im Winter, wenn keine UVB-Strahlung die Erdoberfläche erreicht und der Vitamin-D-Spiegel auf ein optimales Niveau angehoben werden soll. Dabei ist dem Grundsatz zu folgen, nur so viel UVB-Strahlung wie nötig, um den Mangel zu beheben.

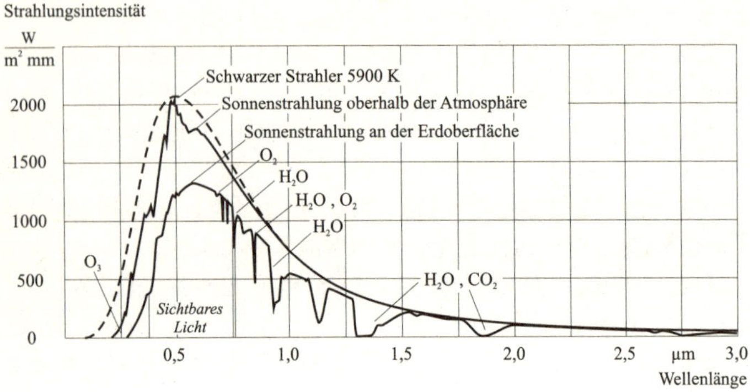

Spektralverteilung der Sonne (Strahlungsintensität in Abhängigkeit von der Wellenlänge). Das Bild zeigt die Strahlungsintensität eines schwarzen Strahlers bei 5900 Grad Kelvin (gestrichelt), der Sonnenstrahlung außerhalb der Atmosphäre und an der Erdoberfläche (bei wolkenlosem Himmel).

Die Strahlungsintensität an der Erdoberfläche ist abhängig von Sonnenstand, Höhenlage und atmosphärischer Trübung (vor allem hinsichtlich der UVB-Strahlungsintensität) durch Dunst und Luftverschmutzung wie Ruß, Staub, Schwefeldioxid. Die Moleküle von Wasser (Dampf im gasförmigen Zustand), Ozon, Sauerstoff und Kohlendioxid filtern bestimmte Wellenlängen der Sonnenstrahlung mehr oder weniger heraus. Dunkle Regenwolken können das sichtbare, auf die Erdoberfläche treffende Licht erheblich verringern, ebenfalls können Wolken in hohem Maße die Wärmestrahlung verringern, weshalb es bei Bewölkung kühler ist. Dicke und schwere Wolken filtern UVB-Strahlung vollständig und UVA-Strahlung zum größten Teil aus. Die Strahlungsintensität hängt aufgrund der elliptischen Umlaufbahn auch von der Entfernung der Erde zur Sonne ab. Daher schwankt die Solarkonstante außerhalb der Atmosphäre im Jahresverlauf zwischen 1,33 und 1,42 kW/m², Mittelwert 1,37 kW/m².

Die Wärmestrahlung der Sonne

Die infrarote Wärmestrahlung macht beinahe die Hälfte der gesamten Strahlungsenergie aus, die von der Sonne auf die Erdoberfläche trifft. Erdoberfläche, Gewässer und Luft werden aufgeheizt. Die Wärmestrahlung der Sonne wird besonders bei kühlem Wetter als angenehm empfunden, sie kann in der Hitze des Hochsommers aber auch zu viel werden.

Schutzwirkung der Infrarot-Strahlung A (780 – 1400 nm). Infrarot-Strahlung A kann Hautschäden infolge übermäßiger UV-Bestrahlung verhindern und somit die Toleranzschwelle für die kritische UV-Dosis erhöhen. Diese infrarote Wärmestrahlung dringt tief in die Haut ein und erreicht auch das Gewebe unter der Haut, sie erwärmt das Gewebe, ohne die Haut zu sehr aufzuheizen. Der Stoffwechsel in der Haut und im darunterliegenden Gewebe wird angeregt. Die Nährstoff- und Sauerstoffversorgung wird verbessert, der Sauerstoff-Partialdruck im Gewebe nimmt zu. Der durch die Wärmestrahlung angeregte Stoffwechsel führt zu erhöhtem Nachschub an Radikalfängern, sofern genügend über die Nahrung zugeführt worden sind. Dadurch wird das antioxidative Schutzsystem der Haut gestärkt, so daß die Haut eine höhere UV-Dosis erträgt, ohne Schaden zu nehmen. Denn bei UV-Bestrahlung werden Radikalfänger wie Karotin und Vitamin C in der Haut verbraucht. Durch die Wärmestrahlung werden außerdem temperaturabhängige immunologische Reaktionen stimuliert. Dadurch können Schäden im Gewebe der Haut wirksamer repariert werden. Infrarot-Strahlung A mit kurzer Wellenlänge (780 – 1000 nm) stimuliert die Hautzellen bereits bei sehr geringer Bestrahlungsintensität, also auch ohne Erwärmung.[7]

Schadwirkung übermäßiger Wärmestrahlung. So wichtig und wohltuend die Infrarot-Strahlung der Sonne ist, in Überdosis kann sie der Haut schaden, deren Alterung beschleunigen und langfristig möglicherweise sogar das Hautkrebsrisiko erhöhen. Das legen zumindest Tierversuche mit Mäusen und Meerschweinchen nahe.[8]

Übermäßige Wärmestrahlung erhöht die Empfindlichkeit der Haut gegenüber der UV-Bestrahlung. Die Toleranzschwelle sinkt. Deshalb ist es verkehrt, in der Sommerhitze lange Sonnenbäder zu nehmen. Maßvolle Sonnenbäder während der Mittagszeit genügen zur Anregung der Vitamin-D-Bildung: Je eine halbe Stunde von vorn und von hinten ist selbst bei gebräunter Haut ausreichend. Die Bestrahlung der Haut kann auch auf mehrere kurze Sonnenbäder verteilt werden. Die Verwendung von Sonnenschutzmitteln, nur um sich länger sonnen zu können, ist unsinnig. Damit kann zwar Sonnenbrand vermieden werden, zugleich wird jedoch auch die Vitamin-D-Bildung blockiert und die Haut durch eine hohe UVA- und Infrarot-Dosis aufgrund des verlängerten Sonnenbadens geschädigt. Die Hautalterung wird beschleunigt, ohne die gesundheitlichen Vorteile der UVB-Bestrahlung zu nutzen.

Die Haut kann bei extrem starker Wärmestrahlung sogar ohne UV-Strahlung verbrennen (*Hitzebrand*). Bei Hitze sinkt die Sonnenbrandschwelle. Sonnenbäder dürfen deshalb keine Hitzebäder sein. „Sonnenbäder sollten bei angenehmen Temperaturen erfolgen. Bei Hitze ist der Schatten vorzuziehen." (HERBERT SHELTON) Bei der Heliotherapie wird das Sonnenbad bei Schattentemperaturen unter 20 °C bevorzugt. Hitzebäder sollten vor allem bei Kranken unbedingt vermieden werden.

Hitzekollaps und Hitzschlag. Bei Hitze und hoher Luftfeuchtigkeit läuft der Schweiß in Strömen, verdunstet jedoch nur wenig, so daß sich die Verdunstungskühlung in Grenzen hält. Der Körper muß, um Überhitzung zu vermeiden, mehr Wärme abstrahlen, indem die Blutgefäße unter der Haut stark erweitert werden. Bei schwachem Kreislauf kann das Blut in diesen erweiterten Gefäßen gleichsam versacken, der Blutdruck fällt, so daß das Gehirn zu wenig Blut und damit zu wenig Sauerstoff erhält. Es folgt ein Hitzekollaps mit Schwindel, Übelkeit, Sehstörungen, Ohrensausen, Puls- und Atembeschleunigung. Die Haut wird rot, heiß und trocken. Ein Hitzschlag kann zu Bewußtlosigkeit und sogar zu Atemlähmung führen.

Besonders gefährdet sind dickleibige Menschen aufgrund ihres ungünstigen Verhältnisses von Hautfläche und Körpermasse; ferner herz- und kreislaufschwache Menschen mit niedrigem Blutdruck. Körperarbeit und Sport steigern die innere Überhitzung. Weitere Gründe sind Wassermangel, auch bedingt durch den Verzehr salzhaltiger Kost, die Verwendung fetthaltiger Sonnenschutzmittel, die das Schwitzen erschweren und bei reichlicher Verwendung sogar blockieren können. Ebenso können zu warme Kleidung und dunkle Stoffe die Überhitzung verstärken. Synthetische Stoffe erschweren dem Körper die Wärmeabstrahlung, so daß es schneller zum Hitzestau kommt.

Zur Vermeidung eines Hitzekollaps ist rechtzeitig Schatten aufzusuchen. Die Hitze- und Sonnentoleranz wird verbessert durch ausreichende Wasserzufuhr, den Verzehr saftiger Früchte, Verzicht auf Alkohol, Koffein, gesalzene Speisen und Drogen jeder Art.

Maßnahmen bei Hitzekollaps: Bei Hitzekollaps sofort den kühlen Schatten aufsuchen und hinlegen, die Beine leicht erhöht lagern, beengende Kleidung ablegen und die überhitzte Haut vorsichtig mit kaltem Wasser oder feuchten Tüchern kühlen. Langsam kaltes Wasser trinken. Aber Vorsicht: Die massive äußere Kühlung mit kaltem Wasser veranlaßt den Körper, die äußeren Blutgefäße zu verengen, was kurzfristig zu einer noch stärkeren inneren Überhitzung führen kann.

Maßnahmen bei Hitzschlag: Den Bewußtlosen sofort in den Schatten bringen, stabile Seitenlage, gegebenenfalls Beatmung, Kleider öffnen und schnellstmöglich die Wärme mit kaltem Wasser abführen (Waschen, Umschläge), dabei Kälteschock durch übermäßige Kaltwasseranwendung vermeiden. Wind zufächeln. Notarzt rufen.

Hitzekrämpfe können bei gestörtem Mineralhaushalt auftreten. Meist mangelt es dabei an den Mineralstoffen Kalium, Magnesium, Natrium und Kalzium. Besonders bei Hitze empfiehlt sich eine Ernährung mit saftigen Früchten sowie frischem Gemüse. Dabei werden dem Körper die benötigten Mineralstoffe mit reichlich Wasser zugeführt. Der Verzehr gesalzener Speisen beeinträchtigt hingegen die Ökonomie des Wasser- und Mineralstoffhaushaltes, wodurch bei Hitze und sportlicher Anstrengung Krämpfe und schnelle Erschöpfung begünstigt werden.

Sonnenstich. Extreme Wärmestrahlung auf den Kopf, besonders auf die nackte Kopfhaut ohne schützende Haare, kann zu einer Überhitzung der Hirnhaut führen. Einige Zeit später stellen sich Kopfschmerzen, Schwindel, Ohrensausen und Gleichgewichtsstörungen ein. Für Gegenmaßnahmen ist es jetzt zu spät. Bei Sonnenstich werden mehrere Tage Bettruhe gebraucht.

Der Selbstschutz der Haut durch Bräunung

Die Haut kann sich gut vor UVB-Strahlung schützen, weniger gut vor UVA_2-Strahlung (Wellenlänge 320 bis 340 nm), nicht vor UVA_1-Strahlung (Wellenlänge 340 bis 380 bzw. 400 nm) und auch nicht vor infraroter Wärmestrahlung (Wellenlänge über 780 nm). Der Aufbau dieses Selbstschutzes braucht Zeit und erfolgt über die Bräunung der Haut und die Verdickung der Hornhaut.

Die *Hautbräune* wird durch das Pigment Melanin bestimmt, von dem es zwei Arten gibt: das schwarzbraune Eumelanin und das gelb-rötliche Phaeomelanin. Eumelanin vermag UVB-Strahlung wirksam abzublocken, ohne unter der Bestrahlung zerstört zu werden. Es wirkt außerdem als Radikalfänger und macht freie Radikale unschädlich, die bei der UV-Bestrahlung in der Haut entstanden sind.[9] In schwarzer Haut ist Eumelanin dauerhaft eingelagert, wodurch Afrikaner wirksam vor Sonnenbrand geschützt sind. Eumelanin reflektiert sogar Wärmestrahlung, weshalb sich die Unterhaut von Schwarzen in der Tropensonne weniger erwärmt als die von hellhäutigen Personen. Das gelb-rötliche Phaeomelanin hingegen schützt kaum vor UV-Strahlung. Das Verhältnis von Eumelanin zu Phaeomelanin ist genetisch bedingt und bestimmt den Hauttyp. Die Melanozyten, die melaninbildenden Zellen in der Haut von rotblonden Menschen (Hauttyp 1) bilden relativ viel Phaeomelanin und wenig Eumelanin; deshalb ist ihre Haut sehr empfindlich gegenüber Sonnenbestrahlung.[10]

Die Pigmentierung der Haut erfolgt, indem UVA-Strahlung tief in die Basalzellschicht der Oberhaut (Epidermis) eindringt und die Melanozyten anregt, farbschwaches Melanin zu bilden (Sofortpigmentierung). Es dauert mehrere Tage, bis das

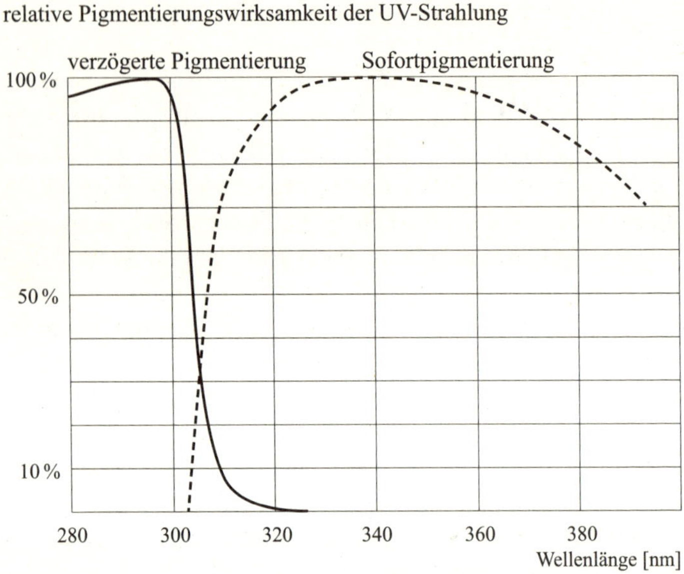

Die Wirkungsspektren für die Sofortpigmentierung (gestrichelt) und die verzögerte Pigmentierung (schwarze Linie). [11]

Das Wirkungsmaximum der verzögerten Pigmentierung liegt bei 297 nm, das der Sofortpigmentierung bei 340 nm. Die verzögerte Pigmentierung hält lange an und bietet einen guten Schutz vor Sonnenbrand, während die durch UVA-Strahlung bewirkte Sofortpigmentierung schnell wieder schwindet und nicht vor Sonnenbrand schützt.

Das Wirkungsspektrum zur Bildung von Vitamin D entspricht weitgehend dem der verzögerten Pigmentierung: Wirkungsmaximum bei einer Wellenlänge von 295 nm, bei 310 nm wird kaum noch Vitamin D gebildet, bei 320 nm praktisch nichts mehr. Deshalb ist UVB-Strahlung mit kurzer Wellenlänge (bis 305 nm) nicht durch langwellige UVB-Strahlung (305 bis 320 nm) zu ersetzen.

Melanin in die höher gelegenen Keratinozyten, die hornhautbildenden Zellen wandert, zunehmend oxidiert wird und unter UVB-Bestrahlung allmählich eine dunklere Farbe annimmt. Die tiefe Bräunung der Haut setzt somit verzögert ein. Dafür hält diese Bräune auch lange und schwindet nur allmählich. Das in der äußeren Hornhaut befindliche oxidierte Melanin bietet einen guten Schutz vor Sonnenbrand, nicht jedoch das farbschwache Melanin in den tieferen Hautschichten.

Bei hohem Sonnenstand enthält das Spektrum der Sonne UVA-Strahlung, welche die Sofortpigmentierung anregt, sowie UVB-Strahlung, die allmählich eine tiefe Bräunung bewirkt und einen guten Schutz vor Sonnenbrand bietet. Bei reiner UVA-Bestrahlung (niedriger Sonnenstand unter 45 °, Benutzung von UVA-Strahlern im Solarium, Verwendung von Sonnenschutzmitteln, die selektiv UVB-Strahlung abblocken, UVA-Strahlung jedoch passieren lassen) wird eine rasche Pigmentierung in Gang gesetzt, die jedoch auch schnell wieder schwindet und kaum vor Sonnenbrand schützt. Dadurch kann sich die Haut nicht an die Sonne anpassen.

Das Wirkungsmaximum der bräunenden UVB-Strahlung liegt bei einer Wellenlänge von 297 nm, also dort, wo am stärksten die Bildung von Vitamin D angeregt wird. Bei einer Wellenlänge von 310 nm beträgt der Bräunungseffekt weniger als 10 Prozent und bei 320 nm weniger als 1 Prozent. Der Abfall der Bräunungseffektivität mit zunehmender Wellenlänge verläuft weitgehend konform mit der Abnahme der Effektivität bei der Vitamin-D-Bildung. Deshalb ist es so wichtig, möglichst mittags bei hohem Sonnenstand ein maßvolles Sonnenbad zu nehmen.

Um eine anhaltende und tiefe Bräunung zu bewirken, einen guten Selbstschutz der Haut aufzubauen und zugleich die

Haut zur Vitamin-D-Bildung anzuregen, bedarf es also der UVB-Strahlung. Die Bräunung läßt sich nicht durch langes Sonnenbaden beschleunigen. Sie braucht Zeit. Am besten ist es, vom Frühjahr an jede Gelegenheit, möglichst zur Mittagszeit, zu einem wohldosierten Sonnenbad zu nutzen. Auf die Wiederholung an jedem Sonnentag kommt es an, um die Vitamin-D-Bildung zu maximieren und allmählich einen guten Schutz vor Sonnenbrand aufzubauen. Die Hautbräunung sollte jedoch nicht zum Selbstzweck werden, sonst neigt man leicht dazu, das Sonnenbad zu sehr auszudehnen und damit der Haut durch eine Überdosis UV-Strahlung zu schaden.

Die maximale Bräune der Haut ist genetisch bestimmt und richtet sich nach der Zahl der Melanozyten und ihrer Fähigkeit, Eumelanin zu bilden. Es erfordert mindestens drei bis vier Wochen täglichen Sonnenbadens, um die volle Bräune zu erreichen. Besser für die Haut ist es jedoch, sich dafür sechs bis acht Wochen Zeit zu lassen und bereits mit der sanften Frühjahrssonne zu beginnen. Personen, deren Haut in der Sonne nicht bräunt, sondern nur verbrennt, gelingt die Bräunung bei karotinreicher Ernährung mit vielen roten, gelben und orangefarbenen Früchten und Gemüse, vor allem mit dem reichlichen Verzehr von Grünblattsalaten.

Die Verdickung der Hornhaut

Neben der Pigmentierung schützt sich die Haut durch die allmähliche Verdickung der Hornhaut, die bei regelmäßiger Besonnung bis auf die zwanzigfache Dicke anwachsen kann. Dies entspricht einem Lichtschutzfaktor von etwa 4. Hinzu kommt aufgrund tiefer Bräunung der Haut ein Schutzfaktor von 10. Zusammen ergibt das einen Lichtschutzfaktor von 40, denn beide Schutzmechanismen verstärken sich multiplikativ.[12]

Bei älteren Menschen, die sich dauernd in geschlossenen Räumen aufhalten, kann die Dicke der Haut auf weniger als die Hälfte schwinden und geradezu pergamentartig werden. Die Haut wird aufgrund der Sonnenabstinenz sehr sonnenempfindlich. Selbst ein sonnenentwöhnter Afrikaner, der ein Jahr im Norden Europas gelebt hat und aus dem europäischen Winter nach Afrika zurückkehrt, kann in der Tropensonne trotz schwarzer Haut einen Sonnenbrand erleiden, einfach weil seine Hornhaut so dünn geworden ist.[13]

Neben der Bräunung und Verdickung der Hornhaut wird die Haut auch durch Urocaninsäure im Schweiß geschützt, die UVB-Strahlung bis 300 nm absorbiert. Bei sonnengewöhnten Menschen findet sich eine höhere Konzentration an Urocaninsäure, bei Afrikanern eine dreifach erhöhte Konzentration gegenüber Europäern.[14]

Hautschutz durch richtige Ernährung

Die Widerstandsfähigkeit der Haut gegenüber UV-Strahlung wird maßgeblich auch durch die Ernährung beeinflußt. Da die Besonnung der Haut zur Bildung von freien Radikalen und damit zu oxidativem Streß führt, sind reichlich Radikalfänger (Antioxidantien) über Obst und Gemüse zuzuführen.

Karotin und Karotinoide sind wirksame Radikalfänger, die unter anderem in der Haut angereichert und gespeichert werden, und deshalb einen guten hauteigenen Sonnenschutz versprechen.

Karotin schützt nicht direkt vor UV-Strahlung wie Melanin, kompensiert als Radikalfänger jedoch die Strahlenwirkung und stärkt die Reparaturmechanismen der Haut, wodurch die Hautzellen besser vor Strahlenschäden geschützt sind.

Allein mit karotinreicher Ernährung erreichen Personen mit sonnenempfindlicher Haut (Typ 1) einen Lichtschutzfaktor von 5 bis 10. Eine reichliche Karotinzufuhr von 50 mg täglich dürfte mindestens einen zusätzlichen UV-Schutz von Faktor 2 gewähren. Wird bei karotinreicher Ernährung ein Lichtschutzfaktor von 2 angenommen, so folgt bei gebräunter Haut (Faktor 10) und dicker Hornhaut (Faktor 4) ein Lichtschutzfaktor von insgesamt 80 (2 x 10 x 4).

In klinischen Experimenten mit 120 mg Beta-Karotin täglich wurde festgestellt, daß sonnenempfindliche Personen, die zuvor lediglich Sonnenbäder von 10 bis 30 Minuten Dauer vertrugen, daraufhin in der Lage waren, sich den ganzen Tag lang problemlos der Sonne auszusetzen. Allerdings gab es dabei erhebliche individuelle Unterschiede.[15]

Karotin sollte bei intensiver Sonnenbestrahlung reichlich zugeführt werden, am besten schon einige Wochen vor der ersten Bestrahlung, damit es in der Haut angereichert werden kann. Auf die tägliche Karotinzufuhr kommt es an![16] Bei langer und wiederholter Sonnenbestrahlung kann der Karotin-Spiegel im Blut stark abfallen, ein Zeichen dafür, daß viel Karotin aufgrund von oxidativem Streß verbraucht wurde. Es muß mit Obst und Gemüse wieder zugeführt werden.

Karotin ist reichlich in dunkelgrünen Blättern und Gemüse enthalten, in orangefarbenen Früchten wie Mangos, Aprikosen, Papayas, Hagebutten, Kantelupe-Melonen, Kaki, Kürbis. Ein Liter Möhrensaft enthält etwa 80 bis 110 mg Karotin. Bei Frischkost können täglich durchaus 50 bis 300 mg Karotin aufgenommen werden – ein wirksamer Sonnenschutz, auf den wir nicht verzichten sollten. Das Karotin reifer Früchte wird gut verwertet. Der Karotingehalt kann stark schwanken; je tiefer die Orangefärbung, desto mehr Karotin ist enthalten. Urwüchsige Bananen mit orangefarbenem Fruchtfleisch können 25mal mehr Karotin enthalten als die hochgezüchteten Sorten, die hierzulande verkauft werden. Bei dunkelgrünen Salatblättern, Kräutern und Grünblattgemüse wird das Orange des Karotins durch das grüne Chlorophyll überdeckt.

Frei von Karotin sind Grundnahrungsmittel wie Weizen, Roggen, Hafer, Dinkel, Gerste, Hirse, Reis. Im Buchweizen sind nur Spuren vorhanden. Lediglich Mais enthält etwas Karotin, er weist immerhin eine achtfach höhere Karotindichte auf als der genmanipulierte *Golden Rice*, dessen Verzehr zur besseren Karotinversorgung angepriesen wird. Papayas, Melonen, Mangos und Möhren haben eine 100 bis 200fach, Grünblattsalate und Gemüse sogar eine bis zu 900fach höhere Karotindichte als der *Golden Rice*.

Neben Getreide sind auch Fabrikzucker, Fette und Öle frei von Karotin, ebenso Fleisch und Wurst. In Milch und Molkereierzeugnissen ist der Karotingehalt gering und vom Futter der Milchkühe abhängig. Auch Kartoffeln enthalten nur Spuren an Karotin.[17]

Ähnlich wie *Alpha-, Beta- und Gamma-Karotin* erhöhen viele *Karotinoide* die Widerstandsfähigkeit der Haut und schützen sie vor UV-Strahlung. *Lutein* und *Zeaxanthin* kommen in Brennesseln vor, in Spinat, Salatblättern, Grünkohl, Broccoli, Zuckererbsen, Zuckermais, Algen, Petersilie, Kürbis, Gemüsepaprika, Tomaten. Insgesamt gibt es einige hundert Karotinoide (Tabelle im Anhang).

Lykopin ist besonders reichlich in Tomaten enthalten, aber auch in Wassermelonen, roten Grapefrüchten, Aprikosen, Guaven, Hagebutten, Möhren, rotem Paprika, Grünblattsalaten und Kräutern. Lykopin gilt als äußerst wirksam und ist einer der effektivsten Radikalfänger überhaupt, vergleichbar mit einem inneren Sonnenschirm. Lykopin werden als Radikalfänger krebsverhütende Eigenschaften zugeschrieben.

Eine Untersuchung in Kalifornien ergab, daß Biotomaten dreimal soviel Lykopin enthielten wie konventionell angebaute Tomaten. Der Lykopingehalt nimmt mit der Reife zu und ist abhängig von der Sorte. Isoliertes Lykopin in Präparaten hatte keine Wirkung im Gegensatz zum Lykopin in Tomaten und anderen roten Früchten.

Versuchspersonen haben täglich 40 Gramm Tomatenmark verzehrt. Ihre Haut hatte nach zehn Wochen einen zusätzlichen Sonnenschutz um Faktor 2 bis 3 aufgebaut im Vergleich zu den Angehörigen der Kontrollgruppe. Die Haut konnte also doppelt bis dreimal so lange der UV-Strahlung ausgesetzt werden, bis die Sonnenbrandschwelle erreicht war. Der Lykopingehalt in 40 Gramm Tomatenmark entspricht dem in 200 bis 300 Gramm Tomaten, 350 Gramm Wassermelone oder einem Kilogramm roter Grapefrucht (Tabelle im Anhang).[18]

Chlorophyll in dunkelgrünen Salatblättern, Kräutern und Grünblattgemüse wirkt ebenfalls als Radikalfänger und verspricht Schutz bei starker Sonnenstrahlung und einer hohen UV-Dosis.

Anthocyane sind sehr wirksame Radikalfänger. Sie kommen in dunkelfarbigen Früchten vor, in schwarzen Johannisbeeren, Heidelbeeren, Blutorangen, dunklen Weinbeeren, Pflaumen, Zwetschgen, Reineclauden, Brombeeren, dunklen Kirschen und schwarzen Maulbeeren. Das gleiche gilt für *Betacyane* in roten Rüben.

Ebenso wie Karotin können auch die *Vitamine C und E* als Radikalfänger die Schadwirkung der UV-Bestrahlung vermindern. 2 Gramm Vitamin C und 1000 IE d-α-Tocopherol (Vitamin E) über acht Tage brachten im Experiment eine Erhöhung der Sonnenbrandschwelle um Faktor 1,4.[19] Allerdings sind Tocopherole als Radikalfänger weniger wirksam als Beta-Karotin.[20] – Vitamin C ist nur in Obst und Gemüse enthalten und wird bei weitgehender Frischkost-Ernährung in den benötigten Mengen zugeführt. Auch hinsichtlich der Zufuhr von Vitamin E sind Obst und Gemüse die beste Wahl (siehe Anhang B).

Zusammenfassung: Der weitgehende Verzehr von reifen Früchten und frischem Gemüse gewährt der Haut zusätzlichen Schutz vor UV-Strahlung und erhöht die Sonnenbrandschwelle um Faktor 3 bis 4. Die möglichen Lichtschutzfaktoren multiplizieren sich auf über hundert: Hautbräunung (Faktor 10), Verdickung der Hornhaut (Faktor 4), Karotin und Karotinoide (mindestens Faktor 2 bei weitgehender Frischkost-Ernährung), Vitamin C und E (Faktor 1,4 bei überwiegendem Obst- und Gemüseverzehr), zuzüglich all der anderen Radikalfänger, etwa Polyphenole in vielen Obst- und Gemüsesorten.

Der Hauttyp bestimmt die Empfindlichkeit gegenüber der Besonnung

Die genetisch bestimmte Grundpigmentierung sowie die Anzahl der melaninbildenden Zellen der Haut entscheidet über ihre Empfindlichkeit bei Besonnung, über die Sonnenbrandgefahr sowie über die mögliche Bräunung. Folgende Hauttypen werden unterschieden, die Übergänge sind fließend:

1. Keltischer Hauttyp. 2 Prozent der Europäer und 5 Prozent der Deutschen. Blaue oder grüne Augen, rötliche Haare, weiße, elfenbeinfarbene Haut. Kaum Bräunung möglich, sehr hohe Sonnenbrandgefahr. Bei wiederholtem Sonnenbrand starke Neigung zur Bildung von Sommersprossen. Mit Obst- und Gemüsekost kann die Sonnentoleranz beträchtlich verbessert werden.

2. Germanischer, hellhäutiger Hauttyp. 12 Prozent der Europäer und 33 Prozent der Deutschen. Blaue, grüne und graue Augen. Blonde bis bräunliche Haare. Helle Haut, aber dunkler als beim keltischen Typ. Selten Sommersprossen. Mäßige Bräunung möglich, aber hohe Sonnenbrandgefahr der ungebräunten Haut. Frischkost-Ernährung und allmähliche Gewöhnung an die Sonne verbessern die Sonnentoleranz.

3. Dunkelhäutiger Europäer. 78 Prozent der Europäer und 60 Prozent der Deutschen. Braune Haare, dunkle Augen. Helle bis hellbraune Haut, keine Sommersprossen. Gute Bräunung möglich, mäßige Sonnenbrandgefahr.

4. Mediterraner Typ. 8 Prozent der Europäer. Haut braun bis bronzefarben. Dunkelbraune bis schwarze Haare. Dunkle Augen. Schnelle und tiefe Bräunung, geringe Sonnenbrandgefahr.

5. Lateinamerikanischer und orientalischer Hauttyp. Inder, Indianer, Araber, Perser, Singhalesen, Thais, Vietnamesen, Kambodschaner usw. Tiefbraune Haut. Schwarze Haare, dunkle Augen. Praktisch keine Sonnenbrandgefahr, sehr schnelle und tiefe Bräunung, wenn die entwöhnte Haut der Sonne ausgesetzt wird.

6. Schwarzer Hauttyp. Afrikaner, Ureinwohner Australiens und der Inseln im Pazifik, Tamilen in Indien sowie schwarzhäutige Völker in Süd- und Südostasien. Selbst bei ständiger

Sonnenbestrahlung kein Sonnenbrand. Die Pigmentschicht reicht bis in die Hornhaut, so daß die Sonnenstrahlung wirksam abgeblockt wird, bevor sie tiefere Hautschichten erreicht.

Bei UV-empfindlichen Hauttypen gibt es Partien, die besonders durch Sonnenbrand gefährdet sind: die Innenseiten der Arme und Beine sowie Hautstellen mit verringerter oder fehlender Pigmentierung. Bauch und Rücken röten schneller als das Gesicht, da im Gesicht die Dichte der melaninbildenden Zellen etwa zwei- bis dreimal so hoch ist wie auf dem Bauch. Lippen verfügen kaum über Selbstschutz, weswegen sie bei intensiver Bestrahlung geschützt werden sollten. Der vorstehende Nasenrücken ist höherer Bestrahlung ausgesetzt und die Nasenhaut stärker durch Sonnenbrand gefährdet.

Der Hauttyp kann sich im Laufe der Zeit, von Generation zu Generation geringfügig verändern: In den Tropen wird die Haut dunkler, um besser vor der Sonne zu schützen, und in den sonnenarmen Ländern des Nordens zunehmend heller, um besser Vitamin D bilden zu können. Würde heute eine Gruppe von Weißen nach Afrika auswandern und sich nur untereinander fortpflanzen, so würde es zehntausend Jahre dauern, bis die Nachfahren wieder eine schwarze Haut hätten.[21] Übrigens stammen wir alle von schwarzhäutigen Urmenschen in Ostafrika ab. Unsere helle Haut ist das Ergebnis einer über Zehntausende von Jahren währenden Anpassung an die Notwendigkeit, mit wenig UVB-Bestrahlung viel Vitamin D bilden zu können.

Schädigung der Haut durch übermäßige UV-Bestrahlung

Die Haut kann durch übermäßige UV-Bestrahlung geschädigt werden, durch eine einmalige Überdosis UVB-Strahlung (Sonnenbrand) oder aufgrund wiederholter intensiver UV-Bestrahlung über einen längeren Zeitraum (beschleunigte Hautalterung, Bildung von Runzeln, Falten, Altersflecken, Sommersprossen, Beeinträchtigung des Feuchtigkeitshaushaltes der Haut, Pigmentierungsstörungen, Hautkrebs).

Sonnenbrand. UVB-Bestrahlung erzeugt massenweise freie Radikale, die, sobald das antioxidative Schutzsystem der Haut erschöpft ist, die Zellen der Hornhaut schwer schädigen und zur Verbrennung und Entzündung der Haut führen. Im Laufe der nächsten Tage heilt die verbrannte Haut wieder ab. Wiederholter Sonnenbrand kann jedoch auch zu bleibenden Schäden führen, zu Pigmentierungsstörungen und dunklen Flecken (Ansammlung von Molekülabfällen infolge übermäßigen oxidativen Stresses). Auch das Hautkrebsrisiko erhöht sich. – Die Haut vergißt keinen Sonnenbrand!

Die Sonnenbrandschwelle wird bestimmt durch UVB- und Infrarot-Bestrahlungsdosis, durch Hauttyp, Selbstschutz der Haut (Bräunung, Verdickung der Hornhaut) sowie durch die Konzentration an Radikalfängern, welche durch Ernährung und Lebensweise bestimmt ist.[22]

Besonders sonnenempfindlich ist die vom Baden aufgeweichte Haut. Ein Sonnenbrand kann sich im Wasser drei- bis viermal so schnell entwickeln. Auch kühlender Wind führt leicht dazu, die UV-Strahlung zu unterschätzen. Außerdem trocknet bei Wind die Haut schneller aus, wodurch ihre Widerstandsfähigkeit gegenüber der Sonnenstrahlung gemindert wird. Seeleute sprechen deshalb vom Windbrand, einem Sonnenbrand, der durch Hautaustrocknung begünstigt wird.

Als Sonnenbrandschwelle ist jene Bestrahlungsdosis definiert, bei der einige Stunden nach der Besonnung eine leichte Hautrötung festzustellen ist. Diese Schwellendosis sollte nicht erreicht und erst recht nicht überschritten werden. Um die Haut nicht zu schädigen, ist sie höchstens der Hälfte dieser Schwellendosis auszusetzen.

Schädigung und beschleunigte Alterung der Haut. Diese zeigt sich in der Bildung von Runzeln und Falten, von Flecken und Pigmentierungsstörungen sowie in der Beeinträchtigung des Feuchtigkeitshaushaltes, wodurch die Haut schneller austrocknet. Der Beitrag der UV-Strahlung zur Hautalterung ist abzulesen durch den Vergleich von oft besonnten Hautpartien (Gesicht, Handrücken, Unterarm) mit selten der Sonne ausgesetzten Hautflächen.

Übermäßige UVA- und UVB-Strahlung kann die Haut bleibend schädigen. UVB-Strahlung führt zur vermehrten Bildung freier Radikale und damit zu oxidativem Streß. Dies begünstigt wiederum die Denaturierung von organischen Makromolekülen, die sich im Gewebe der Haut ansammeln und sich schließlich als Flecken zeigen. Diese werden fälschlicherweise Altersflecken genannt. Da sie jedoch auf übermäßige UV-Bestrahlung zurückzuführen sind, wäre die Bezeichnung UV-Schadensfleck treffender. Die vermeintlichen Altersflecken können jedoch auch ohne Mitwirkung der Sonne entstehen, wenn es nämlich der Nahrung an Radikalfängern mangelt. Die Bildung solcher unschöner Flecken läßt sich durch die reichliche Zufuhr von Radikalfängern über Obst und Gemüse vermeiden sowie durch Verzicht auf übermäßige Besonnung der Haut.

Mit der Alterung der Haut wird die Oberhaut zunehmend dünner und die regelmäßige Anordnung der Hornzellen geht verloren. Dadurch verringert sich der Schutz vor UVB-Strahlung und die kritische Schwellendosis wird bereits bei einer geringeren Dosis erreicht. Deshalb ist die Haut im Alter empfindlicher als in der Jugend und nimmt eher Schaden. Um das zu vermeiden, muß die Haut mit Radikalfängern wie Karotin, Vitamin C und E gesättigt werden: Je höher der Anteil von Obst und Gemüse in der Ernährung, desto wirksamer ist das antioxidative Schutzsystem der Haut.

Bei sonnenempfindlicher Haut (Typ 1 und 2) besteht eine erhöhte Neigung zur Bildung von Sommersprossen bei übermäßiger UVB-Bestrahlung. Das sind lokale Pigmentablagerungen, die sich im Laufe der Zeit allmählich wieder verlieren können.

Die Haut kann auch durch zu viel UVA-Strahlung Schaden nehmen. Das geschieht anfangs unmerklich. UVA-Strahlung mit größerer Wellenlänge dringt tief in die Haut ein und kann bei entsprechender Dosis tiefliegende Hautzellen schädigen, Kollagen- und Elastinfasern zerstören, wodurch das Bindegewebe der Haut altert (Elastose).[23] Die Haut verliert allmählich ihre Elastizität, sie wird schlaff und faltig. Auch die Talgdrüsen werden bei übermäßiger UVA-Strahlung im Laufe des Lebens zunehmend geschädigt, die Haut verliert ihre Fähigkeit, sich selbst mit Fett zu versorgen. Sie neigt zunehmend zum Austrocknen und macht Hautpflege erforderlich.

Um übermäßige UVA-Bestrahlung zu vermeiden, die für die Vitamin-D-Bildung erforderliche UVB-Strahlung jedoch voll nutzen zu können, sollten Sonnenbäder bei möglichst hohem Sonnenstand, also in der Mittagszeit genommen werden. Nur bei einem Sonnenstand von über 45 ° kann die Haut nennenswerte Mengen an Vitamin D bilden. Bei tiefstehender Sonne wird die UVB-Strahlung ausgefiltert.

Bei der Verwendung von Sonnenschutzmitteln wird die UVB-Strahlung nahezu vollständig ausgefiltert, während die UVA-Strahlung bei vielen Präparaten weitaus weniger gemindert wird. Schließlich soll die UVA-bedingte Sofortpigmentierung der Haut nicht beeinträchtigt werden. Die Blockierung der UVB-Strahlung erlaubt es, Sonnenbrand zu vermeiden und die Haut länger der Sonne auszusetzen. Doch dadurch erhöht sich die UVA-Dosis und die Haut wird entsprechend der Überdosis geschädigt, was sich langfristig in beschleunigter Hautalterung bemerkbar macht. – Es gibt also nur einen wirklichen Sonnenschutz: Den rechtzeitigen Rückzug in den Schatten oder die Bedeckung der Haut durch Kleidung. Wenn der Sonne nicht ausgewichen werden kann, etwa bei Rad- oder Bergtouren, ist die Verwendung eines Sonnenschutzmittels mit UVB- und UVA-Blocker zu empfehlen.

Ein ähnliches Problem besteht bei der Benutzung von UV-Strahlern in Solarien, die fast ausschließlich UVA- und kaum UVB-Strahlung emittieren. Die UVB-Strahlungsintensität sollte möglichst so hoch sein wie die der im Zenit stehenden Tropensonne, um wirksam die Vitamin-D-Bildung anzuregen, ohne die Hautalterung durch eine zu hohe UVA-Dosis zu beschleunigen.

Afrikaner sind mit ihrer schwarzen Haut zwar gut vor UVB Strahlung und damit vor Sonnenbrand geschützt, weniger jedoch vor der tief in die Haut eindringenden UVA Strahlung größerer Wellenlänge. Auch ihre Haut nimmt entsprechend der UVA-Dosis allmählich Schaden. Deshalb haben Afrikaner, die viel Zeit in der heißen Tropensonne verbringen, bereits im mittleren Alter eine tief zerfurchte Haut.

Die Grundsätze richtigen Sonnenbadens

Folgende Grundsätze sind beim Sonnenbaden zu beachten, um akute oder chronische Hautschäden zu vermeiden (Sonnenbrand und beschleunigte Hautalterung), zugleich jedoch die gesundheitlichen Vorteile der Sonnenstrahlung, etwa die Bildung von Vitamin D, voll nutzen zu können:

- *Begrenzung der maximalen UV-Tagesdosis.* Die Haut sollte höchstens der halben Sonnenbranddosis (Sonnenbrandschwelle) ausgesetzt werden. Darüber hinaus drohen unmerkliche Hautschäden, die sich im Laufe des Lebens summieren und im mittleren Lebensalter zunehmend zu Tage treten. Jeder Sonnenbrand führt zu Hautschäden.
- *Die Sonnenstrahlung auf möglichst viele Tage im Jahr verteilen.* Es ist weniger die UV-Dosis in ihrer Summe, welche die Haut altern läßt, sondern es ist die übermäßige Bestrahlung an einzelnen Tagen. Langes Sonnenbaden bringt keinen Gewinn für die Bildung von Vitamin D, die Häufigkeit entscheidet (Kapitel 7). Es ist jede Gelegenheit zum maßvollen Sonnenbad zu nutzen, um die Vitamin-D-Bildung zu maximieren und dabei die Haut zu schonen. Viele Menschen machen es jedoch umgekehrt: Sie leben den größten Teil des Jahres unter Sonnenmangel, zumeist in geschlossenen Räumen, und im Urlaub verbringen sie ganze Tage am Strand.
- Zur Bildung von Vitamin D ist ein *Sonnenstand von mindestens 45 °* erforderlich. Deshalb ist die Mittagszeit für das Sonnenbad zu bevorzugen. Je höher der UVB-Anteil in Relation zu UVA, desto stärker wird die Bildung von Vitamin D angeregt und desto weniger wird die Haut durch tiefeindringende UVA-Strahlung belastet.

- *Allmähliche Anpassung.* Die Haut wird am besten mit der milden Frühjahrssonne an die stärkere UV-Strahlung des Sommers angepaßt (tiefe Bräunung der Haut, Verdickung der Hornhaut). Dafür sollte man sich mindestens sechs bis acht Wochen Zeit lassen.
- *Ganzkörperbestrahlung bevorzugen.* Verteilung der Sonnenstrahlung auf eine möglichst große Hautfläche.
- *Gesicht und Kopf vor übermäßiger Strahlung schützen.* Das Gesicht ist unsere Visitenkarte und eine vorzeitig gealterte Gesichtshaut fällt sofort ins Auge. Es wird bei jedem Aufenthalt im Freien zwangsläufig der Strahlung ausgesetzt, so daß das Gesicht bei intensiver Strahlung nicht auch noch extra besonnt werden sollte.
- *Hitzebäder vermeiden.* Intensive Wärmestrahlung verstärkt die Schadwirkung übermäßiger UV-Strahlung.
- *Die Warnsignale der Haut beachten.* Bei intensiver UVB-Strahlung macht sich ein Brennen auf der Haut bemerkbar, höchste Zeit, den Schatten aufzusuchen. Sonnenschutzmittel mit UVB-Blocker schalten diesen Warnmechanismus aus, wodurch übermäßig lange Sonnenbäder ermöglicht werden. Außerdem verfügt die Haut über Wärmerezeptoren, die vor Überhitzung warnen. Wenn es in der Sonne zu heiß wird, so sollte man sich in den Schatten zurückziehen.
- *Vorsicht Strand!* Strände gehören, was die UV-Intensität betrifft, zu den gefährlichsten Orten: Die starke Reflexion durch den hellen Sand und der kühlende Wind vom Meer verführen dazu, die UV-Dosis zu unterschätzen. Vorsicht auch im verschneiten Hochgebirge sowie zu Beginn eines Tropenurlaubs, wenn die vom Winter sonnenentwöhnte Haut plötzlich extremer UV-Bestrahlung der Äquatorsonne ausgesetzt wird, womöglich noch am Strand.

- *Den wahren Sonnenschutz bietet nur der Schatten.* Brennt die Sonne auf der Haut, so darf der Schutz nicht in vermeintlichen Sonnenschutzmitteln gesucht werden, sondern allein im Schatten bzw. der Bedeckung der Haut mittels leichter Kleidung.
- *Keine Sonnenschutzmittel beim Sonnenbaden.* Dadurch wird die Bildung von Vitamin D blockiert. Außerdem verführt der Gebrauch von Sonnencreme dazu, die Haut länger der Sonne auszusetzen, als gut für sie ist. Die Dosis der UVA- und Wärmestrahlung wird um ein Vielfaches erhöht, wodurch langfristig die Hautalterung beschleunigt wird. Sonnenschutzmittel sind nur dann sinnvoll, wenn die Haut notgedrungen starker Sonne ausgesetzt werden muß, etwa bei Rad- und Bergtouren, beim Segeln und Paddeln, oder bei langer Arbeit im Freien. Die Sonnenschutzmittel sollten UVB- und UVA-Strahlung gleichermaßen abblocken und keine toxischen Inhaltsstoffe enthalten.
- *Frischkost-Ernährung mit viel Obst und Gemüse* ist gleichsam eine Art innerer Sonnenschirm: Die Haut kann eine drei- bis vierfach höhere UV-Bestrahlung tolerieren, ohne Schaden zu nehmen. Aber auch die beste Ernährung schützt nicht vor den Folgen übermäßigen Sonnenbadens, lediglich wird dadurch die Toleranzschwelle heraufgesetzt.
- *Keine Kosmetik vor oder während des Sonnenbades.* Denn Inhaltsstoffe können sich bei UV-Strahlung zu toxischen Substanzen zersetzen und die Haut schädigen. Hautpflege ist nach dem Sonnenbad durchzuführen.

Werden all die genannten Grundsätze beachtet, so können die gesundheitlichen Vorteile des Sonnenbadens voll genutzt werden, ohne der Haut zu schaden. Die Sonne wird dabei sogar zur Kosmetik, denn die gebräunte Haut verschönert das Antlitz und vermittelt ein gesundes Aussehen. HERBERT SHELTON schreibt: „Sonnenbäder und Luftbäder machen die Haut widerstandsfähig gegenüber Infektionen, gegenüber Kälte und Hitze. Beim allmählichen Bräunen wird die Haut zart und weich und fühlt sich fast wie Seide an. Die Haut glättet und strafft sich, sogar kleine Falten verschwinden. Sonnenlicht ist die beste Kosmetik. Schönheit ist das Ergebnis wohldosierten Sonnenbadens.“ [24]

MICHAEL HOLICK stellt fest: „In unserer vom Jugendwahn beherrschten Gesellschaft sorgen sich viele Menschen über Falten. Das wird von der Antisonnenlobby begierig aufgegriffen. Es stimmt, daß übermäßige UV-Bestrahlung die Hautalterung beschleunigt. Man kann sich jedoch regelmäßig sonnen und trotzdem die Hautalterung minimieren.“ [25] Auf die Sonne können wir nicht verzichten: „Für die Erhaltung der Gesundheit ist es erforderlich, den ganzen Körper möglichst oft der Sonne auszusetzen.“ (OTTO CARQUE) [26]

Da die Hautalterung durch freie Radikale bewirkt wird, ist die Zufuhr von Radikalfängern wie Karotin und Karotinoiden, von Vitamin C und E über Obst und Gemüse zu steigern, damit auch bei einem längeren Sonnenbad freie Radikale sofort bei ihrer Entstehung neutralisiert werden und keinen Schaden anrichten können. Werden neunzig Prozent des Kalorienbedarfs über Obst und Gemüse gedeckt, entsteht ein wirksamer antioxidativer Schutz der Haut, so daß man sich bei maßvollen Sonnenbädern keine Sorgen um die Hautalterung machen muß. In diesem Sinne schreibt der amerikanische Arzt ZANE KIME: „Wenn das Gewebe der Haut mit den notwendigen Vitaminen gesättigt ist, altert die Haut durch die Sonne nicht, sie wird schöner.“ [27]

Wer sich regelmäßig sonnt, ohne es zu übertreiben, und

sich von Jugend an reichlich von Obst und Gemüse ernährt, wird im Alter besser und jünger aussehen als andere mit gutbürgerlicher Kost, egal ob diese nun die Sonne meiden oder nicht. Die Kunst alt zu werden und dabei jung zu bleiben, gründet sich auf eine Ernährung mit überwiegend Obst und Gemüse.

Wichtig ist es ferner, unnötigen oxidativen Streß zu vermeiden, etwa durch Tabakrauch, Umweltgifte oder das Eincremen der Haut mit Sonnenschutzmitteln, die toxische Inhaltsstoffe enthalten (siehe Kapitel 17). Sonnenschutzmittel verleiten einerseits zu längerem Sonnenbaden, wodurch sich die Dosis der hautschädigenden UVA-Strahlung erhöht. Andererseits erhöhen Sonnenschutzmittel den oxidativen Streß aufgrund ihrer toxischen Lichtschutzfilter. Außerdem entstehen bei UV-Bestrahlung toxische Zersetzungsprodukte, die als freie Radikale Hautschäden fördern. Diese Schadwirkung darf nicht der Sonne angelastet werden.

Überdies helfen regelmäßige Sonnenbäder dabei, eine gesunde Haut zu erhalten. Viele Hautkrankheiten können allein mit Hilfe der Sonne überwunden werden. Bei Besonnung wird der Stoffwechsel in der Haut angeregt, werden Stoffwechselgifte und Umweltgifte besser aus der Haut ausgeschieden. Die Sauerstoff- und Nährstoffversorgung der Haut wird verbessert, der Sauerstoff-Partialdruck im Hautgewebe erhöht sich, ebenso die Konzentration an Vitamin D.

Die beständige Entgiftung des Bindegewebes ist von großer Bedeutung, um die Hautalterung zu verlangsamen. Denn bei Überlastung mit Stoffwechselgiften entstehen unzählige kleine Entzündungsherde, für das bloße Auge unsichtbar, die wie Schwelbrände das Bindegewebe langsam schädigen und zunehmend zerstören, vor allem dann, wenn es aufgrund fehlerhafter Ernährung an Radikalfängern mangelt. Die Spannkraft der Haut läßt nach, es entstehen Runzeln und Falten, später auch tiefe Furchen.[28] Derartige Entzündungsherde können mit Obst- und Gemüsekost, mit fettarmer Ernährung sowie mit regelmäßigem und maßvollem Sonnenbaden vermieden werden. Auch in dieser kosmetischen Hinsicht ist es ein Fehler, die Sonne zu meiden.

Regelmäßige Sonnenbäder vermitteln ein gesundes und attraktives Aussehen. Auch die Erhaltung schöner Haare erfordert Sonnenlicht. HERBERT SHELTON schreibt: „Sonnenlicht stimuliert das Haarwachstum." Und EDGAR CAYCE ergänzt: „Tragen wir keine Hüte und keine Mützen. Lassen wir soviel Sonnenlicht auf unser Haupt fallen wie möglich." [29] Tierversuche zeigen, daß Sonnenlicht für die Erhaltung eines schönen und seidig glänzenden Felles notwendig ist. Bei naturwidrigem Licht von Leuchtstoffröhren verliert das Fell seinen Glanz und die Haare können je nach Störung des Hormonhaushaltes büschelweise ausfallen. Mäuse, sechs Monate lang für zwölf Stunden täglich dem Licht von rosafarbenen Leuchtstoffröhren ausgesetzt, verloren fast gänzlich ihr Fell.[30]

Die richtige Pflege trockener Haut

Die Hautalterung geht mit einer abnehmenden Aktivität der Talgdrüsen einher, wodurch die Haut nur noch unzureichend von innen gefettet wird und allmählich ihre Fähigkeit verliert, Feuchtigkeit zu halten. Die Haut trocknet aus. Das macht Hautpflege mit guter Kosmetik erforderlich, die allerdings erst nach dem Sonnenbad aufgetragen werden sollte. Ansonsten besteht die Gefahr, daß bei UV-Bestrahlung giftige und hautschädigende Zersetzungsprodukte entstehen.

Auf Kosmetika mit billigen, synthetisch hergestellten Silikonölen sollte verzichtet werden. Komponenten aus kosmetischen Mineralölprodukten können sich in der Leber, in Lymphknoten und Nieren anreichern. Die gesundheitlichen Folgen sind noch weitgehend unbekannt.[31]

Vorzuziehen ist Kosmetik mit hochwertigen pflanzlichen Ölen und ausreichend Radikalfängern zum Oxidationsschutz. Jojobaöl, aus den Nüssen des Jojobastrauches gewonnen und zu einem großen Teil aus flüssigem Wachs bestehend, gilt als das edelste kosmetische Öl überhaupt: Es ist sehr hautfreundlich, mit hoher chemischer Stabilität (es wird nicht ranzig) und ohne störenden Fettglanz, es klebt nicht auf der Haut und behindert nicht die Hautatmung. Jojobaöl verteilt sich gut auf der Haut und ist frei von bedenklichen Zusatzstoffen.

Kapitel 6

Erhaltung der Sehkraft durch Tageslicht

Wär' nicht das Auge sonnenhaft,
Die Sonne könnt' es nie erblicken;
Läg' nicht in uns des Gottes Kraft,
Wie könnt' uns Göttliches entzücken.

GOETHE

Und köstlich ist das Licht,
und wohltuend ist´s für die Augen, die Sonne zu sehen.

PREDIGER 11,7

Helles Tageslicht – für die Erhaltung der Sehkraft erforderlich

Der möglichst lange Aufenthalt im Freien und das natürliche Tageslicht sind notwendig zur Erhaltung der Sehkraft und gesunder Augen. Gerade wer viel am Bildschirm arbeitet und im Büro dem schlechten Kunstlicht von Leuchtstoff- und Energiesparlampen ausgesetzt ist, sollte nach Feierabend und am Wochenende viel Zeit im Freien verbringen und das Tageslicht ungefiltert in die Augen fluten lassen.

Der Aufenthalt im Freien verspricht zudem ein gutes Augentraining. Die Augenlinse muß sich ständig an kurze und weite Sehdistanzen anpassen. Das erfolgt unbewußt, in Bruchteilen einer Sekunde, fortlaufend, jedesmal, wenn der Blick zwischen Nähe und Ferne wechselt. Das hilft, die Augenlinse elastisch zu erhalten und Altersweitsichtigkeit zu vermeiden, bei der die Sehschärfe auf nahe Objekte allmählich schwindet und sich der Abstand vergrößert, bei dem gerade noch scharf gesehen werden kann. Erreicht der Abstand scharfen Sehens dreißig oder vierzig Zentimeter, wird eine Lesebrille nötig.

Helles Tageslicht hat außerdem den Vorteil, daß die Augen beim Lesen, bei der Arbeit am Bildschirm oder bei Feinarbeiten (z. B. beim Nähen) weniger schnell ermüden. Deshalb sollten Schreibtisch und Lesesofa an einem großen, sonnigen Fenster stehen. Am besten ist es, bei schönem Wetter im Freien zu lesen.

Sichtbares Licht mit einer Wellenlänge von 670 nm (rotes Licht nahe der Grenze zur Infrarot-Strahlung) hilft bei der Erhaltung und Regeneration der Augennetzhaut. Im Tierversuch wurden Ratten mit Methanol vergiftet, das über seine Stoffwechselprodukte unter anderem zu Netzhautödemen und damit zu verschwommenem Sehen und zur bleibenden Erblindung führen kann. Der Grund für das Absterben der Nervenzellen und lichtempfindlichen Zellen der Augennetzhaut ist die Blockade des Energiestoffwechsels in den Mitochondrien, die zum Zelltod führt. Doch mit Hilfe roten Lichts (Wellenlänge 670 nm, Anwendung 5, 25 und 50 Stunden nach der Methanolvergiftung für jeweils 105 Sekunden) gelang es, den Energiestoffwechsel der Netzhautzellen aufrecht zu erhalten, die Erblindung zu vermeiden und das Sehvermögen der Versuchstiere zu 95 Prozent zu bewahren.[1] Dieses so wichtige rote Licht ist im Sonnenlicht reichlich enthalten, ebenso im Licht von Wärmestrahlern (Glühlampen, Halogenlampen).

Das Licht von Leuchtstoffröhren, Energiesparlampen und Bildschirmen hingegen kann die Nervenzellen der Augennetzhaut stressen (Lichtstreß aufgrund naturwidriger Spektralverteilung mit extremen Strahlungsspitzen bei bestimmten Frequenzen, Stroboskopeffekt aufgrund der 100 Lichtblitze pro Sekunde – eine Frequenz von 50 Hertz ergibt 50 Schwingungen und damit 100 Halbschwingungen in der Sekunde). Dieses ständige Blitzen wird zwar nicht bewußt wahrgenommen, dafür ist die Signalverarbeitung der Nervenzellen zu träge; dennoch können die Augen auf Dauer zunehmend geschädigt werden. Auch der Hormonhaushalt kann durch den Lichtstreß gestört werden. So führt das Licht von kühl-weißen Leuchtstoffröhren mit einer Beleuchtungsstärke von 3500 Lux im Laufe von zwei Wochen zu einer starken Ausschüttung von Streßhormonen wie dem adrenokortikotrophen Hormon (ACTH). Im Versuch dauerte es mehrere Tage, bis sich der ACTH-Spiegel wieder normalisierte.[2] Deshalb sollte auf Leuchtstoffröhren und Energiesparlampen bei der Beleuchtung von Wohn- und Arbeitsräumen möglichst verzichtet werden. Das helle Tageslicht ist am besten. Büroräume sollten über große Fenster (nach Ost bis Süd) vom Tageslicht erhellt werden und über eine durchdachte Beschattung verfügen, so daß das Licht jederzeit richtig dosiert werden kann, sowie Blendung bei niedrigem Sonnenstand und Aufheizung im Sommer vermieden werden kann. Bei der Beleuchtung des Arbeits- und Leseplatzes sind Halogen- und Glühlampen zu bevorzugen.

Auch das von Bildschirmen ausgesendete Licht ist für die Augen mit Streß verbunden. Das gilt für Röhren- und Flachbildschirme gleichermaßen. Der Lichtstreß des Bildschirms läßt sich erheblich verringern, wenn dessen Helligkeit angepaßt und der Arbeitsraum gut mit Tageslicht erhellt ist, so daß das naturwidrige Licht des Bildschirms zurücktritt, aber die

Kontraste noch gut genug wahrgenommen werden. Notfalls hilft auch eine bessere Beleuchtung des Arbeitsplatzes mit Halogen- oder Glühlampen. Umgekehrt gilt, je dunkler der Raum, desto stärker wirkt der Lichtstreß des Bildschirms.

Lichtstreß aufgrund falscher Beleuchtung kann das Sehfeld einschränken, wobei eine beschränkte visuelle Wahrnehmungsfähigkeit bei Kindern wiederum zu Lese- und Lernschwierigkeiten führen kann: Sie beobachten weniger und sehen weniger, sie behalten weniger und lernen weniger.[3] Kinder mit Lese- und Lernschwierigkeiten leiden auffallend oft unter einem verengten Sehfeld.[4] Die Therapie ist einfach: viel helles Tageslicht, viel Sport und Spiel im Freien. Auch bei Erwachsenen beeinträchtigt Lichtstreß das Konzentrations- und geistige Leistungsvermögen. Professor FRITZ HOLLWICH, einer der Pioniere der Lichtforschung, schrieb bereits im Jahre 1979: „Natürliches Licht ist für den Menschen ein Lebenselement wie Wasser und Luft. Als solches sollte es den Menschen möglichst täglich viele Stunden begleiten, je nachdem, wie die Jahreszeit dies gestattet.“[5]

Tierversuche ergaben ferner, daß einfarbiges Kunstlicht den Augen in hohem Maße schaden kann. Ein Grünfilter vor der Lichtquelle mit 1500 Lux Helligkeit kann in nur 40 Stunden zu ernsthaften Schäden an der Netzhaut der Augen führen. Das wurde bei Ratten, Mäusen, Hamstern und Affen nachgewiesen.[6] Beständiges Licht, auf einen engen Spektralbereich beschränkt, ohne Erholung durch Sonnenlicht und Tageslicht kann die Augen bleibend schädigen. Auch der Wechsel zwischen hellem Tageslicht und dunkler Nacht ist wichtig, um Empfindlichkeit und Vitalität der Photorezeptoren der Augennetzhaut zu erhalten.[7]

Schadet UV-Strahlung den Augen?

Die Meinung ist weit verbreitet, UV-Strahlung schade den Augen. So wird die Eintrübung der Augenlinse (grauer Star), die meist im fortgeschrittenen Alter auftritt, der UV-Strahlung angelastet.

Gewiß kann übermäßige UV-Strahlung den Augen schaden, wie an der *Schneeblindheit* zu ersehen ist. In großen Höhen kann die UVB-Strahlung so intensiv sein, daß Hornhaut und Bindehaut des Auges verbrennen und sich daraufhin entzünden (Conjunctivitis, Photokeratitis). Gefährlich ist dabei vor allem die diffus vom Schnee reflektierte und frontal auf die Augen treffende UVB-Strahlung (Neuschnee reflektiert etwa 90 Prozent der UV-Strahlung) und weniger die direkte Sonnenstrahlung, die kaum die in den Höhlen liegenden Augen erreicht, es sei denn, man wendet das Gesicht der Sonne zu. Verbrennen Horn- und Bindehaut der Augen, so ist anfangs nichts zu spüren. Erst einige Stunden später mit Beginn der ersten Entzündungsreaktionen machen sich Beschwerden bemerkbar: Fremdkörpergefühl in den Augen, starke Schmerzen, Tränenfluß, extreme Lichtempfindlichkeit. Doch dann ist es bereits zu spät. In milden Fällen heilt die Entzündung nach ein bis drei Tagen ab, in schweren Fällen kann die Hornhaut vernarben und damit bleibende Schäden davontragen. Das Sehvermögen kann beeinträchtigt werden.[8]

Normalerweise ist im Alltag die UV-Intensität weitaus geringer, so daß keine akuten Schäden wie bei der Schneeblindheit befürchtet werden müssen. Eine schleichende Schädigung der Augen kann bei richtiger Ernährung vermieden werden. Die Augen verfügen über einen mehrfachen Schutz: Zunächst befinden sie sich zurückgesetzt in den *Augenhöhlen*, wo sie bei hohem Sonnenstand recht gut vor direkter Sonnenstrahlung geschützt sind. Auch *Augenlider* und *Wimpern* schützen die Augen vor direkter Strahlung von oben. Die grünen Blätter der Vegetation reflektieren außerdem nur 2 bis 3 Prozent der UV-Strahlung, so daß nur wenig diffuse UV-Strahlung frontal auf die Augen trifft.

Die *Hornhaut der Augen* filtert UVB-Strahlung (Wellenlänge bis 320 nm) vollständig aus und schützt die dahinterliegende Augenlinse vor dieser energiereichen Strahlung. Man beachte, daß die direkte UVB-Strahlung selten in einem annähernd rechten Winkel auf die Hornhaut trifft, sondern meist ziemlich flach, wodurch sich die Filterwirkung der Hornhaut erhöht. – Schäden an der Hornhaut durch freie Radikale können mit der Tränenflüssigkeit vermieden werden, weil die Tränendrüsen die Flüssigkeit derart mit Vitamin C anreichern, daß die Konzentration um Faktor fünfzig über der des Blutes liegt. Das hochkonzentrierte Vitamin C macht als Radikalfänger die bei der UVB-Bestrahlung entstehenden freien Radikale sofort unschädlich. Voraussetzung ist jedoch eine Ernährung mit viel Obst und Gemüse, damit reichlich Vitamin C zugeführt wird. Mangelt es der Nahrung daran, so fehlt es auch der Tränenflüssigkeit an Vitamin C und ihre antioxidative Schutzwirkung fällt entsprechend geringer aus.

Über das *Kammerwasser* (hinter der Hornhaut und vor der Augenlinse) werden die transparenten Zellen der Augenlinse mit Sauerstoff, Nährstoffen, Vitaminen und Mineralstoffen versorgt. Ist das Kammerwasser infolge einer Ernährung mit viel Obst und Gemüse reich an Vitamin C, so ist auch die Augenlinse gut geschützt vor freien Radikalen, die bei UVA-Bestrahlung entstehen. Bei Vitamin-C-Mangel oder einer Überdosis an UVA-Bestrahlung können freie Radikale die durchsichtigen Proteine in den Zellen der Augenlinse polymerisieren und derart chemisch verändern, daß sie ihre Transparenz einbüßen. Das macht sich mit der Zeit als Eintrübung bemerkbar. Es entsteht *grauer Star (Katarakt)*.

Auch *Altersweitsichtigkeit* wird durch Polymerisierung der durchsichtigen Proteinmoleküle gefördert. Die Augenlinse verliert an Elastizität, wodurch die stärkere Krümmung der Augenlinse bei Betrachtung naher Objekte verhindert wird und nahe Gegenstände nicht mehr scharf gesehen werden können, was schließlich eine Lesebrille erforderlich macht.

Das Auge schützt sich ferner vor hellem Licht und UV-Strahlung durch *Verengung der Iris (Pupille)*. Die Öffnung der Pupillen wird über licht- und UV-empfindliche Photorezeptoren auf der Netzhaut gesteuert. Es ist also nicht die Helligkeit (des sichtbaren Lichtes) allein, welche die Verengung der Pupillen bewirkt, auch UVA-Strahlung wirkt daran mit. Dies ergaben Versuche mit UV-durchlässigen und mit UV-abschirmenden Kontaktlinsen. Je höher die UV-Intensität bei gleicher Stärke des sichtbaren Lichts, desto stärker verengten sich die Pupillen.[9]

Ein weiterer Schutzmechanismus besteht in der *dunklen Verfärbung der Irishaut* (Augenfarbe) durch Melanin, wodurch ebenfalls Strahlung absorbiert wird. Je dunkler die Augen, desto besser die Schutzwirkung.

Die *Augenlinse* filtert UVA_2-Strahlung (Wellenlänge 320 bis 360 nm) vollständig aus und mindert erheblich UVA_1-Strahlung (360 bis 400 nm), so daß neben sichtbarem Licht nur etwas UV-Licht größerer Wellenlänge (bis 400 nm) auf die Netzhaut trifft. Damit schützt die Augenlinse den dahinter befindlichen Glaskörper und die Netzhaut vor oxidativem Streß durch UV-Strahlung. Starke UV-Strahlung führt deshalb zur Linsentrübung und nicht zur Schädigung der Netzhaut. Dazu kann es allenfalls bei hoher UVA_1-Strahlungsintensität kommen, etwa bei Benutzung von starken UV-Strahlern ohne Schutzbrille.

Die *Netzhaut* schützt sich vor übermäßiger UVA_1-Strahlung und sichtbarem Licht (kritisch kann vor allem starkes violettes und blaues Licht werden) mit der Einlagerung von *Pigmenten wie Melanin, Karotinoiden* (z. B. Lutein und Zeaxanthin) sowie mit *Radikalfängern* wie Vitamin C und E. Zum wirksamen Schutz der Netzhaut und der Makula empfiehlt sich deshalb eine Ernährung mit viel Obst und Gemüse.

Grauer Star

Linsentrübung kann bei normaler UV-Strahlung mit richtiger Ernährung vermieden werden. Entscheidend ist eine stets hohe Vitamin-C-Konzentration des Kammerwassers, welches die Augenlinse umspült. Dies ist nur mit weitgehender Frischkost-Ernährung zu erreichen, möglichst jede Mahlzeit sollte genug Obst oder Gemüse enthalten, um den Vitamin-C-Spiegel auf hohem Niveau zu halten und die Augenlinse zu keiner Zeit zu gefährden. Denn eine einmal eingetretene Trübung kann nicht wieder rückgängig gemacht werden. Die Vorbeugung durch richtige Ernährung, möglichst von Kindheit an, ist entscheidend.

Wichtig ist nicht nur die gute Versorgung mit Vitamin C und anderen Radikalfängern, sondern auch die reichliche Basenzufuhr über Obst und Gemüse. Denn Basen sind zur Aufrechterhaltung des Säure-Basen-Gleichgewichts erforderlich und können nur über die Nahrung zugeführt werden. Fehlt es an Basen und läßt im Alter die Säureausscheidungskapazität der Nieren nach, so kann sich bei reichlichem Verzehr säureüberschüssiger Nahrungsmittel (Fleisch, Fisch, Eier, Käse, Quark, Getreide) eine chronisch latente Azidose entwickeln, eine dauernde unmerkliche Gewebeübersäuerung und Abnahme des Puffervermögens der Körperflüssigkeiten. Ist auch das Kammerwasser davon betroffen, über das die stoffwechselaktiven Zellen der Augenlinse ernährt und von Stoffwechselabfällen befreit werden, so können die im Stoffwechsel dieser Zellen anfallenden Säuren nicht sofort abgepuffert und abgeführt werden. Es droht eine lokale Übersäuerung mit der Gefahr, daß die durchsichtigen Proteinmoleküle mit den Säuren reagieren und dadurch ihre Transparenz einbüßen: Die Augenlinse trübt sich allmählich ein. So ist es zu erklären, daß hierzulande mehr als die Hälfte der Menschen im Alter von über 75 Jahren unter Linsentrübung leidet, obwohl die wenigsten von ihnen ihre Augen übermäßiger UV-Strahlung ausgesetzt haben. Vielmehr haben die meisten jahrelang unter Sonnenmangel gelitten, wie am weit verbreiteten Vitamin-D-Mangel besonders unter älteren Menschen zu ersehen ist.

Nicht nur übermäßige UV-Strahlung und Fehlernährung, sondern auch intensive Wärmestrahlung kann zur Linsentrübung führen, weshalb früher, als es noch keine Wärmeschutzbrillen gab, grauer Star eine Berufskrankheit bei Glasbläsern, Arbeitern an Hochöfen und in Gießereien war.

Das gehäufte Auftreten von grauem Star in Tropenländern ist weniger der Sonne als vielmehr der Fehlernährung zuzuschreiben. So fehlt es geschältem Reis, der vielerorts die Hälfte bis zwei Drittel des Kalorienbedarfs deckt, gänzlich an Vitamin C und E. Außerdem ist er säurebildend. Wer sich hingegen überwiegend von Obst und Gemüse ernährt, kann selbst in den Tropen den ganzen Tag im Freien verbringen, ohne die Schädigung seiner Augenlinse durch das Sonnenlicht befürchten zu müssen.

In Nepal und Tibet leiden viele Menschen unter Linsentrübung. Mitunter läßt sie sich schon bei Jugendlichen feststellen. Doch die Höhenlage und intensive Sonneneinstrahlung ist nur bedingt dafür verantwortlich. Hauptgrund ist auch hier die fehlerhafte Ernährung und unzureichende Vitaminzufuhr aufgrund des Mangels an Obst und Gemüse.

Die Eintrübung der Augenlinse trat früher vermehrt bei Seeleuten auf, wobei dies nur zum Teil der hohen UV-Intensität auf den tropischen Meeren zuzuschreiben ist, sondern vielmehr dem Vitamin-Mangel aufgrund der schlechten Bordverpflegung mit Schiffszwieback und Pökelfleisch. Skorbut, also schwerwiegender Vitamin-C-Mangel, raffte ganze Schiffsbesatzungen dahin, während die Überlebenden aufgrund des ständigen Mangels mit zunehmendem Alter unter Grauem Star litten.[10] Besonders gefährdet waren früher auch die Navigatoren in der Seeschiffahrt, die mehrmals täglich direkt in die Sonne blicken mußten, wenn sie mit dem Sextanten den Sonnenstand und damit die geographische Breite ermittelten. Eine solche Praxis kann im Laufe der Jahre in der Tat Linsentrübung bewirken.

Netzhautschäden und Makula-Degeneration

Die *makula lutea*, auch gelber Fleck genannt, ist der Punkt des schärfsten Sehvermögens auf der Netzhaut, wo die lichtempfindlichen Zellen am dichtesten konzentriert sind. Die Makula wird über äußerst feine Blutgefäße und durch Diffusion ernährt, und auf diese Weise auch von Stoffwechselgiften befreit. Bei Arteriosklerose werden früher oder später diese feinen Blutgefäße undicht und Blutpartikel dringen in das Gewebe der Aderhaut, die sich hinter der Netzhaut befindet. Dadurch wird die Durchlässigkeit des Gewebes für Nährstoffe und Stoffwechselgifte beeinträchtigt. Tritt mehr Blutserum aus den Gefäßen, so kann die Aderhaut anschwellen und den Stoffaustausch noch stärker behindern. Dies geht zu Lasten der Versorgung der Zellen in der Netzhaut mit Nährstoffen und zu Lasten der Entsorgung von Stoffwechselprodukten. Diese Zellen können bei Nährstoffmangel und Überlastung mit Stoffwechselgiften absterben. Auch oxidativer Streß (zu viele freie Radikale, zu wenig Radikalfänger und Übersäuerung des Gewebes) kann die Degeneration der Netzhaut beschleunigen. Dabei werden polymerisierte Moleküle wie das Alterspigment Lipofuszin zunehmend im Gewebe abgelagert, wodurch ebenfalls der Stoffaustausch behindert und das Absterben lichtempfindlicher Zellen gefördert wird. Das Sehvermögen läßt mit dem Zellsterben nach: Abnahme der Sehfähigkeit und damit der Lesefähigkeit, Abnahme des Kontrast- und Farbempfindens, erhöhte Blendempfindlichkeit.

Wenn sich schließlich die Makula aufgrund der Schwellung der Aderhaut vorwölbt, werden verzerrte Bilder wahrgenommen. Bei flächenhaftem Zelltod im fortgeschrittenen Stadium der Makula-Degeneration kommt es schließlich zur Erblindung. Diese „trockene" Makula-Degeneration, die meist eher langsam und schleichend verläuft, kann in die „feuchte" Form übergehen, wenn sich die Neigung zu Blutungen erhöht und wenn vermehrt neue Blutgefäße gebildet werden, um die Nährstoffversorgung zu verbessern und die Entzündung zu unterdrücken. Das Zellsterben beschleunigt sich, das Sehvermögen verschlechtert sich zunehmend und es kommt schneller zur Erblindung.

Eine der Hauptursachen für Netzhautschäden und Makula-Degeneration besteht in jahrzehntelanger Fehlernährung. Obst- und Gemüsekost senkt drastisch das Risiko für Makula-Degeneration. Mitunter ist es bei Frischkost-Ernährung sogar möglich, in gewissem Maße eine Regeneration der Netzhaut zu bewirken, sofern es nicht schon zu bleibenden Schäden gekommen ist.[11]

Wie läßt sich dies erklären? Zunächst ist Vitamin C zu betrachten, das für die Erhaltung gesunder Blutgefäße unbedingt notwendig ist. Vitamin C ist ferner ein wirksamer Radikalfänger und hilft dabei, die Bildung von Molekülmüll in den Geweben zu verhindern. Doch Vitamin C ist nur in Obst und Gemüse enthalten und der wirkliche Vitamin-C-Bedarf zur Erhaltung einer guten Gesundheit ist weitaus höher, als gemeinhin angenommen wird. Hin und wieder einen Apfel zu essen, genügt nicht. Um einen hohen Vitamin-C-Spiegel in allen Geweben aufrecht zu erhalten, sollten für die Erhaltung einer gesunden Netzhaut mindestens neunzig Prozent der Kalorienaufnahme über Obst und Gemüse erfolgen.

Auch Vitamin E ist als Radikalfänger wichtig. Die Zellwände der Bruch-Membran zwischen Aderhaut und Netzhaut bestehen zu einem beträchtlichen Teil aus mehrfach ungesättigten Fettsäuren, die äußerst empfindlich gegenüber oxidativem Streß sind. Das fettlösliche Vitamin E schützt die mehrfach ungesättigten Fettsäuren vor Oxidation. Die höchste Vitamin-E-Dichte, auch in Bezug auf die Anzahl der Doppelbindungen (die Menge der oxidationsempfindlichen ungesättigten Fettsäuren), haben Obst und besonders Gemüse und Grünblattsalate. Generell ist der Fettverzehr zur

Erhaltung gesunder Blutgefäße einzuschränken (höchstens 15 Prozent der Kalorien sollten über Fett gedeckt werden, bei Erkrankung der Blutgefäße höchstens 10 Prozent, üblich sind jedoch hierzulande 35 bis 45 Prozent).[12] Dabei gilt, je mehr Obst und Gemüse gegessen wird, desto mehr Fett kann ohne Schaden toleriert werden. Das liegt auch daran, daß Vitamin E durch Vitamin C regeneriert wird und sich bei weitgehender Obst- und Gemüsekost die Vitamin-E-Wirksamkeit erhöht. Fettarme Frischkost-Ernährung ist nicht nur zur lebenslangen Erhaltung der Funktionsfähigkeit der empfindlichen Bruch-Membran erforderlich, sondern auch zur Verhinderung der Arteriosklerose, damit nicht die Blutgefäße in der Aderhaut geschädigt werden, wodurch die Makula-Degeneration begünstigt wird.

Die Bruch-Membran kann mit zunehmendem Alter verkalken, wodurch ebenfalls die Nährstoffversorgung der Netzhautzellen und die Entsorgung der Stoffwechselabfälle beeinträchtigt wird. Diese Verkalkung kann durch Frischkost verhindert werden, die reich an Magnesium ist (ein Kalzium-Antagonist) und an Vitamin K (das zur Bindung von Kalzium an Proteine erforderlich ist). In dieser Hinsicht sind vor allem Gemüse und Grünblattsalate zu empfehlen, aber auch reife Früchte versprechen eine gute Versorgung (mehr darüber in meinem Buch *Osteoporose*).

Arteriosklerose kann ferner durch einen hohen Homocystein-Spiegel gefördert werden, der wiederum meistens seine Ursache in einem Mangel an Vitamin B_6 (Pyridoxin), B_9 (Folsäure) und B_{12} (Cobalamin) hat. Eine gute Zufuhr von Vitamin B_6 und Folsäure wird über Obst und Gemüse sichergestellt. Folsäure ist besonders reichlich in Salat und Grünblattgemüse enthalten. Kritisch ist mitunter auch der Vitamin-B_{12}-Spiegel. Mangel an Vitamin B_{12} ist recht weit verbreitet und wird bei vielen Patienten nicht erkannt. Vor allem Ältere sind häufig betroffen – nicht nur Vegetarier, sondern auch Fleischesser. Fleischkost enthält zwar Vitamin B_{12}, wenn jedoch im Alter die Verdauungsorgane aufgrund lebenslanger falscher Ernährung geschädigt und die Aufnahmemechanismen für Vitamin B_{12} blockiert sind, kann sich allmählich ein Mangel entwickeln. Mit Obst- und Gemüsekost hingegen werden Gesundheit und Funktionstüchtigkeit der Magen- und Darmschleimhäute erhalten, wodurch das von den körpereigenen Bakterien gebildete Vitamin B_{12} aufgenommen werden kann. Bei Verdacht auf einen Mangel ist der Vitamin-B_{12}-Status umgehend zu überprüfen (mehr darüber in meinem Buch *Volkskrankheit Vitamin-B_{12}-Mangel*). Eine ausreichende Versorgung mit Vitamin B_6 und Folsäure sowie ein guter Vitamin-B_{12}-Spiegel verspricht einen guten präventiven Schutz vor Makula-Degeneration.[13]

Ein wichtiger Schutzmechanismus besteht auch in der Einlagerung von Lutein und Zeaxanthin in die Netzhaut. Diese gelblichen Karotinoide sind wirksame Radikalfänger, die freie Radikale unschädlich machen und außerdem die netzhautschädigende UVA-Strahlung sowie violettes und blaues Licht zu einem beträchtlichen Teil ausfiltern. Aufgrund dieser Einlagerung ist die Makula gelblich verfärbt, daher auch die Bezeichnung gelber Fleck. Lutein und Zeaxanthin sind reichlich enthalten in Grünblattgemüse (Grünkohl, Spinat, Salat), aber auch in Broccoli, Rosenkohl, Erbsen, Kürbis, Zuckermais und in geringerer Konzentration in anderem Gemüse sowie in Früchten mit gelblicher Farbe (Pfirsich, Orange usw.). Andere Pigmente wie α- und β-Karotin oder Lykopin versprechen ebenfalls Schutz vor oxidativem Streß, etwa infolge der UVA-Strahlung, die auf die Netzhaut trifft, sowie aufgrund der hohen Stoffwechselaktivität der lichtempfindlichen Zellen beim Sehen. Doch derartige Karotinoide, Pigmente und Bioflavonoide können nur über Obst und Gemüse aufgenommen werden – je intensiver die rötliche, gelbliche oder grüne Färbung, desto höher der Gehalt: z. B. Tomaten, roter, grüner, gelber und orangefarbener Gemüsepaprika, Salat, Kräuter und Grünblattgemüse jeder Art, Möhren, Kürbis, Heidelbeeren, Brombeeren, Himbeeren, Felsenbirnen, Pflaumen, Kirschen, Blutorangen.

Zusammenfassend ist festzustellen: Bei richtiger Ernährung gibt es keinen Grund, die Sonne zu fürchten und sich Sorgen um die Augen zu machen. Für die Erhaltung einer guten Sehkraft ist helles Tageslicht notwendig. Die Augen sollten lediglich vor extremer UV-Strahlung geschützt werden.

Nicht das Sonnenlicht verursacht grauen Star und Makula-Degeneration, sondern vor allem fehlerhafte Ernährung und falsche Beleuchtung mit fluoreszierendem Kunstlicht (z. B. Leuchtstofflampen). Außerdem kann die Belastung mit Giftstoffen zu Netzhautschäden führen, etwa aufgrund der Einnahme toxischer Arzneimittel, z. B. Chloroquin bei der Rheumabehandlung.

UV-Schutz mit Sonnenbrillen

Übermäßige UV-Bestrahlung der Augen gilt es zu vermeiden: Man sollte nicht direkt in die Sonne blicken und bei intensiver UV-Strahlung, etwa im verschneiten Hochgebirge, eine gute Sonnenbrille aufsetzen, die zu 100 Prozent UV-Strahlung abblockt und auch seitlichen Lichteinfall verhindert.

Sonnenbrillen sollten, wie normale Brillen auch, aus Mineralgläsern bestehen, weil diese sich kaum elektrostatisch aufladen, im Gegensatz zu Kunststoffgläsern und oberflächenbeschichtetem Glas (zwecks Reflexminderung und höherer Kratzfestigkeit). Kunststoffgläser lassen sich durch Putzen bis auf 5000 Volt, in Einzelfällen sogar bis auf 10000 Volt aufladen (durch Reibung mit einem Lappen wird die Spannung erhöht, durch Anhauchen und im Laufe der Zeit vermindert). Zum Vergleich: Die PC-Norm für Bildschirme gibt einen Grenzwert von 500 Volt vor. Außerdem beträgt die Entfernung zum Bildschirm immerhin einen halben Meter, zu den Brillengläsern jedoch nur zwei Zentimeter. Elektrostatisch aufgeladene Brillen können auf Dauer Augenbeschwerden hervorrufen: trockene, gerötete und juckende Augen, mitunter auch Kopfschmerzen, Verspannungen, Konzentrationsstörungen.[14]

Noch zu Beginn des 20. Jahrhunderts war das Tragen von Sonnenbrillen mit dem Stigma der Blindheit behaftet. Niemand mit gesundem Augenlicht wäre auf die Idee gekommen, eine dunkle Brille aufzusetzen.[15] Doch Sonnenbrillen wurden allmählich zum Modeartikel. So werden Sonnenbrillen getragen, wenn es gar nicht nötig ist und eigentlich helles Tageslicht in die Augen fluten sollte, um den Lichtmangel vom langen Aufenthalt in geschlossenen Räumen auszugleichen. So wird den Augen das helle Tageslicht vorenthalten und das Gehirn erhält dauernd die Botschaft trüben Wetters, was sich auf den Hormonhaushalt auswirkt.

Auch sei daran erinnert, daß das Tragen von Sonnenbrillen bei Begrüßung und Gespräch ungehörig und unhöflich ist, weil dem Gesprächspartner der Blick in die Augen verwehrt wird.

Sind Vollspektrumgläser und Vollspektrumlampen nötig?

Auf JOHN OTT geht der Vorschlag zurück, für Fensterglas und auch für Brillen Vollspektrumgläser zu verwenden, damit die Augen UV-Licht erhalten. Aber nicht die Augen brauchen UV-Strahlung, sondern die Haut – und zwar in erster Linie UVB-Strahlung zur Bildung von Vitamin D. Die Augen brauchen helles Tageslicht. Die UVB-Strahlung (290 bis 320 nm Wellenlänge) wird ohnehin in der Hornhaut der Augen vollständig ausgefiltert und erreicht damit nicht die Netzhaut. UVA_2-Strahlung (320 bis 360 nm) wird in der Augenlinse vollständig ausgefiltert und UVA_1-Strahlung (360 bis 400 nm) zum Teil. Somit erreicht selbst im Freien nur wenig UVA_1-Strahlung die Netzhaut, die nach heutigem Erkenntnisstand keine Bedeutung zur Erhaltung der Gesundheit hat.[16] Deshalb bedarf es keiner speziell UV-durchlässigen Brillen- und Fenstergläser. Wichtig ist jedoch, daß die Helligkeit des sichtbaren Lichtes durch Fenster und Brillen möglichst wenig gemindert wird, und daß auch nicht Spektralverteilung des Lichtes verändert wird, daß also nicht spezielle Spektralanteile besonders herausgefiltert werden, wie es bei getönten Brillen- und Fenstergläsern der Fall ist, etwa bei der Wärmeschutzverglasung. Derart verändertem Licht sollte man sich nicht Tag für Tag aussetzen, weil dies den Hormonhaushalt beeinflußt und auch die geistige Leistungsfähigkeit sowie das seelische Gleichgewicht beeinträchtigen kann.

Wenn die Augen keine UV-Strahlung brauchen, so sind auch Vollspektrumlampen mit UV-Anteil unnötig, zumal die UVA-Intensität dieser Lampen ohnehin nur gering ist. Außerdem fällt bei der Beleuchtung mit derartigen Lampen nur reflektiertes Licht in die Augen, wobei das meiste des ohnehin geringen UV-Lichts bei der Reflexion absorbiert wird. Damit gelangt also praktisch keine UV-Strahlung in die Augen (zu weiteren Nachteilen der vermeintlichen Vollspektrumlampen siehe Kapitel 18).

Kapitel 7

Vitamin D – das Sonnenhormon

> Vitamin D ist ein Hormon. Ein Mangel daran kann katastrophale Folgen haben.
>
> WILLIAM DAVIS

Vitamin D ist kein Vitamin, sondern eine Sammelbezeichnung für Secosteroide. Vitamine sind als lebensnotwendige Substanzen definiert, die der Körper selbst nicht bilden kann und die deshalb mit der Nahrung zugeführt werden müssen. Vitamin D wird jedoch mit Hilfe des Sonnenlichts in der Haut gebildet, weshalb die Bezeichnung Vitamin D verfehlt ist. Besser wäre es, von Hormon D zu sprechen, von einem Hormon mit vitaminähnlichen Eigenschaften. Die Bezeichnung Vitamin D geht auf ELMER MCCOLLUM zurück, der 1922 die antirachitische Wirkung dieser Substanzen nachgewiesen hat. Er nannte sie einfach Vitamin D, nachdem die Bezeichnungen Vitamin A, B und C vergeben waren.

Der Bedarf an Vitamin D kann praktisch nur über regelmäßiges Sonnenbaden gedeckt werden, und wenn es an Sonne fehlt, auch über UV-Strahler oder Präparate. Der Vitamin-D-Gehalt der Nahrung ist in der Regel viel zu gering, als daß auch nur ein nennenswerter Beitrag zur Versorgung geleistet werden könnte.

Die Bildung von Vitamin D beginnt mit Cholesterin, das der Körper in ausreichendem Maße selbst herstellt und das nicht mit tierischer Nahrung zugeführt werden muß. Cholesterin wird vor allem in der Leber in 7-Dehydrocholesterol (Provitamin D_3) umgewandelt, das in den unteren Zellschichten der Oberhaut (*stratum spinosum* und *stratum basale*) angereichert wird.

Bei UVB-Bestrahlung der Haut wird eine photochemische Reaktion ausgelöst, wodurch Provitamin D_3 in Prävitamin D_3 umgewandelt wird. Dies erfordert Wellenlängen zwischen 280 und 310 nm (UVB-Strahlung) mit einem Wirkungsmaximum bei 295 nm. Prävitamin D_3 diffundiert allmählich in tiefere Hautschichten und wird schließlich über die Blutgefäße der Lederhaut abtransportiert. Prävitamin D_3 wird in *Cholecalciferol* umgewandelt, das eigentliche, aber biologisch inaktive Vitamin D_3. Diese Umwandlung ist nach einem Tag zur Hälfte und nach etwa vier Tagen vollständig erfolgt.

Vitamin D aus der Eigensynthese und der Nahrung wird über das Blut in die Leber transportiert und dort in das hormonell inaktive *Calcidiol* (25-Hydroxyvitamin D_3 bzw. 25-Vitamin-D) umgewandelt, das in Muskeln, Leber und Fettgewebe gespeichert wird. Calcidiol gelangt über das Blut in die Nieren und andere Gewebe, wo es in das hochwirksame Steroidhormon *Calcitriol* umgewandelt wird (1,25-Dihydroxy-Vitamin-D_3 bzw. 1,25-Dihydroxycholecalciferol) sowie in das weniger wirksame 24,25-Dihydroxycholecalciferol. Die Bildung dieser beiden aktiven Vitamin-D-Substanzen wird über Hormone bedarfsgerecht gesteuert, sofern genügend vom Ausgangsstoff Calcidiol vorhanden ist.

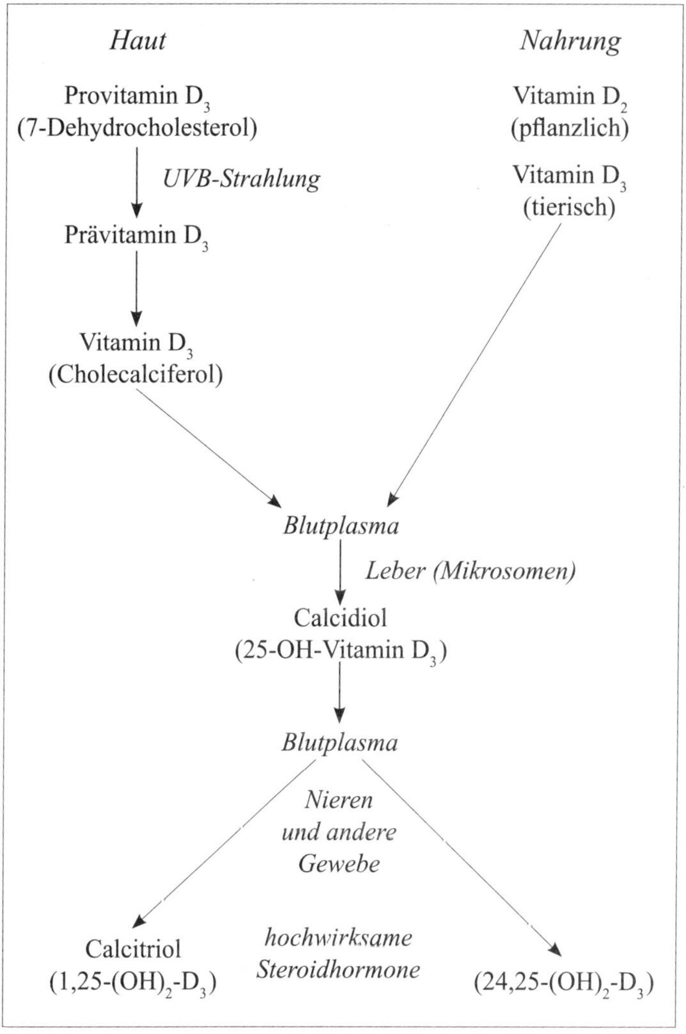

Bildung, Aufnahme und Stoffwechsel von Vitamin D.

Wichtig ist die Unterscheidung zwischen dem inaktiven 25-Vitamin-D (Calcidiol), das gespeichert wird und im Blut kreist, sowie dem im Nierengewebe aktivierten Hormon 1,25-Vitamin-D (Calcitriol). Dieses gelangt ebenfalls in den Blutkreislauf und von dort überall in den Körper. An den Rezeptoren der Zellen im Zielgewebe dockt 1,25-Vitamin-D an, wird in die Zelle eingeschleust oder löst von außen Signalkaskaden aus, wodurch die Aktivität der Zelle gesteuert wird. Mittlerweile sind 37 Gewebetypen identifiziert, die über spezifische Rezeptoren für 1,25-Vitamin-D verfügen und von diesem Hormon abhängig sind, um störungsfrei zu funktionieren: Knochen, Knorpel, Nieren, Nebenschilddrüsen, die Schleimhäute des Dünn- und Dickdarms, Bauchspeicheldrüse, Prostata, Brustdrüsen, Eierstöcke, Plazenta, Gefäßwände, Muskulatur, Haut, Leber, Abwehrzellen, Nervenzellen (auch im Gehirn). Inzwischen sind über tausend Gene in diesen 37 Gewebetypen bekannt, die durch 1,25-Vitamin-D aktiviert werden. Dadurch wird zum Beispiel die Entwicklung und der Stoffwechsel der Zellen gesteuert, auch die Zellteilung, und bei geschädigten und entarteten Zellen wird der Zelltod (Apoptose) ausgelöst, damit sich diese Zellen nicht vermehren und Schäden am Erbgut weitergeben. Das ist für die Vermeidung von Krebserkrankungen von großer Bedeutung. Folglich ist also der gesamte Körper von einer ausreichenden Versorgung mit Vitamin D abhängig.

Die Niere steuert den 1,25-Vitamin-D-Spiegel im Blut. Ist er zu niedrig, wird vermehrt 1,25-Vitamin-D gebildet; ist er zu hoch, wird weniger gebildet und dieses Hormon über den Urin ausgeschieden. Die Zellen vieler Gewebe sind sogar in der Lage, selbst 1,25-Vitamin-D zu bilden, sofern sie gut mit 25-Vitamin-D versorgt sind. Diese Gewebe nutzen das

1,25-Vitamin-D jedoch nur für sich selbst und geben nichts in den Kreislauf ab. Die Haut ist sogar zu all diesen Vorgängen fähig: Aus Cholesterin wird Cholecalciferol, das eigentliche Vitamin D, gebildet, daraus entsteht Calcidiol (25-Vitamin-D), das schließlich zu 1,25-Vitamin-D aktiviert wird. Dieser hauteigene Selbstschutz ist von großer Wichtigkeit, wie im Kapitel über Hautkrebs gezeigt wird. Er erklärt, weshalb regelmäßiges und richtiges Sonnenbaden so viel zur Heilung von Hauterkrankungen beiträgt und sogar das Hautkrebsrisiko zu senken vermag (mehr darüber in Kapitel 16).

Zurück zur photochemischen Bildung von Prävitamin D_3. Der Abtransport des Prävitamins über die Lederhaut und das Blut ist begrenzt, so daß das in der Oberhaut verbliebene lichtempfindliche Prävitamin D_3 durch UVA- und UVB-Strahlung wieder zerfällt und dabei Lumisterol und Tachysterol entstehen. Nach einiger Zeit zersetzt sich Prävitamin D_3 ebenso schnell, wie es gebildet wird: Eine Überlastung mit Vitamin D wird auch bei langem Sonnenbaden verhindert.[1] Die ersten Minuten der UVB-Bestrahlung sind die wirksamsten. Mit zunehmender Dauer der Bestrahlung geht die Vitamin-D-Produktivität der Haut zurück, bis schließlich kein weiteres Prävitamin D_3 mehr gebildet werden kann. Es kommt also auf das regelmäßige und maßvolle, nicht auf das lange Sonnenbaden an.

Zur hautschonenden *Maximierung der Vitamin-D-Bildung* sind folgende Grundsätze zu beachten:

- Besonnung einer möglichst großen Hautfläche. Ideal ist die Ganzkörperbestrahlung auf der Bauch- und Rückenseite. Die Haut des Rückens vermag das meiste Vitamin D pro Fläche zu bilden.[2] – Die Besonnung des ganzen Körpers verspricht die Bildung des zehn- bis zwanzigfachen an

Vitamin D, als wenn nur Gesicht und Hände der Sonne ausgesetzt werden.

- Die Mittagszeit zum Sonnenbaden nutzen. Erst ab einem Sonnenstand von 45 ° (im Flachland und bei normaler atmosphärischer Trübung) werden nennenswerte Mengen an Vitamin D gebildet. Je höher der Sonnenstand, je klarer die Luft und je höher der Standort über dem Meeresspiegel, desto höher ist die UVB-Intensität der Sonnenstrahlung.
- Jeden sonnigen Tag zum Sonnenbaden nutzen. Häufige UVB-Bestrahlung ist wirksamer als seltene, lange Besonnung von gleicher Gesamtdauer.
- Keine Sonnenschutzmittel verwenden, weil diese die Vitamin-D-Bildung praktisch verhindern.

Der Vitamin-D-Gehalt der Nahrung

Vitamin D kann auch über die Nahrung zugeführt werden, allerdings nur in sehr geringen Mengen. Vitamin D_3 (Cholecalciferol) befindet sich in einigen tierischen Nahrungsmitteln, während in Pflanzen Ergosterol vorkommt, eine Vorstufe des Vitamin D_2 (Ergocalciferol). Beide Vitamine wirken beim Menschen in gleicher Weise und werden in die aktiven Formen des Vitamin D umgewandelt. Die Vitamin-D-Zufuhr über die Nahrung ist gewöhnlich nur sehr gering und leistet damit lediglich einen vernachlässigbaren Beitrag zur Versorgung. Nur wenige Nahrungsmittel enthalten nennenswerte Mengen. Recht hoch ist Vitamin-D-Gehalt in rohem fettreichen Fisch (siehe Seite 130). Lachs aus Aquafarmen enthält jedoch nur ein Viertel dessen, was seine wildlebenden Artgenossen aufweisen.[3]

Beim Kochen, Grillen und Braten wird normalerweise mehr als die Hälfte des Vitamins zerstört, mitunter können sogar bis zu 95 Prozent des Vitamins verloren gehen.[4] Mit gebratenem Fisch kann also nicht der wünschenswerte Bedarf gedeckt werden, selbst dann nicht, wenn gebratener Fisch kiloweise gegessen wird. Nicht zu empfehlen ist der Verzehr rohen Fisches, der zwar recht viel Vitamin D enthält, nicht selten aber auch Fadenwürmer und andere Parasiten. Und von rohem Fisch müßten täglich ein halbes bis zwei Kilogramm gegessen werden, um ausreichend Vitamin D zu erhalten. So viel Fisch geben die Weltmeere wahrlich nicht her. Außerdem ist Fisch häufig stark mit Umweltgiften belastet und schon aus diesem Grunde nicht zu empfehlen.

Sehr reich an Vitamin D ist Lebertran, ein Öl, das aus der Leber von Kabeljau (Dorsch) und Schellfisch gewonnen wird. Der ebenfalls hohe Vitamin-A-Gehalt verschlechtert jedoch die Aufnahme und Verwertung von Vitamin D. Bei reichlichem Verzehr besteht die Gefahr einer Vitamin-A-Vergiftung. Eine Vitamin-A-Aufnahme von täglich 3 mg kann bei Schwangeren über eine längere Zeit fruchtschädigend wirken – eine Menge, die in 12 Gramm (ein Eßlöffel) Lebertran enthalten ist. Bei Erwachsenen wurden lebertoxische Effekte mit Todesfolge bei einer langjährigen Vitamin-A-Aufnahme von täglich 7,5 mg beschrieben (30 Gramm bzw. 2,5 Eßlöffel Lebertran).[5] Die wünschenswerte Versorgung mit Vitamin D (100 µg) aus Lebertran wirkt somit langfristig tödlich aufgrund chronischer Vitamin-A-Vergiftung. Wer diese vermeiden will und die Lebertran-Dosis entsprechend verringert, nimmt nicht genügend Vitamin D auf und kann damit lediglich den Vitamin-D-Spiegel so weit anheben, daß Knochenerweichung und Knochenverkrümmung vermieden

Vitamin D	Gehalt µg/100g	Dichte µg/1000 kcal
Hühnerei	2	14
Käse	1	3
Butter	1	1
Margarine	1	1
Fleisch	0	0
Rinderleber	2	13
Schweineleber	1	7
Hering	27	120
Lachs	22	69
Aal	22	54
Sardine	10	43
Forelle	7	39
Thunfisch	6	34
Kabeljau	1	14
Makrele	1	8
Lebertran	300	316
Avocado	5	24
Champignon	2	92

Vitamin-D-Gehalt und -Dichte verschiedener Nahrungsmittel im rohen Zustand (Quelle: Bundeslebensmittelschlüssel).

Beim Kochen und Braten kann sich der Vitamin-D-Gehalt auf die Hälfte oder ein Drittel verringern. Fisch ist angesichts seiner Belastung mit Umweltgiften keine empfehlenswerte Vitamin-D-Quelle. Die Avocado ist noch die beste Vitamin-D-Quelle, aber auch mit ihr kann der Bedarf nicht gedeckt werden.

werden. Lebertran eignet sich deshalb nicht zur Deckung des Vitamin-D-Bedarfs. Früher war das Verhältnis von Vitamin D zu Vitamin A besser, was an der fehlenden Verarbeitung gelegen haben dürfte: Lebertran mußte damals gelöffelt werden, was wegen seines widerlichen Geschmacks viel Überwindung kostete. Was damals als Notmaßnahme zur Überwindung eines extremen Vitamin-D-Mangels und zur Rachitis-Prophylaxe gerechtfertigt war, ist es heute nicht mehr aufgrund des geringeren Vitamin-D-Gehalts der Lebertran-Kapseln und der besseren Alternativen (künstliche UV-Bestrahlung im Winter, Präparate). – Bei den als Arzneimittel zugelassenen Fischölkapseln werden übrigens Vitamin D und Vitamin A entfernt, um jedes Vergiftungsrisiko auszuschließen.

Der Vitamin-D-Gehalt von Milch, Käse und Butter hängt davon ab, ob die Milchkühe auf der Weide leben und bei Sonne Vitamin D bilden, oder ob sie im Stall stehen und an der Vitamin-D-Synthese gehindert werden. Gerade im Winter, wenn der Vitamin-D-Bedarf hoch ist, enthalten Milch und Molkereierzeugnisse lediglich Spuren an Vitamin D und leisten damit praktisch keinen Beitrag zur Versorgung.

Pflanzen enthalten bis auf wenige Ausnahmen kaum Ergocalciferol (Vitamin D_2) und Ergosterol (Provitamin D_2). Einen hohen Vitamin-D-Gehalt weist die Avocado auf, eine Ölfrucht aus den Tropen. Eine größere Avocado mit 200 Gramm Fruchtfleisch liefert die gleiche Menge an Vitamin D (10 µg) wie ein Teelöffel Lebertran (3 Gramm), und das bei besserer Verfügbarkeit (kein Vitamin A, das die Vitamin-D-Aufnahme beeinträchtigt). Einer anderen Quelle zufolge ist der Vitamin-D-Gehalt von Avocados doppelt so hoch wie in der Tabelle ausgewiesen.[6] Der tägliche Verzehr einer Avocado kann lediglich einen kleinen Beitrag zur Versorgung leisten, aber nicht den Bedarf decken: Im Winter werden also die Reserven geschont und der Vitamin-D-Spiegel fällt langsamer.[7]

Champignons haben zwar eine hohe Vitamin-D-Dichte, doch angesichts des hohen Puringehalts würde man sich bei reichlichem Verzehr der Gefahr aussetzen, früher oder später unter erhöhtem Harnsäurespiegel zu leiden, was letztlich zu Gicht, aber auch zu Nierenschäden führen kann (mehr darüber in meinem Buch *Rückenschmerzen, Bandscheibenschäden und Gelenkerkrankungen*).

Zusammenfassend ist festzustellen: Die Nahrung enthält in der Regel allenfalls Spuren von Vitamin D. Lediglich Avocado und schonend zubereiteter Fisch enthalten nennenswerte Mengen. Selbst wenn diese Nahrungsmittel täglich verzehrt werden, kann nur ein kleiner Teil der wünschenswerten Zufuhr erreicht werden. Einer der führenden Rachitis-Experten der USA, EDWARDS A. PARK (1877-1969), stellte hierzu fest: „Es mag zwar sein, daß die Ernährung gelegentlich ausreichende Mengen an Vitamin D liefert, in der Regel enthält sie jedoch so gut wie nichts davon. Die einzig vernünftige Einstellung ist, davon auszugehen, daß unsere Nahrung völlig frei von Vitamin D ist.“ [8] – Der Bedarf muß also mit Hilfe des Sonnenlichts gedeckt werden.

Um eine bessere Vitamin-D-Versorgung zu erreichen, ist man in vielen Ländern dazu übergegangen, Nahrungsmitteln Vitamin D zuzugeben. In Deutschland werden Margarine und Babykost mit Vitamin D angereichert. Die Vitamin-D-Anreicherung bei Margarine ist auf 2,5 µg/100g (100 IE/100g) begrenzt – ein Wert, der dem Vitamin-D-Gehalt von Butter entspricht. Ist dieser Gehalt wirklich erreicht, so kann dennoch kein nennenswerter Beitrag zur Vitamin-D-Versorgung geleistet werden, selbst wenn viel Margarine gegessen wird.

In den USA werden auch Milch und Käse, Müsli und Brot mit Vitamin D angereichert. Doch die Anreicherung mit 1 µg/100 ml Milch ist bedeutungslos, gemessen am Bedarf. Überprüfungen ergaben, daß die meisten der angereicherten Milchsorten weniger als 0,2 µg enthielten und die Hälfte gar nur 0,1 µg – zu wenig, um einen nennenswerten Beitrag zur Versorgung zu leisten. Zur Deckung des Mindestbedarfs wären demnach täglich 25 Liter dieser „angereicherten" Milch notwendig, und um den wünschenswerten Bedarf zu dekken, wäre ein täglicher Konsum von 100 Litern erforderlich. 14 Prozent der Proben mit vermeintlich angereicherter Milch waren sogar gänzlich frei von Vitamin D.[9]

Die Vitamin-D-Versorgung von Säuglingen hängt vom Vitamin-D-Status der Mutter ab. Da sich die meisten Mütter zu wenig sonnen und ohne Reserven in den Winter gehen, haben sie meist einen zu geringen Vitamin-D-Spiegel und somit enthält auch die Muttermilch in der Regel zu wenig Vitamin D. [10] Abhilfe bietet regelmäßiges Sonnenbaden, am besten gleich mit dem Säugling zusammen, natürlich ohne es dabei zu übertreiben. Denn mit Sonnenbaden kann der Vitamin-D-Spiegel des Säuglings schneller und nachhaltiger angehoben werden als über die Milch. Im Winter müssen UV-Strahler genutzt oder notfalls Präparate eingenommen werden, um den Mangel zu beheben.

Die Ermittlung des Vitamin-D-Status

Das biologisch inaktive Vitamin D_3 (Cholecalciferol) eignet sich nicht zur Bestimmung des Vitamin-D-Status, weil dieser mit jedem Sonnenbad und der Einnahme von Vitamin-D-

Präparaten für einige Stunden und Tage stark beeinflußt wird. Anders verhält es sich mit der Speicherform, dem 25-Vitamin-D (Calcidiol), weil dessen Konzentration im Blut wenig durch die momentane Vitamin-D-Versorgung beeinflußt wird und deshalb kurzfristig wenig schwankt. Daher empfiehlt es sich, zur Bestimmung des Vitamin-D-Status allein diesen aussagekräftigen Wert heranzuziehen. Vitamin-D-Spiegel bedeutet also 25-Vitamin-D-Spiegel (Calcidiol-Spiegel). Er wird üblicherweise angegeben in ng/ml, µg/l oder nmol/l. Die *Umrechnungsfaktoren* lauten: 1 ng/ml = 1 µg/l = 2,5 nmol/l.

Der Vitamin-D-Befund kann allerdings auch erheblich fehlerbehaftet sein, weshalb er stets mit Skepsis zur Kenntnis zu nehmen ist.[11]

Untauglich ist die Analyse des hormonaktiven Calcitriols ($1{,}25(OH)_2$-D_3) wegen der kurzen Halbwertszeit von nur 15 Stunden. Außerdem läßt die Konzentration an Calcitriol im Blut nur bedingt Rückschlüsse zu auf dessen Konzentration in den Geweben und Zellen, weil Calcidiol zu einem großen Teil in den Geweben und Zellen in das biologisch aktive Calcitriol, in das eigentliche Hormon, umgewandelt wird.

Deckung des Vitamin-D-Bedarfs über die Sonne

Der Bedarf an Vitamin D ist weitaus höher als bisher angenommen. Notwendig ist mindestens ein Vitamin-D-Spiegel von 30 µg/l, um eine gute Kalzium- und Magnesiumaufnahme im Darm zu bewirken und damit Osteoporose auch im Alter zu vermeiden. Doch dies genügt nicht. Erstrebenswert für die Erhaltung einer optimalen Gesundheit ist vielmehr ein Vitamin-D-Spiegel von mindestens 40 µg/l, ja sogar von über 50 µg/l. Erst ab diesem Niveau werden die Gewebe mit dem hormonaktiven Vitamin D gesättigt, was die optimale Versorgung mit diesem wichtigen Hormon gewährleistet.

Doch um diesen hohen Vitamin-D-Spiegel zu erreichen und zu halten, müssen schlanke Erwachsene mittels UVB-Bestrahlung täglich mindestens 100 µg Vitamin D bilden oder sich über Präparate zuführen. Denn über die Nahrung ist eine solch hohe Zufuhr praktisch unmöglich, schließlich ißt niemand kiloweise rohen Fisch. Die wünschenswerten 100 µg Vitamin D entsprechen 4000 Internationalen Einheiten (Umrechnungsfaktor 40: 100 µg = 4000 IE). Nur bei dieser hohen Zufuhr läßt sich ein optimaler Vitamin-D-Spiegel von über 40 bzw. 50 µg/l erreichen. Kinder und Jugendliche brauchen je nach Körpergewicht mindestens 2000 bis 4000 IE, Erwachsene mit Übergewicht 6000 IE und mehr.

Der Mindestbedarf eines Erwachsenen beträgt 25 µg Vitamin D (1000 IE), um einen Vitamin-D-Spiegel von wenigstens 20 µg/l zu erzielen.[12] Das bedeutet jedoch, daß lediglich schwerer Mangel verhütet, aber keine optimale Wirkung erreicht werden kann. Im Alter genügt dieses Niveau in der Regel nicht einmal zur Verhütung von Osteoporose. Auch die höchstmögliche Verringerung des Krebsrisikos wird erst bei Werten von 50 µg/l erreicht.

Die Erkenntnisse der Vitamin-D-Forschung werden von der Deutschen Gesellschaft für Ernährung bisher ignoriert. Sie empfiehlt lediglich eine tägliche Vitamin-D-Zufuhr von 5 µg (200 IE) für Kinder und Erwachsene bis 50 Jahre. Das ist zu wenig und genügt nicht einmal zur Verhütung eines extremen Mangels. Bei solch geringer Zufuhr bestünde ohne UVB-Bestrahlung der Haut ein hohes Risiko für Rachitis und Osteomalazie. Derartige Empfehlungen sind auch deshalb unsinnig, weil ein Mann mit achtzig Kilogramm Körpergewicht einen ganz anderen Bedarf hat als ein acht Kilogramm schweres Kind. Ebenso ist die Empfehlung viel zu gering, Schwangere, Stillende und Erwachsene über 50 Jahre sollten sich täglich 10 µg Vitamin D (400 IE) zuführen, ebenfalls genügen 15 µg Vitamin D (600 IE) keinesfalls für Senioren mit mehr als 70 Jahren. Peinlicherweise stammen diese irreführenden Empfehlungen aus einer Zeit, als man noch gar keine Beziehung von Dosis und Wirkung kannte und damit auch keine wissenschaftlich begründeten Zufuhrempfehlungen aufstellen konnte. Um wenigstens einen Vitamin-D-Spiegel von 10 µg/l zu erreichen, das ist der Schwellwert, ab dem mit Rachitis und Osteomalazie zu rechnen ist, ist ohne Sonne eine Zufuhr von 500 IE erforderlich.[13] Doch dieser Wert bedeutet bereits einen schweren Mangel. Die üblicherweise verschriebenen Tagesdosen von 200, 400 oder 600 IE sind also viel zu gering, um den wirklichen Bedarf zu decken. 1000 IE sind für einen Erwachsenen das absolute Minimum, 4000 IE sind erstrebenswert.

Endlich beginnen in einigen Ländern die Wortführer der Gesundheitsbehörden und medizinischen Fachgesellschaften, die wissenschaftliche Literatur zur Kenntnis zu nehmen und die Empfehlungen zu erhöhen. So empfahl die *Canadian Pediatric Society* (Gesellschaft für Kinderheilkunde in Kanada) Schwangeren und stillenden Müttern im Jahre 2007, täglich mindestens 2000 IE Vitamin D aufzunehmen.[14]

Große Mengen Vitamin D können in kurzer Zeit mit Hilfe der Sonne gebildet werden: Wird der ganze Körper der Sonne ausgesetzt, so können mittags im Hochsommer durchaus 250 bis 1250 µg Vitamin D (10000 bis 50000 IE) binnen eines Tages ans Blut abgegeben werden.[15] Dabei muß die Haut nicht einmal einer UV-Dosis in Höhe der Sonnenbrandschwelle ausgesetzt werden. Die halbe Dosis genügt vollkommen, um die Vitamin-D-Bildung wirksam anzuregen. Für die Anhebung des Vitamin-D-Spiegels macht es keinen großen Unterschied, ob man sich im Hochsommer mittags eine Stunde sonnt (jeweils eine halbe Stunde auf der Bauch- und Rückenseite) oder ob man den ganzen Tag in der Sonne verbringt.

Ein wohldosiertes Sonnenbad bringt im Sommer also etwa das Hundertfache an Vitamin D im Vergleich dessen, was die Deutsche Gesellschaft für Ernährung für ausreichend erachtet. Gemessen am wünschenswerten Bedarf verspricht ein Ganzkörper-Sonnenbad das drei- bis zwölffache.[16] Regelmäßiges Sonnenbaden führt im Sommer zu einem Vitamin-D-Spiegel von 55 bis 90 µg/l. Dieser Wert ist erforderlich, um im Sommer reichlich Reserven anzulegen, von denen im Winter gezehrt werden kann.

Die Vitamin-D-Bildung der Haut steigt mit der Höhe des Sonnenstandes exponentiell an und ist daher stark von der Jahreszeit und Tageszeit abhängig. Deshalb ist mittags die beste Zeit zum Sonnenbaden. Steht die Sonne tiefer als 45 ° (der Schatten ist größer als der schattenwerfende Körper), wird praktisch *kein* Vitamin D mehr gebildet. Nur bei klarer Luft oder in der Höhenlage ist in diesem Falle noch Vitamin-D-Bildung in nennenswertem Umfang möglich. Intensive UVA-Strahlung ohne UVB-Strahlung (bei niedrigerem Sonnenstand und Dunst) zerstört Prävitamin D und kann dessen Konzentration in der Haut sogar senken.

Die optimale Dauer der Besonnung ist abhängig vom Hauttyp, von der Bräunung und Anpassung der Haut sowie von der UVB-Intensität der Sonnenstrahlung (je heller die Haut, je höher der Sonnenstand, je klarer die Luft und je höher

schwere Störung des Kalziumhaushalts	280 µg/l
Vitamin-D-Vergiftung	über 150 µg/l
zulässiger Maximalwert im Blut	100 µg/l
Status bei regelmäßigem Sonnenbaden	55 bis 90 µg/l
bestens (optimale gesundheitliche Wirkung)	50 bis 90 µg/l
gut (deutlich geringere Krankheitsanfälligkeit)	über 40 µg/l
befriedigend (gute Kalziumaufnahme)	über 30 µg/l
Mangel (Osteoporoserisiko im Alter)	bis 30 µg/l
schwerer Mangel (Osteoporoserisiko)	bis 20 µg/l
extremer Mangel (Osteomalazie, Rachitis)	bis 10 µg/l

Der Vitamin-D-Status im Blutserum (25-Vitamin-D) [17]

Die bestmögliche Verhütung von degenerativen Erkrankungen und Infektionskrankheiten wird bei einem Vitamin-D-Spiegel von über 50 µg/l erreicht. Je tiefer die Werte, desto höher die Krankheitsanfälligkeit und desto schlechter die gesundheitliche Verfassung. Optimale Werte lassen sich nur durch regelmäßige Besonnung des ganzen Körpers erreichen.Wer jeden Sonnentag nutzt und mittags seinen ganzen Körper eine Stunde der Sonne aussetzt, erreicht am Ende des Sommers Werte von 55 bis 90 µg/l. Selbst bei exzessivem Sonnenbaden, was aufgrund der Hautschädigung nicht zu empfehlen ist, werden Werte von 90 µg/l nicht überschritten. Es ist beim Sonnenbaden also keine Überversorgung mit Vitamin D möglich.

Kritisch wird es im Winter. Nur wenige, die mit hohem Vitamin-D-Spiegel in den Herbst gehen, erreichen zum Ende des Winters ohne Zufuhr und UVB-Bestrahlung Werte über 30 µg/l, was zwar noch kein Mangel, aber auch nicht gut genug ist, um beispielsweise den bestmöglichen Schutz vor Krebserkrankungen zu erreichen.

der Standort über dem Meeresspiegel, desto schneller wird Prävitamin D gebildet). Afrikaner brauchen etwa fünf- bis zehnmal so lange wie hellhäutige Europäer, um die gleiche Menge an Vitamin D zu bilden.

Mit zunehmender Alterung und Schädigung der Haut verringert sich deren Vitamin-D-Produktivität. Die senile Haut kann mitunter nur noch vierzig oder fünfzig Prozent der Vitamin-D-Menge wie in der Jugend bilden.[18] Deshalb ist es besonders für ältere Menschen so wichtig, mittags jede Gelegenheit zu einem wohldosierten Sonnenbad zu nutzen.

Sonnenschutzmittel können die Vitamin-D-Synthese der Haut geradezu blockieren: Lichtschutzfaktor 8 verringert im Experiment die Vitamin-D-Bildung auf 2,5 Prozent (also auf ein $^{1}/_{40}$), Lichtschutzfaktor 15 verringert die Bildung von Vitamin D sogar auf 0,1 bis 0,5 Prozent (also auf $^{1}/_{200}$ bis $^{1}/_{1000}$).[19] Der Sonnenschutz durch Bräunung und Verdickung der Hornhaut verringert zwar ebenfalls deren Vitamin-D-Produktivität, allerdings nur auf die Hälfte oder ein Drittel bei gut gebräunter Haut, während diese einen Lichtschutzfaktor von 40 hat. Die Bräunung verringert also nur wenig die Vitamin-D-Produktivität und verspricht einen guten Schutz vor der Sonne, während Sonnenschutzmittel die Vitamin-D-Bildung blockieren und nur einen geringeren Lichtschutzfaktor gewähren. Aus diesem Grunde ist es stets besser, auf den hauteigenen Sonnenschutz durch allmähliche Anpassung zu setzen und zusätzlich die Haut mit Obst- und Gemüsekost zu schützen, was in der Summe einen Lichtschutzfaktor von über hundert ergibt.

Im Winter kann etwa fünf Monate lang aufgrund fehlender UVB-Strahlung kein Vitamin D gebildet werden. In Norddeutschland dauert die Zeit ohne UVB-Strahlung länger als in Süddeutschland, im Flachland länger als im Gebirge, in Städten mit Luftverschmutzung länger als auf dem Lande mit sauberer Luft. Im März und Oktober ist es mittags möglich, besonders an Sonnentagen mit klarer Luft, etwas Vitamin D zu bilden. Im April und September kann mittags schon recht viel Vitamin D gebildet werden, die Zeit von Mai bis August muß genutzt werden, um reichlich Vitamin D zu bilden.

Erst in den Breiten südlich von Rom ist ganzjährig UVB-Strahlung verfügbar, wo auch Ende Dezember die Sonne mittags einen Stand von über 45 ° erreicht. Somit bleibt im Winter zur Verbesserung des Vitamin-D-Status nur die Reise in den sonnigen Süden, die Benutzung von UV-Strahlern oder notfalls die Einnahme von Präparaten.

Woher erhält der Körper im Winter sein Vitamin D? Er muß von den gespeicherten Vorräten in der Leber, in den Muskeln und im Fettgewebe zehren. Das ist jedoch nur möglich, wenn im Sommer die Vitamin-D-Speicher durch regelmäßiges Sonnenbaden gut gefüllt wurden. Die Halbwertszeit, das ist die Zeit, bei welcher der Vitamin-D-Spiegel ohne Zufuhr auf die Hälfte sinkt, beträgt zwei bis vier Monate. Daher erreichen ohne Zufuhr nur wenige am Ende des Winters Werte von über 30 µg/l, was lediglich befriedigend, aber nicht optimal zur Erhaltung der Gesundheit ist. Bei den meisten sinken die Werte teils deutlich unter 30 µg/l, wodurch sie unter einem mehr oder weniger starken Mangel leiden.

Wie kann die Unterversorgung im Winter vermieden werden? Zunächst sollte man mit möglichst hohem Vitamin-D-Spiegel in die sonnenarme Jahreszeit gehen. Im Winter kann ein UV-Strahler genutzt oder eine Reise in den sonnigen Süden unternommen werden. Notfalls können auch Vitamin-D-Präparate eingenommen werden (wünschenswert sind

4000 IE). Schließlich ist es möglich, den Abfall des Vitamin-D-Spiegels im Winter etwas zu verlangsamen, indem täglich eine Avocado gegessen wird (300 bis 600 IE).

Unter Vitamin-D-Mangel leiden zunehmend auch Menschen in den sonnenreichen Tropen und Randtropen, wenn sie sich ganztags in geschlossenen Räumen aufhalten, wenn sie, statt zu Fuß zu gehen, in Autos und Bussen fahren, wenn sie ihre Haut durch Kleider bedecken oder sich sogar ganz verschleiern. Hochhäuser werfen Schatten, so daß Stadtbewohner weniger der Sonne ausgesetzt sind. Außerdem herrscht besonders in den großen Städten der Entwicklungsländer eine starke Luftverschmutzung, wodurch die UVB-Strahlungsintensität drastisch verringert wird. So wurde in der indischen Hauptstadt Delhi festgestellt, daß Kleinkinder in Stadtteilen mit der schlimmsten Luftverschmutzung nur über die Hälfte des Vitamin-D-Spiegels verfügten gegenüber Kleinkindern in den am wenigsten verschmutzten Stadtvierteln.[20] Hieraus wird deutlich, wie sehr Luftverschmutzung die Vitamin-D-Bildung beeinträchtigt.

Die Häufigkeit von Vitamin-D-Mangel

Ein Vitamin-D-Spiegel von unter 20 µg/l wird gewöhnlich als Mangel eingestuft. Doch das ist bereits als schwerer Mangel zu werten. Wirklicher Mangel besteht schon bei einem Vitamin-D-Spiegel von unter 30 µg/l, und eine optimale Versorgung ist erst bei über 50 µg/l gewährleistet.

Wie ist man darauf gekommen, die Mangelgrenze auf 20 µg/l festzusetzen? Dieser Wert beruht auf der Ermittlung des durchschnittlichen Vitamin-D-Spiegels von gesunden (und scheingesunden) Menschen. Diese Vorgehensweise erscheint auf den ersten Blick plausibel, denn wenn jemand gesund ist, dann muß er auch ausreichend mit Vitamin D versorgt sein. Doch diese Sicht ist trügerisch. Denn beginnende Erkrankungen können leicht übersehen oder auch bei gründlicher Untersuchung einfach nicht erkannt werden. Man denke nur daran, daß eine Krebserkrankung viele Jahre und sogar Jahrzehnte braucht, bis die Wucherung eine erkennbare Größe erreicht hat und schließlich Beschwerden bereitet. Die gegenwärtige Beschwerdefreiheit und Abwesenheit von Krankheiten bedeutet noch lange nicht, daß auch künftig Erkrankungen vermieden werden. Schließlich dauert es einige Zeit, bis sich degenerative Erkrankungen entwickelt haben und offensichtlich sind. Auch sei darauf verwiesen, daß in der Jugend ein Vitamin-D-Spiegel von 20 µg/l durchaus zur Vermeidung von Osteoporose genügen mag, nicht jedoch im Alter, wenn aufgrund der hormonellen Veränderungen Werte von mindestens 28 bis 32 µg/l erforderlich sind.

Außerdem ist es verfehlt, den durchschnittlichen Vitamin-D-Spiegel von Gesunden und Scheingesunden zu ermitteln, ohne danach zu fragen, ob und inwieweit die untersuchten Personen unter Sonnenmangel leiden. Denn wer dieses wichtige Lebensbedürfnis vernachlässigt, wird einen schlechteren Gesundheitszustand hinnehmen müssen und früher oder später auch unter Sonnenmangel-Erkrankungen leiden. Der Vitamin-D-Spiegel von Stadtbewohnern, die ihre Tage in geschlossenen Räumen verbringen und ihren Körper selten der UVB-Strahlung der Sonne aussetzen, eignet sich nicht dazu, um zum Maßstab erhoben zu werden. Allein der Vitamin-D-Spiegel von Gesunden, die sich regelmäßig sonnen, eignet sich als Bezugswert. Doch das hieße, einen Vitamin-D-Spiegel von

50 bis 90 µg/l als erstrebenswerten Standard festzulegen und Werte unter 40 bis 50 µg/l als Mangel zu akzeptieren.

Wie häufig ist Vitamin-D-Mangel? In Deutschland haben im Jahresdurchschnitt knapp 60 Prozent der Bewohner einen Vitamin-D-Spiegel von nicht einmal 20 µg/l, was bereits einen schweren Mangel bedeutet. Im Winter sind es erwartungsgemäß mehr (bis 80 Prozent bei Jugendlichen), und selbst im Sommer leiden immerhin 45 Prozent der Männer und 55 Prozent der Frauen unter einem schweren Mangel (unter 20 µg/l).[21] Diese Bilanz zeigt die weite Verbreitung des Sonnenmangels. Leider wird bei dieser Untersuchung keine Auskunft darüber gegeben, wie viele Menschen unter der kritischen Schwelle von 30 oder 40 µg/l liegen. Am Ende des Winters wohl alle, außer jenen, die ihren Urlaub im Süden verbracht haben, regelmäßig UV-Strahler nutzen oder täglich Vitamin-D-Präparate mit einer Dosierung von 4000 IE einnehmen.

Diese Ergebnisse werden durch andere Untersuchungen bestätigt. Das gilt auch für andere Länder. So wurden an der Universität Toronto in Kanada (wie Florenz auf dem 43. Breitengrad, also recht weit im Süden gelegen) folgende durchschnittliche Vitamin-D-Spiegel ermittelt: für Weiße europäischer Abstammung 22 µg/l, für Einwanderer aus China, Japan und Korea 14 µg/l, aus Indien und Pakistan sogar nur 12 µg/l.[22] Das sind sehr geringe Werte, wobei zu bedenken ist, daß viele logischerweise unter diesem Durchschnitt liegen und dadurch noch stärker gefährdet sind. Leider wurde versäumt, Afroamerikaner in diese Untersuchung einzubeziehen. Denn Schwarze haben normalerweise die schlechtesten Werte aufgrund der geringen Vitamin-D-Produktivität dunkler Haut, wodurch sie die knappe UVB-Bestrahlung im Norden

25 (OH)-Vitamin-D_3-Serumwert [µg/l]	Sommer	Winter
Miami (Florida, USA) – 26° nördl. Breite		
Männer (über 18 Jahre alt)	27 ± 10	23 ± 8
Boston (Massachusetts, USA) – 43° nördl. Breite		
weiße Frauen (20 bis 40 Jahre alt)	34 ± 13	24 ± 8
Boston (Massachusetts, USA) – 43° nördl. Breite		
schwarze Frauen (20 bis 40 Jahre alt)	16 ± 6	12 ± 8
Paris (Frankreich) – 51° nördl. Breite		
männliche Jugendliche	23 ± 8	8 ± 3

Durchschnittlicher Vitamin-D-Status für unterschiedliche Städte und Bevölkerungsgruppen im Sommer und im Winter. [23]

Vitamin-D-Status (in den USA)	[µg/l]
weiße Frauen	30,4
weiße Männer	33,2
aus Lateinamerika stammende Frauen	22,7
aus Lateinamerika stammende Männer	27,3
schwarze Frauen	18,1
schwarze Männer	20,9

Durchschnittlicher Vitamin-D-Status in den USA gemäß dem dritten National Health and Nutrition Survey (2005). [24]

Bei diesen Werten ist zu berücksichtigen, daß die dichtbesiedelten Gebiete der Nordstaaten auf der gleichen Höhe wie Italien und die Südstaaten auf der Höhe von Nordafrika liegen. Die USA werden gegenüber Deutschland mit UVB-Strahlung geradezu verwöhnt. Aufgrund ihrer Lebensweise haben trotzdem viele US-Bürger einen Vitamin-D-Mangel, besonders Schwarze. Entsprechend hoch ist ihr Risiko für Vitamin-D-Mangel-Erkrankungen.

schlechter ausnützen können. Schwarze sind an ein Leben in den Tropen und Randtropen angepaßt und nicht an die sonnenarmen Gebiete des Nordens.

Entscheidend ist jedoch die Lebensweise. Wer den ganzen Tag im Büro arbeitet, mit dem Auto oder dem Bus zur Arbeit fährt, und auch seine freie Zeit zu Hause verbringt, im Fitneß-Studio, in Gaststätten, in den schattigen Häuserschluchten der großen Städte, der leidet zwangsläufig unter Sonnen- und Vitamin-D-Mangel, selbst wenn er über helle Haut verfügt. Dann nützt es auch nichts, wenn man im sonnigen Singapur oder in Südafrika lebt. Die Gewohnheit, tagsüber die Sonne zu meiden, ist verhängnisvoll. Am schlimmsten ist es jedoch, wenn die Haut auch bei schönem Wetter beständig durch Kleidung bedeckt, wenn gar das Gesicht verschleiert ist. Deshalb haben Frauen in den sonnenreichen arabischen Ländern weitaus schlechtere Vitamin-D-Werte als die Bewohner im Norden Skandinaviens.

Die ungesunde Gewohnheit, auf Sonnenbäder zu verzichten, betrifft auch die meisten älteren Menschen, daher ihr schlechter Vitamin-D-Status, wodurch der gesundheitliche Verfall beschleunigt wird. Besonders schlimm steht es um die Insassen von Alters- und Pflegeheimen, deren Haut praktisch überhaupt nicht mehr der UVB-Bestrahlung ausgesetzt wird. Bei einer Untersuchung Hundertjähriger in Italien konnte bei 99 von 104 Personen überhaupt kein Vitamin D im Bluttest festgestellt werden, das heißt, 95 Prozent hatten weniger als den Schwellenwert von 2 µg/l.[25] Aber auch unter Jugendlichen nimmt die Zahl der Vitamin-D-Mangelpatienten zu, weil sie sich tagsüber selbst bei schönem Wetter immer mehr in ihren Wohnungen aufhalten, statt sich draußen zu sonnen. Auch Kinder in Krippen, Kindergärten und Schulen erhalten meist zu wenig Sonnenlicht. Es genügt nicht, die Pausen bekleidet auf dem Hof zu verbringen. Notwendig sind Sonnenbäder bei hohem Sonnenstand, bei denen möglichst große Hautflächen der UVB-Strahlung ausgesetzt werden. Aufgrund des Sonnenmangels nimmt mittlerweile die Zahl der Rachitisfälle wieder zu.[26]

Ebenso leiden Krankenhaus-Patienten oft unter einem Vitamin-D-Mangel. Eine Untersuchung im *Boston Massachusetts General Hospital* ergab, daß zwei Drittel aller Patienten unter einem schweren Mangel an Vitamin D litten, ohne daß dies zuvor erkannt worden war.[27] Dieser Mangel behindert und verlangsamt die Genesung.

Weitere Gründe für einen Vitamin-D-Mangel

Vitamin-D-Mangel kann neben unzureichender UVB-Bestrahlung der Haut auch andere Ursachen haben und durch falsche Ernährung und Lebensweise begünstigt werden:

Fettleibigkeit. Das fettlösliche Vitamin D wird vor allem in der Leber und im Fettgewebe gespeichert. Das reichlich vorhandene Fettgewebe saugt das neugebildete Vitamin D gleichsam auf, so daß im Blut weniger Vitamin D verbleibt.[28] Fettleibige Personen mit einem Vitamin-D-Mangel brauchen also mehr Sonnenbäder als schlanke Personen, um ihren Vitamin-D-Status zu verbessern. – Fettleibigkeit ist übrigens kein Schicksal. Übergewicht kann durch Obst- und Gemüsekost dauerhaft überwunden werden.

Koffein in Kaffee und schwarzem Tee, in Cola und Schokolade kann die Vitamin-D-Rezeptoren der Zellen blockieren und die Vitamin-D-Wirksamkeit beeinträchtigen.[29]

Getreidekost. In Tierversuchen, auch an Primaten, konnte nachgewiesen werden, daß ein hoher Getreideanteil im Futter den Vitamin-D-Stoffwechsel stört.[30] Epidemiologische Studien an Volksgruppen, die große Mengen ungesäuerter Vollkornprodukte verzehren, bestätigen diese Erkenntnisse. Bei Versuchspersonen mit täglicher Zugabe von 30 Gramm Weizenkleie zur Nahrung war nach nur einem Monat die Konzentration an aktivem Vitamin D (Calcitriol) erheblich vermindert. Daraus folgt eine deutlich schlechtere Kalziumverwertung. Die einzelnen Wirkmechanismen, auf welche Weise Getreidekost den Vitamin-D-Stoffwechsel stört, liegen noch im Dunkeln. Aber neuere Forschungen deuten darauf hin, daß bestimmte Stoffe in Getreidekörnern, wenn sie in die Leber gelangen, den Abbau des aktiven Vitamin D in unwirksame Substanzen beschleunigen, die schließlich über die Galle ausgeschieden werden.[31]

Nierenschäden können die Umwandlung von Vitamin D in seine aktive Form beeinträchtigen. Nierenschäden sind zumeist zurückzuführen auf Arzneigifte, die dauernde Belastung durch Umweltgifte, auf Schäden der Blutgefäße in den Nieren (Arteriosklerose) und Schäden des Bindegewebes aufgrund chronisch latenter Azidose infolge des reichlichen Verzehrs säurebildender Nahrungsmittel (Fleisch, Fisch, Käse, Eier, Brot usw.) und des Mangels an basenüberschüssigen Nahrungsmitteln (Obst und Gemüse). Auch Fäulnisgifte aus Bakterienherden an den Wurzeln toter Zähne können zu schweren Nierenschäden führen (mehr darüber in meinem Buch *Energieverlust und Krankheit durch Zahnherde*).

Leberschäden können die Umwandlung von Vitamin D_3 in Calcidiol beeinträchtigen. Auch die Speicherung von Vitamin D kann gestört werden. Leberschäden sind zumeist zurückzuführen auf Alkoholismus, Umweltgifte und Arzneigifte.[32]

Ist der Vitamin-D-Stoffwechsel aufgrund von Leberzirrhose oder Niereninsuffizienz gestört, muß 25(OH)-Cholecalciferol (Calcidiol) bzw. 1,25$(OH)_2$-Cholecalciferol (Calcitriol) als Präparat in der richtigen Dosierung verabreicht werden, um den Mangel auszugleichen. Die üblichen Vitamin-D-Präparate sind nicht geeignet, wenn die Umwandlung von Vitamin D in Calcidiol und Calcitriol gestört ist.

Arzneimittel, etwa krampflösende Medikamente wie Phenytoin oder Phenobarbital, können ebenfalls die Umwandlungsprozesse in der Leber stören.[33] Carbamezepin oder Rifampicin beeinträchtigen die Bildung von Vitamin D. Andere Arzneimittel beschleunigen die Ausscheidung von Vitamin D.[34] Viele Medikamente können bei Langzeitbehandlung die Leberfunktion verändern und schwerwiegend den Vitamin-D-Stoffwechsel stören.[35]

Falsches Sonnenbaden. Fehlt es an UVB-Strahlung aufgrund niedrigen Sonnenstandes (20 bis 40 °), Dunst und Luftverschmutzung, wird nicht die Bildung von Vitamin D angeregt, das in der Haut gespeicherte Prävitamin und Vitamin D jedoch durch intensive UVA-Strahlung zerstört. In der Regel genügt es, sich mittags bei Sonnenhöchststand eine Stunde zu sonnen, um eine maximale Konzentration an Prävitamin D in der Haut zu erreichen. Längeres Sonnenbaden schadet nur der Haut. Wird das Sonnenbad bis zum Abend fortgesetzt, kann die nach wie vor intensive UVA-Bestrahlung am späten Nachmittag die Konzentration an Prävitamin D in der Haut verringern. Exzessives Sonnenbaden leistet daher einen geringeren Beitrag zur Anhebung des Vitamin-D-Spiegels als wohldosiertes Sonnenbaden bei hohem Sonnenstand.

Gebrauch von Sonnenschutzmitteln, die in der Regel UVB-Strahlung ausfiltern und die Vitamin-D-Bildung blockieren, UVA-Strahlung jedoch weitgehend passieren lassen. Dadurch verringert sich ebenfalls die Konzentration an Prävitamin und Vitamin D in der Haut.

Verwendung fettlösender Seifen nach dem Sonnenbad. Bei UVB-Bestrahlung entsteht in der äußersten Hautschicht durch photochemische Reaktion Prävitamin D, das allmählich in die tieferen Hautregionen diffundiert, wo es schließlich vom Blut abtransportiert wird. Nach einem Tag ist dieser Vorgang zur Hälfte, nach drei bis vier Tagen vollständig erfolgt (Gleichgewichtszustand hinsichtlich der Konzentration an Prävitamin D zwischen äußerer Haut und Unterhaut). Seifen und Shampoos können die äußere Hautschicht etwas entfetten, wodurch auch ein Teil des fettlöslichen Prävitamin D verloren geht. Daher empfiehlt es sich, Körperreinigung nach dem Sonnenbad mit reinem Wasser durchzuführen und Seife nur zu benutzen, wenn es wirklich nötig ist, etwa zur Säuberung verschmutzter Hände.

Die Wirkungen des Vitamin D

Vitamin D erfüllt zahlreiche Aufgaben im Stoffwechsel und ist deshalb lebensnotwendig:

Regulierung des Kalzium- und Phosphathaushaltes. Vitamin D ist erforderlich, um die Kalziumkonzentration in der Zwischenzellflüssigkeit und im Blut in engen Grenzen zu halten. Kalzium muß in der richtigen Konzentration vorhanden sein, damit Enzyme wirken, enzymatisch gesteuerte Reaktionen störungsfrei ablaufen und die Mitochondrien arbeiten können, damit die Integrität der Zellmembranen erhalten bleibt und die Signale zwischen den Zellen übermittelt sowie neuronale und neuromuskuläre Übertragungsvorgänge nicht gestört werden. Auch zur Muskelkontraktion und Blutgerinnung wird Kalzium gebraucht. Die Regulierung des Kalziumspiegels im Blut und in der Zwischenzellflüssigkeit erfolgt über Hormone, hauptsächlich über das Parathormon-Vitamin-D-System. Fällt der Kalziumspiegel im Blutserum unter die kritische Grenze, so schütten die Hauptzellen der Nebenschilddrüse vermehrt Parathormone aus, welche die Synthese des stoffwechselwirksamen Calcitriols aus Vitamin D_3 steigern. Calcitriol erhöht die Kalziumaufnahme im Darm und die Rückgewinnung von Kalzium in den Nieren (gemeinsam mit dem Parathormon), so daß weniger Kalzium über den Urin ausgeschieden wird. Ist der Kalziumspiegel immer noch zu niedrig, wird mineralisierte Knochenmasse abgebaut und dadurch Kalzium und Phosphat freigesetzt. Bei Überlastung des Blutes mit Phosphat infolge vermehrter Phosphatfreisetzung aufgrund des Knochenabbaus wird die Phosphatrückgewinnung in den Nieren herabgesetzt und das überschüssige Phosphat ausgeschieden. Ansonsten könnte das Löslichkeitsprodukt von Kalzium und Phosphat überschritten werden. Kalzium und Phosphat würden in den Blutgefäßen ausfallen und kristallisieren, wodurch Blutgefäße und Bindegewebe zunehmend verkalken.

Verbesserung der Magnesiumaufnahme. Vitamin D verbessert nicht nur die Kalzium-, sondern auch die Magnesiumaufnahme und -verwertung.

Erhaltung fester Knochen. Ein guter Vitamin-D-Status ist erforderlich, um gesunde und feste Knochen zu erhalten und Osteoporose zu verhindern. Vitamin D verbessert die Kalzium- und Magnesiumaufnahme im Darm und reduziert die Kalziumausscheidung über die Nieren. Calcitriol verringert zudem die Aktivität der Osteoklasten und verhindert damit einen übermäßigen Knochenabbau.

Erhaltung der Zell- und Gewebegesundheit der endokrinen Drüsen. Calcitriol ist erforderlich für die Bildung von Insulin in der Bauchspeicheldrüse, für die Bildung und Ausschüttung von Schildrüsenhormonen sowie für die Sekretion des Parathormons in den Nebenschilddrüsen. So wurde bei Tieren mit Vitamin-D-Mangel festgestellt, daß die Insulinausschüttung schwer beeinträchtigt wird, während andere Pankreashormone nicht betroffen sind.[36] Anhaltender Vitamin-D-Mangel kann zu einer Wucherung der Nebenschilddrüsen führen und zu einer vermehrten Ausschüttung von Parathormonen, was unter anderem verminderte Knochendichte (Osteopenie) und Knochenschwund (Osteoporose) zur Folge hat, Nierensteine und Verkalkung des Bindegewebes, etwa in den Nieren, was bis zum Nierenversagen führen kann.[37]

Die von der Sonne bestrahlte Haut wirkt als endokrines Organ, das nicht nur Prävitamin D, also das „Hormon D" bildet, sondern auch die wohldosierte Ausschüttung anderer Hormone anregt. So erhöhen Sonnenbäder den Testosteron-Spiegel bei Männern und den Östrogen-Spiegel bei Frauen. Auch wird durch Sonnenlicht die Bildung östrogenähnlicher Substanzen unter der Haut angeregt.[38] Ebenso verbessert sich bei UVB-Bestrahlung die Wirksamkeit des Östrogens.[39]

Stärkung der Immunabwehr. Calcitriol stärkt die Abwehrkraft. Es verbessert die Vermehrung, Differenzierung und Immunfunktion von Makrophagen, Lymphozyten, Monozyten, antigenpräsentierenden und dendritischen Zellen. Bei Vitamin-D-Mangel besteht eine erhöhte Infektanfälligkeit.[40]

Verringertes Risiko für Autoimmunkrankheiten. Ein hoher Vitamin-D-Spiegel hilft dabei, Irritationen des Immunsystems zu vermeiden, die zu Autoimmunkrankheiten führen. Calcitriol hemmt die Entstehung chronischer Entzündungen der Darmschleimhaut, es verringert das Risiko für Diabetes mellitus, multiple Sklerose, Thyreoiditis (Schilddrüsenentzündung) oder Lupus erythematodes, eine Autoimmunerkrankung der Haut.[41]

Erhaltung der Zell- und Gewebegesundheit. Calcitriol konnte im Tierversuch multiple Sklerose verhindern bzw. bei bereits bestehender Erkrankung die weitere Verschlimmerung aufhalten.[42]

Erhaltung der Funktionstüchtigkeit der Muskeln. Calcitriol ist erforderlich für den Kalziumtransport in den Muskelzellen. Vitamin-D-Mangel kann zu einer Störung bei der Muskelanspannung und -entspannung führen. Ein schwerer Vitamin-D-Mangel (Osteomalazie und Rachitis) führt zu Muskelschwäche und mitunter sogar zu Muskelschwund. Bei Überwindung des Mangels verbessert sich der Muskeltonus auch ohne Training sichtlich. Deshalb können durch Heliotherapie Patienten mit Muskelschwäche schon nach kurzer Zeit einen guten Muskeltonus entwickeln. Vitamin D fördert die Entwicklung stärkerer Muskeln.[43]

Starker Vitamin-D-Mangel kann auch zu Herzmuskelschäden führen. Die Überwindung des Mangels vermag oftmals die Funktion des geschädigten Herzens zu verbessern.

Verbesserung der Blutbildung. Die Bildung roter Blutkörperchen wird durch Calcitriol gefördert.[44]

Senkung eines erhöhten Blutdruckes. Calcitriol beeinflußt das Renin-Angiotensin-System, welches Blutdruck und die Konzentration der Serumelektrolyte reguliert. Regelmäßiges

Sonnenbaden kann somit helfen, einen erhöhten Blutdruck zu senken und vielleicht sogar zu normalisieren.[45]

Verbesserung der Hautgesundheit. Calcitriol begünstigt die Vermehrung und Differenzierung der Keratinozyten, der hornbildenden Zellen der Oberhaut – ein Grund für die Heilwirkung des Sonnenlichts bei zahlreichen Hauterkrankungen.[46]

Unterdrückung von Tumorzellen. Calcitriol hemmt das Wachstum und die Teilung von Tumorzellen, es verhindert die Bildung von Metastasen. Anhaltender Vitamin-D-Mangel erhöht das Risiko, später an Krebs zu erkranken, und führt im Falle einer Krebserkrankung zu einer schnelleren Wucherung des Tumors. Vitamin D beeinflußt die Apoptose, den programmierten Zelltod: Gesunde Zellen werden vor der Selbstzerstörung geschützt (Vitamin D blockiert und erschwert die Apoptose), die Selbstzerstörung von kranken Zellen im Tumorgewebe wird begünstigt (Vitamin D löst die Apoptose aus und beschleunigt sie).[47]

Vitamin D unterstützt die Differenzierung der Zellen und ihre Anpassung an den Zelltyp des umgebenden Gewebes. Krebszellen fehlt diese Fähigkeit zur Anpassung, so daß der Tumor zu einem Fremdkörper im Gewebe wird.

Tumorgewebe wuchert in gesundes Gewebe hinein. Gesunde Zellen hingegen akzeptieren Grenzen und wachsen nicht in andere Gewebe. Vitamin D erschwert und verhindert die Wucherung in gesundes Gewebe.

Vitamin D verhindert die Bildung von neuen Blutgefäßen zur Versorgung des Tumors mit Nährstoffen, wodurch die Krebswucherung gebremst wird und sich sogar zurückbilden kann, wenn nämlich Krebszellen aufgrund von Nährstoffmangel absterben. Erstaunlicherweise übt Vitamin D diese Wirkung nur im Tumorgewebe und nicht in gesunden Geweben aus.[48]

Beeinflussung des Nervensystems. Calcitriol erhöht die Nervenleitgeschwindigkeit in den Motoneuronen, den Nervenbahnen, welche die Muskulatur durchziehen. Ein guter Vitamin-D-Status ist notwendig für blitzartige Reflexe, schnelle Bewegungen und eine gute Koordination der Muskeln. Das ist nicht nur für Sportler wichtig, sondern auch im Alltag, etwa um sich bei einem Sturz gut abzufangen und damit das Frakturrisiko zu verringern.[49]

Beeinflussung der Embryonalentwicklung. Calcitriol stimuliert die Ausschüttung von neurotropen Wachstumsfaktoren, die in der richtigen Menge für die normale Entwicklung des Gehirns notwendig sind. Mangelt es an Vitamin D, kann nicht nur die Gehirnentwicklung beeinträchtigt, sondern auch das körperliche Wachstum des Embryos verzögert werden. Bei Vitamin-D-Mangel besteht ein erhöhtes Risiko für die Geburt untergewichtiger und schwächlicher Kinder.[50]

Das Vitamin-D-Mangelsyndrom

Von einem Vitamin-D-Mangelsyndrom wird gesprochen, wenn der Vitamin-D-Spiegel (Calcidiol) unter 25 µg/l liegt und mindestens zwei der folgenden Erkrankungen bestehen: Osteoporose, Arteriosklerose (in der Folge Herz- und Kreislauf-Erkrankungen), Bluthochdruck, Autoimmunerkrankungen wie multiple Sklerose, Krebs (das gilt für 17 Krebstypen), Depression, chronische Müdigkeit und Schwäche sowie chronische Schmerzen. Bei starkem Vitamin-D-Mangel kann Osteomalazie (Knochenerweichung) hinzukommen, bei Kindern Rachitis genannt. Im Falle eines Vitamin-D-Mangelsyndroms empfiehlt es sich, den Vitamin-D-Spiegel auf mindestens 35, besser auf über 50 µg/l anzuheben. Das heißt jedoch nicht, daß allein damit die genannten Erkrankungen geheilt werden können, sondern lediglich, daß eine wesentliche Ursache beseitigt wird und sich damit die Heilungsaussichten des Patienten verbessern lassen.

Fünf Kriterien müssen erfüllt sein, damit eine Erkrankung dem Vitamin-D-Mangelsyndrom zugerechnet werden kann:

1. Epidemiologisch sicherer Nachweis, daß die Häufigkeit der Erkrankung mit zunehmender UVB-Bestrahlung zurückgeht.
2. Der Nachweis, daß die Erkrankung in der Regel mit einem niedrigen Vitamin-D-Spiegel einhergeht.
3. Der Nachweis, daß die fragliche Erkrankung normalerweise von einer oder mehreren Erkrankungen des Vitamin-D-Mangelsyndroms begleitet wird (Ko-Morbidität).
4. Eine solide Theorie, die erklärt, wie Vitamin-D-Mangel die fragliche Krankheit verursacht oder begünstigt.
5. Klinischer Nachweis, daß sich mit UVB-Bestrahlung oder erhöhter Vitamin-D-Zufuhr über Präparate der Gesundheitszustand der Patienten verbessern läßt.[51]

Behebung eines Vitamin-D-Mangels mit UV-Strahlern

Behoben werden kann ein Vitamin-D-Mangel am schnellsten und wirksamsten durch regelmäßige Sonnenbäder während der Mittagszeit. Im Winterhalbjahr ist das jedoch nicht möglich. Da nicht immer eine Reise in den Süden möglich ist und auch nicht bis zum nächsten Sommer gewartet werden darf, bleibt nur die Nutzung von UV-Strahlern oder die Einnahme von Vitamin-D-Präparaten.

Grundsätzlich besteht zwischen natürlicher und künstlicher UV-Strahlung kein Unterschied. Es ist egal, ob ein Photon von einem UV-Strahler oder von der Sonne stammt. Nachteilig bei UV-Strahlern sind jedoch der meist geringe UVB-Anteil, die hohe UVA-Strahlungsleistung (intensive Bestrahlung in kurzer Zeit), ungünstige Spektralverteilung mit nadelartigen Emissionsspitzen sowie elektrische Wechselfelder. Außerdem fehlt es an sichtbarem Licht und an infraroter Wärmestrahlung, die Reparaturenzyme in der Haut aktivieren.

UV-Strahler, wie sie in Solarien genutzt werden, regen bei ungebräunter Haut vom Typ 2 und Ganzkörperbestrahlung in etwa sechs Minuten die Bildung von 10 000 IE Vitamin D an, in zehn Minuten sind es 15 000 IE.[52] Bei zwei Bestrahlungen pro Woche kann der Vitamin-D-Spiegel schnell angehoben werden.

Zu bevorzugen sind UV-Strahler mit einem UVB-Anteil von 3 bis 5 Prozent, weil mit diesen die Vitamin-D-Bildung stärker stimuliert wird als bei Strahlern, welche konzipiert sind, um die Sofortpigmentierung anzuregen, und deren UVB-Anteil je nach Fabrikat lediglich 0,2 bis 0,5 Prozent beträgt. – Je höher der UVB-Anteil, desto kürzer die notwendige Bestrahlungszeit und desto geringer das Risiko einer übermäßigen UVA-Bestrahlung, welche die Hautalterung beschleunigt. Erinnert sei daran, daß bei einer Wellenlänge von 295 nm die UVB-Strahlung ihr Wirkungsmaximum erreicht und 18mal mehr Vitamin D gebildet wird als bei einer Wellenlänge von 310 nm. Darüber fällt die Produktivität weiter ab und oberhalb 315 nm vermag die Haut praktisch kein Vitamin D mehr zu bilden.

Bei der Nutzung von UV-Strahlern wird ein erhöhtes Melanomrisiko befürchtet. Die richtige Nutzung von UV-Strahlern geht jedoch ebenso wenig mit der Erhöhung des Melanomrisikos einher wie maßvolles Sonnenbaden (siehe Kapitel 16). Nur bei häufigem Sonnenbrand ist ein erhöhtes Melanomrisiko zu erwarten. Deshalb ist übermäßige Bestrahlung unbedingt zu vermeiden. Die bisher durchgeführten Untersuchungen weisen methodische Schwächen auf. Verläßliche Aussagen sind nur möglich, wenn Hauttyp, Häufigkeit der Bestrahlung, UVA- und UVB-Dosis, eventuelle Überdosen sowie Häufigkeit und Schwere der Hautverbrennungen erfaßt werden. So mußten frühere Untersuchungen revidiert werden, welche zu dem Ergebnis kamen, die Nutzung von UV-Strahlern erhöhten das Melanomrisiko.

Epidemiologische Untersuchungen kommen zu widersprüchlichen Ergebnissen: In Frankreich, wo höchstens 20 Prozent der Leute ins Sonnenstudio gehen, sei die Nutzung von UV-Strahlern mit einem um 19 Prozent erhöhten Melanomrisiko verbunden. In Schweden jedoch, wo über 80 Prozent Solarien nutzen, führe die Bestrahlung zur Verringerung des Melanomrisikos um 38 Prozent.[53] Dieses Ergebnis ist durchaus plausibel, weil Vitamin D als Antikrebs-Hormon wirkt und eine höhere Konzentration in der Haut das Melanomrisiko verringern sollte.

Die Furcht vor der Sonne und vor UV-Strahlern wird genährt durch Medien- und Anzeigenkampagnen finanzkräftiger Konzerne. So wurde 2007 eine gewaltige Anzeigenkampagne gegen Sonne und Solarien und für Sonnenschutzmittel durchgeführt unter Führung der *American Cancer Society* (Krebsgesellschaft der USA). Als Aufmacher diente eine junge Frau, die um ihre tote Schwester trauerte und ihr Bild an die Brust drückte: „Meine Schwester brachte sich versehentlich um. Sie starb an Hautkrebs!“ Das sorgte für große Betroffenheit und nährte die Angst vor Sonne und UV-Strahlung, nicht nur in den USA. In europäischen Ländern, auch in Deutschland, wurden Gesetze gefordert, wonach Jugendlichen unter 18 Jahren der Besuch von Solarien verboten werden sollte. – Doch bald erfuhr die Öffentlichkeit von dem Schwindel. Die Abgebildete war ein Fotomodell und ihre vermeintlich an Hautkrebs verstorbene Schwester war Fiktion. Die *New York Times* und das *Wall Street Journal* enthüllten später, daß die Anzeigenkampagne vom Sonnencreme-Hersteller Neutrogena finanziert wurde, einer Tochtergesellschaft des Kosmetikkonzerns Johnson & Johnson.[54]

Die maßvolle Benutzung von UV-Strahlern ist ungefährlich und sollte nach folgenden Grundsätzen geschehen:

- Bestrahlung nur, wenn keine UVB-Strahlung der Sonne verfügbar ist.
- Bestrahlung nur zur Behebung eines Vitamin-D-Mangels. UV-Strahler sollten nicht aus kosmetischen, sondern allein aus gesundheitlichen Gründen genutzt werden. Nicht die Bräunung der Haut sollte das Ziel sein, sondern die Anregung der Vitamin-D-Bildung. Eine leichte Bräunung ist zu tolerieren.
- Ausreichend hoher UVB-Anteil, keine übermäßige UVA-Dosisleistung, ansonsten wird die Hautalterung beschleunigt.
- Hautverbrennung durch eine Überdosis UVB-Strahlung ist zu vermeiden. Anzustreben ist eine Dosis von höchstens der halben Sonnenbrandschwelle. Vorteilhaft sind Geräte, bei denen neben den UV-Strahlern auch Rot- und Infrarot-Strahler angebracht sind.[55]

- Bestrahlung alle drei bis vier Tage wiederholen. Solange dauert es, bis die Haut das neu gebildete Vitamin D ans Blut abgegeben hat. – Anzustreben ist eine maßvolle UVB-Dosis bei häufiger Wiederholung.
- Bestrahlung einer möglichst großen Hautfläche zur Maximierung der Vitamin-D-Bildung (Ganzkörper-Bestrahlung). Gesicht und Hände müssen jedoch nicht bestrahlt werden, weil diese im Laufe des Lebens ohnehin genügend der UV-Strahlung der Sonne ausgesetzt ist und die UV-bedingte Alterung besonders der Gesichtshaut nicht beschleunigt werden soll.
- Keine Sonnenschutzmittel benutzen, denn diese blockieren die Vitamin-D-Bildung.
- Auf Kosmetika vor der Bestrahlung verzichten, denn strahlungsbedingte Zersetzungsprodukte können toxisch sein und damit hautschädigend wirken.
- Schutzbrille tragen. Den Anweisungen des Herstellers folgen, besonders hinsichtlich maximaler Bestrahlungszeit und des richtigen Abstandes zum Strahler.
- Zertifizierte Solarien bevorzugen, wo geschultes Personal in der Lage ist, die Nutzer zu beraten und die richtige Bestahlungszeit festzulegen (Gütesiegel des Bundesamtes für Strahlenschutz, Qualitätssiegel Geprüftes Sonnenstudio). Eine EU-Verordnung erlaubt für alle neuen Geräte nur noch eine UV-Strahlungsintensität wie die der Sonne im Zenit.

Der Einwand, die üblichen UV-Strahler erhöhten nur unwesentlich den Vitamin-D-Spiegel, ist falsch, wie einige Studien belegen. Bei einer Untersuchung in Dänemark wurden UV-Strahler mit 0,5 und 1,4 Prozent UVB-Anteil genutzt. Die Versuchspersonen wurden viermal für je sechs Minuten und weitere viermal für je zwölf Minuten der Strahlung ausgesetzt, jeweils in Abständen von zwei bis vier Tagen. Das Ergebnis zeigt, wie in Abhängigkeit vom UVB-Anteil der Vitamin-D-Spiegel angehoben wird, also auch bei Strahlern mit sehr geringem UVB-Anteil:

1. Gruppe 1 (Strahler mit 0,5 % UV-Anteil): Erhöhung des Vitamin-D-Spiegels um 5 µg/l.
2. Gruppe 2 (Strahler mit 1,4 % UV-Anteil): Erhöhung des Vitamin-D-Spiegels um 11 µg/l.
3. Kontrollgruppe: Vitamin-D-Spiegel unverändert.[56]

Zum Vergleich sei ergänzt: Hierzulande hat die Sonnenstrahlung mittags im Hochsommer einen UVB-Anteil von etwas über 5 Prozent.

Behebung eines Vitamin-D-Mangels mit Präparaten

Notfalls kann ein Mangel auch mit Vitamin-D-Präparaten behoben werden. Ohne UVB-Bestrahlung der Haut ist eine Zufuhr von 4000 IE wünschenswert. Bei starkem Mangel ist zur Überprüfung periodisch der Vitamin-D-Status zu ermitteln, um gegebenenfalls die Dosierung zu ändern. Vitamin D_2 als Präparat ist weniger wirksam als Vitamin D_3.

Auf *Multivitaminpräparate* sollte verzichtet werden. Erstens ist die Vitamin-D-Dosis gewöhnlich viel zu gering, um einen Mangel zu beheben und die wünschenswerte Zufuhr zu erreichen. Zweitens beeinträchtigt das ebenfalls enthaltene Vitamin A die Verwertung von Vitamin D. Drittens ist wegen der Gefahr einer Vitamin-A-Vergiftung von der Erhöhung einer Dosierung abzusehen. Viertens werden andere Vitamine zugeführt, die gar nicht gebraucht werden. Auch dies kann schädlich sein.

Lebertran war früher, als es noch keine Präparate gab, das Mittel der Wahl, um einen Vitamin-D-Mangel zu beheben. Doch enthält Lebentran viel Vitamin A, wodurch die Wirksamkeit von Vitamin D verringert wird. Schon bei relativ geringen Mengen droht langfristig eine Überlastung und Vergiftung mit Vitamin A. Die kritische Schwelle kann bei Schwangeren bei täglicher Einnahme von nur 12 Gramm (ein Eßlöffel) Lebertran langfristig erreicht werden. Außerdem sei daran erinnert, daß Lebertran Umweltgifte enthält, weshalb es besser ist, auf dieses scheußlich schmeckende Leberöl zu verzichten.

Fischverzehr leistet hinsichtlich der Vitamin-D-Versorgung weniger, als man sich gewöhnlich davon verspricht. Um den wünschenswerten Bedarf zu decken, müßten täglich ein bis zwei Kilogramm fetter Fisch gegessen werden, was schon allein aufgrund der Belastung mit Umweltgiften nicht zu empfehlen ist. Außerdem sind die Weltmeere schon heute überfischt. Eine Steigerung des Fischkonsums ist illusorisch.

Was ist von *angereicherten Nahrungsmitteln* zu halten? Deren Vitamin-D-Gehalt ist viel zu gering, um einen Mangel beheben und den wünschenswerten Bedarf decken zu können. In Deutschland werden nur Babynahrung und Margarine (mit maximal 2,5 µg Vitamin D/100g) angereichert. Selbst in den USA, wo viele Nahrungsmittel mehr oder weniger mit Vitamin D angereichert sind, werden im Durchschnitt nur 6 bis 8 µg (240 bis 320 IE) Vitamin D täglich aufgenommen, davon 3 bis 5 µg als künstlich zugefügtes Vitamin D. Das ist viel zu wenig. Man vergleiche das mit 250 bis 1250 µg (10000 bis 50000 IE) Vitamin D, die bei hohem Sonnenstand und Ganzkörperbestrahlung bei einem einzigen Sonnenbad gebildet werden.

Ein weiterer Grund, der gegen angereicherte Nahrungsmittel spricht, besteht darin, daß die Ernährungsgewohnheiten unterschiedlich sind: Manche Personen mit einem Vitamin-D-Mangel bevorzugen Nahrungsmittel ohne Vitamin D, während andere ohne einen Vitamin-D-Mangel unnötigerweise angereicherte Nahrungsmittel essen. Bei Vitamin-D-Mangel und fehlender UVB-Strahlung im Winter ist die individuell richtig dosierte Einnahme von Vitamin-D-Präparaten stets dem Verzehr angereicherter Nahrungsmittel vorzuziehen.

Vitamin-D-Präparate bieten nur Abhilfe bei Vitamin-D-Mangel, können jedoch nicht die Sonne mit ihren vielfältigen gesundheitsfördernden Wirkungen ersetzen. Die Einnahme von Vitamin-D-Präparaten verführt leicht zu der Illusion, das Problem sei gelöst und man habe genug für seine Gesundheit getan. Vitamin-D-Präparate sind nur sinnvoll, wenn im Winter keine UVB-Strahlung der Sonne verfügbar ist und keine UVB-Strahler genutzt werden können, wenn ein Vitamin-D-Mangel jedoch umgehend behoben werden muß – etwa bei schwerkranken Patienten oder pflegebedürftigen Personen.

Die UVB-Strahlung der Sonne verspricht gegenüber der Einnahme von Vitamin-D-Präparaten viele Vorteile:

- Die Sonne ist kostenlos. – Vitamin-D-Präparate sind zwar preiswert, aber die periodische Ermittlung des Vitamin-D-Status, die zur Erfolgskontrolle und Anpassung der Dosierung nötig ist, kostet auch Geld.
- Eine Überdosierung mit Vitamin D ist beim Sonnenbaden nicht möglich.
- Die Vitamin-D-Konzentration in der Haut ist bei Besonnung höher als bei der Einnahme von Vitamin D in einer äquivalenten Dosis, bei welcher der Vitamin-D-Spiegel auf das gleiche Niveau angehoben wird.

- Regelmäßiges Sonnenbaden bei hohem Sonnenstand verspricht einen guten Vitamin-D-Status. Vitamin-D-Präparate werden hingegen in den meisten Fällen zu niedrig dosiert. Krankenhaus-Patienten, die regelmäßig über Multivitamintabletten 10 µg Vitamin D täglich erhielten, litten trotzdem in 46 Prozent der Fälle unter Vitamin-D-Mangel, ein Drittel sogar unter starkem Mangel.[57]
- Präparate können Verunreinigungen und schädliche Zusatzstoffe enthalten.
- Selbstgebildetes Vitamin D vermag der Körper besser zu speichern. Der Vitamin-D-Spiegel fällt langsamer, wenn weitere Bestrahlung und Zufuhr ausbleibt. Mit der Nahrung oder über Präparate aufgenommenes Vitamin D wird schneller wieder ausgeschieden.[58]
- Ein niedriger Kalzium- und Phosphatgehalt im Blut kann durch UVB-Strahlung recht schnell angehoben und den optimalen Werten angenähert werden. Vitamin-D-Präparate wirken langsamer und sind deshalb weniger effektiv.[59]

Vermeintliche Vitamin-D-Vergiftung

Eine Vitamin-D-Vergiftung durch übermäßige UVB-Bestrahlung ist nicht möglich, weil die Bildung von Prävitamin D_3 in der Haut begrenzt ist (Gleichgewicht der Reaktionsgeschwindigkeit bei der Bildung und dem Zerfall von Prävitamin D_3). Durch längere Bestrahlung kann die Bildung von Vitamin D nicht weiter gesteigert werden. Das schadet nur der Haut und führt bei entsprechender Dosis zum Sonnenbrand.

Die Zufuhr über Vitamin-D-Präparate kann bei hohen Dosen toxisch wirken. Tierversuche legen die Vermutung nahe, daß die kritische Dosis möglicherweise erst bei 500 µg (20 000 IE) pro Kilogramm Körpergewicht erreicht ist. Das entspräche für einen 70 Kilogramm schweren Menschen einer Zufuhr von 35 000 µg (1 400 000 IE) Vitamin D. Die tödliche Dosis (LD 50: tödlich für 50 Prozent der Versuchstiere) liegt für Hunde bei 88 000 µg (3 500 000 IE) pro Kilogramm Körpergewicht. Das wäre bei einem 70 Kilogramm schweren Menschen die extrem hohe Dosis von 6 160 000 µg (250 000 000 IE) Vitamin D. Zum Vergleich: Die übliche Dosierung beträgt 10 µg (400 IE) und eher selten werden 100 µg (4000 IE) verordnet.

Bei einer Vitamin-D-Zufuhr über längere Zeit dürften 1000 µg (40 000 IE) möglicherweise die kritische Schwelle darstellen. Daraus folgt, daß keine übermäßig großen Vitamin-D-Mengen eingenommen werden dürfen, wenn man sich auch der UVB-Strahlung der Sonne aussetzt. Es sind nur solche Vitamin-D-Mengen zuzuführen, wie sie der Körper beim Sonnenbaden normalerweise bildet.[60]

Es gibt allerdings Personen mit einem krankhaft erhöhten Parathormon-Spiegel (etwa aufgrund eines Hyperparathyreoidismus), die außerordentlich empfindlich auf die Zufuhr von Vitamin D reagieren, wonach deren Kalziumspiegel im Blut steigt. Dabei handelt es sich jedoch strenggenommen nicht um eine Vitamin-D-Vergiftung, sondern um eine Vitamin-D-Hypersensibilität. Auch kann infolge einer Störung des Hormonhaushaltes vermehrt Calcidiol in Calcitriol umgewandelt werden, wodurch ebenfalls der Kalziumspiegel krankhaft erhöht wird und in der Folge die Kalkablagerung in Blutgefäßen und Bindegewebe begünstigt wird.

Kapitel 8

Bessere Entgiftung des Körpers und bessere Mineralstoffversorgung

Am wichtigsten für die Erhaltung der Gesundheit und der Lebenskraft sind Sonnenlicht und frische Luft.

OTTO CARQUE

Sonnenlicht fördert die Entgiftung des Körpers

Die Sonnenbestrahlung der Haut regt den Körper zu verstärkter Ausscheidung von Umweltgiften an. Je höher die Dosis, desto besser die Entgiftungswirkung.[1] Die Haut darf dabei natürlich nicht geschädigt werden.

Tierversuche ergaben, daß eine gute Entgiftung erreicht wird, wenn die Besonnung einige Wochen vor der Vergiftung begonnen wurde. Untersucht wurde die Entgiftungsrate bei Schwermetallen wie Blei, Quecksilber, Kobalt, Mangan und Cadmium, bei Pestiziden wie Hexachlorbenzol und Methylmercaptophosphat, bei Quarz- und Kohlenstaub sowie Fluor, Benzol und Tetrachlorkohlenstoff. Die den Tieren verabreichten Mengen reichten bei den Kontrollgruppen ohne Sonnenlicht für eine schleichende, chronische Vergiftung. Bei optimaler Besonnung konnten die Tiere viele Gifte zehn- bis zwanzigmal besser ausscheiden als die Tiere der Kontrollgruppen unter Kunstlicht. Diese bemerkenswerten Ergebnisse zeigen, daß allein zum Zwecke der Entgiftung regelmäßiges Sonnenbaden notwendig ist. Bei Blei verdoppelte sich durch Besonnung die Entgiftungskapazität.[2] Auch vermochten die Versuchstiere eingeatmeten Gesteins- und Kohlenstaub besser aus den Lungen auszuscheiden.[3]

Vitamin D verringert die Giftwirkung von Fluoriden. Es schützt die Embryos von trächtigen Versuchstieren, die Fluoriden ausgesetzt wurden.[4]

Sonnenlicht verbessert die Mineralstoffaufnahme

Regelmäßige UV-Bestrahlung verbessert den Vitamin-D-Status, wodurch die Aufnahme von Kalzium und Magnesium im Darm verbessert wird. Außerdem wird die Rückgewinnung dieser Mineralstoffe in den Nieren erhöht, so daß die Kalzium- und Magnesiumverluste über den Urin verringert werden.

Magnesium erfüllt viele Aufgaben im Organismus. Neben der Stabilisierung der Zellmembranen hilft es beim Transport von Nährstoffen in die Zellen und von Stoffwechselabfällen aus den Zellen. Magnesium ist zur Muskelarbeit notwendig und verhindert Krämpfe; es ist erforderlich zur Übertragung von Nervensignalen sowie zur raschen Regeneration nach körperlicher Anstrengung. Magnesium wird zur wohldosierten Bildung von Hormonen benötigt. Bei Magnesiummangel können vermehrt Streßhormone ausgeschüttet werden, so daß sich die Empfindlichkeit gegenüber Streß erhöht. Magnesiummangel kann zu Nervenerkrankungen und psychischen Störungen führen, zu dauerndem Trübsinn, Schlaflosigkeit, Erschöpfung und Ermüdung, zu Reizbarkeit und Aggressivität.

Magnesium ist erforderlich zur Erhaltung gesunder Blutgefäße, für den ungestörten Cholesterinstoffwechsel und für die Regulierung des Blutzuckers. Magnesiummangel kann zu Bluthochdruck führen, zu einem Anstieg des Cholesterin- und Fettspiegels im Blut, zu Verkalkung und damit zum Verschluß von Blutgefäßen, was Herzinfarkt oder Schlaganfall zur Folge haben kann.

Magnesium aktiviert mehr als dreihundert Enzyme, es ist zur Eiweiß- und Kollagensynthese erforderlich und wird deshalb zum Knochen- und Knorpelaufbau benötigt. Magnesiummangel kann den Aufbau von Knochenmasse und Kollagenfasern beeinträchtigen, wodurch sich die Bruchfestigkeit der Knochen verringert. Magnesiummangel kann außerdem den Aufbau und die Regeneration der Gelenkknorpel beeinträchtigen und blockieren, so daß es zu Arthrose und Arthritis kommt (mehr darüber in meinen Büchern *Osteoporose* sowie *Rückenschmerzen, Bandscheibenschäden und Gelenkerkrankungen*). – Leider essen viele Menschen zu wenig Obst und Gemüse und statt dessen zu viel magnesiumarme Nahrungsmittel wie Süßigkeiten und Weißmehlerzeugnisse, wodurch sie sich zu wenig Magnesium zuführen. Verschlimmert wird die unzureichende Zufuhr durch eine beeinträchtigte Magnesiumaufnahme im Darm aufgrund eines Vitamin-D-Mangels; daher ist es kein Wunder, daß so viele Menschen dauernd unter einem latenten Magnesiummangel leiden. Dieser kann jedoch leicht überwunden werden durch Obst- und Gemüsekost sowie durch regelmäßiges Sonnenbaden.

Auch Spurenelemente können bei einem hohen Vitamin-D-Spiegel besser verwertet werden. Das gilt für Kupfer, Molybdän und Mangan. Durch regelmäßige Besonnung konnten beispielsweise die Kupferdepots in der Leber besser mobilisiert werden, so daß sich der Kupfergehalt im Blut beinahe verdreifachte und in Muskeln, Herz, Knochen und anderen Geweben verdoppelte. Kupfer ist Bestandteil vieler Enzyme und daher ein lebensnotwendiges Spurenelement. Die Energienutzung in den Mitochondrien ist kupferabhängig, auch die Synthese von Proteinen, die am Sauerstofftransport mitwirken, erfordert Kupfer.[5]

Zusammenfassung: Regelmäßiges Sonnenbaden ist für die bessere Ausscheidung von Giftstoffen und für die Aufrechterhaltung eines gesundheitsfördernden Mineralstoffhaushalts notwendig. Das Sonnenbaden allein genügt jedoch nicht für eine gute Versorgung mit Mineralstoffen und Spurenelementen. Entscheidend ist eine Ernährung mit ausreichend reifem Obst und frischem Gemüse.

Kapitel 9

Stärkung der Abwehrkraft

Sonnenlicht ist die beste Medizin.

MICHAEL HOLICK

Regelmäßige Sonnenbäder stärken die Abwehrkraft. Diese Erkenntnis veranlaßte den englischen Arzt und Buchautor DAMIEN DOWNING zu der Formulierung *aquired immune efficiency* (erworbene Immunstärke durch Sonnenlicht) in Anspielung auf *acquired immunodeficiency syndrome* (AIDS, erworbene Immunschwäche durch Drogenkonsum usw.). In der Tat ist die Haut eines der wichtigsten Organe für das Immunsystem. Die Haut und Schleimhäute sind die erste Bastion zur Abwehr von Mikroorganismen.

Regelmäßige Sonnenbäder stärken die Abwehrkraft auf vielfältige Weise:

1. Weiße Blutkörperchen und Lymphozyten können bei Bedarf vermehrt gebildet werden.

2. Die Aktivität der Lymphozyten kann bei angespannter Immunabwehr gesteigert werden. Die Lymphozyten können vermehrt Interferon bilden, eine Substanz, mit der Viren unter Kontrolle gehalten werden. (Das englische Wort *interfere* bedeutet eingreifen, stören. Mittels Interferon-Verbindungen unterbindet der Körper die Vermehrung von Viren.)

3. Die Sauerstoffversorgung im Blut und im Gewebe wird verbessert. Dadurch kann die Aktivität der weißen Blutkörperchen zur Vernichtung von pathogenen Mikroorganismen gesteigert werden.[1]

4. Es können mehr Antikörper, vor allem Gamma-Globuline, gebildet werden.[2] Bei Versuchstieren hielt dieser Effekt bis zu drei Wochen nach der UV-Bestrahlung an.[3]

5. Die Fähigkeit der Phagozyten (Freßzellen), Mikroorganismen zu vernichten, kann sich bei regelmäßiger UV-Bestrahlung verdoppeln.[4]

6. Regelmäßiges Sonnenbaden verbessert die Fähigkeit des Körpers, Stoffwechselgifte auszuscheiden und das Bindegewebe rein und funktionstüchtig zu erhalten. Ansonsten besteht die Gefahr der Ablagerung saurer Stoffwechselgifte, oxidierter Fette, denaturierter Proteine und von Molekülabfällen im Bindegewebe, worauf der Körper möglicherweise mit einer konstruktiven Krankheit, also mit Entgiftung reagiert: Grippe, Schnupfen, Entzündung, Fieber und dergleichen. Dies dürfte einer der Gründe sein, weshalb im Sommer weitaus weniger Grippefälle zu beobachten sind als im Winter.[5]

7. Umweltgifte wie Pestizide und Schwermetalle können mittels ausgiebiger Sonnenbäder besser ausgeschieden werden. Viele dieser Gifte schwächen das Immunsystem.[6]

8. Bei anhaltendem Sonnenmangel kann sich das Blutbild verändern, wobei die Fibrinkonzentration und die Zahl der roten Blutkörperchen abnimmt und sogar schwerwiegende Formen anämischer Krankheiten entstehen können, die mit einer Schwächung des Immunsystems einhergehen.[7]

9. Vitamin D, das bei UVB-Bestrahlung in der Haut gebildet wird, versetzt die Abwehrzellen in die Lage, entsprechend des Bedarfs Kathelicidin (in den Leukozyten) und Defensin

(in den Phagozyten) zu bilden, zwei außerordentlich starke körpereigene Antibiotika. Kathelicidin übt außerdem eine Alarmfunktion auf das adaptive Immunsystem aus (in dieser Funktion wird es Alarmin genannt), es aktiviert die Abwehrzellen und stimuliert an Ort und Stelle die massenhafte Bildung von Abwehrzellen, etwa bei einer Hautverletzung, so daß Mikroben normalerweise keine Chance haben und sofort vernichtet werden.[8] Vitamin-D-Mangel schwächt daher stets das Immunsystem. – Eine starke körpereigene Abwehr hat den Vorteil, daß die Antibiotika nur an Ort und Stelle und in der benötigten Menge gebildet werden, anders als bei der Einnahme pharmazeutisch hergestellter Antibiotika, mit denen gleich der ganze Körper vergiftet wird, um lokal eingedrungene Mikroben oder Bakterienkolonien abzutöten.

10. Vitamin D fördert die Differenzierung der Lymphozyten in ihre verschiedenen Typen sowie deren Reifung.

11. Vitamin D wirkt als immunregulierendes Hormon und verhindert die Fehlfunktion der Immunabwehr, etwa den Angriff der Abwehrzellen auf körpereigenes Gewebe bei Autoimmunreaktionen.

Um die Abwehrkraft des Körpers zu stärken, ist also ein guter Vitamin-D-Status durch regelmäßiges Sonnenbaden erforderlich. Dies ist besonders wichtig für die Immunabwehr der empfindlichen Schleimhäute in den Atmungsorganen. So ist es kein Wunder, wenn Patienten mit Bronchitis oder Lungenentzündung in der Regel einen schlechten Vitamin-D-Status haben. Auch Patienten mit Tuberkulose haben üblicherweise einen niedrigen Vitamin-D-Spiegel. Mit Hilfe der Sonnentherapie im Hochgebirge konnte schon früher, als es noch keine Präparate und keine Höhensonne gab, der Vitamin-D-Spiegel angehoben werden, damit die Abwehrkraft gestärkt und letztlich die Tuberkulose überwunden wird. Auch die Tatsache, daß sich Erkrankungen der Atmungsorgane in den Wintermonaten häufen, läßt erahnen, in welch hohem Maße die Sonne und der mit den Jahreszeiten schwankende Vitamin-D-Spiegel die Abwehrkraft beeinflußt. Besonders ältere Menschen mit einem schwachen Abwehrsystem sind am Ende des Winters gefährdet. Ein erhöhtes Infektrisiko besteht natürlich auch im Sommer, wenn auf das Sonnenbaden verzichtet wird und der Vitamin-D-Spiegel auf niedrigem Niveau verbleibt.

Regelmäßiges Sonnenbaden stärkt über einen hohen Vitamin-D-Spiegel nachhaltig die Abwehr. Das Immunsystem wird geradezu scharf gemacht. Die Nebenwirkungen sind ausnahmslos positiv. Regelmäßige und maßvolle Sonnenbäder leisten mehr als sämtliche Impfungen, die bekanntlich zu bleibenden Schäden führen, stets Giftstoffe enthalten (z.B. Konservierungsstoffe), die das Immunsystem schwächen. Impfungen sind oftmals auch vergeblich, wie man z.B. von Grippeimpfungen weiß. Auch helfen Sonne und Licht dabei, Erkrankungen vorbeugend zu vermeiden, gegen die man sonst versucht ist, mit Antibiotika vorzugehen. Natürlich genügt nicht das Sonnenbaden allein, um eine gute Immunität zu erlangen. Auch Bewegung an frischer Luft, Hygiene und Frischkost-Ernährung mit Obst und Gemüse sind erforderlich, um von Infektionserkrankungen verschont zu bleiben.

Bei schweren Erkrankungen, etwa bei einer Lungenentzündung, ist jedoch auf Sonne zu verzichten und vielmehr strenge Bettruhe, viel Schlaf und Fasten notwendig. Mit dem Sonnenbaden darf erst wieder begonnen werden, wenn der Kranke soweit genesen ist, daß er sich nach Licht und Sonne sehnt.

Eine Anekdote sei an dieser Stelle angefügt: Der Lichtforscher John Ott bemerkte beim Besuch des Meeresaquariums in Miami schwarze UV-Strahler. Ein Gespräch mit dem Direktor und dem wissenschaftlichen Personal ergab, daß diese Strahler anfangs nur aus dekorativen Gründen eingesetzt wurden, um die Farben der Fische stärker zur Geltung zu bringen. Doch mit dem UV-Licht, das zusammen mit dem sichtbaren Licht im Tagesrhythmus an- und ausgeschaltet wurde, konnte das Immunsystem der Fische derart gestärkt werden, daß es keine Ausfälle durch Infektionskrankheiten mehr gab – die ansonsten bei der Haltung tropischer Fische beträchtlich sein können. Die Fische blieben gesund.[9] Forschungen im Zoo von Houston, Texas, zeigten ebenfalls, daß Lurche und Reptilien unter vollem Lichtspektrum aktiver wurden. Damit gelang es, bestimmte Schlangen zum Fressen zu bewegen, die ansonsten die Nahrung verweigern und deshalb schwer in Gefangenschaft zu halten sind. Das Problem konnte also durch Tageslicht gelöst werden. Im Bronx-Zoo von New York gelang es unter Vollspektrumbeleuchtung mit UV-Licht, seltene Vögel zur Paarung und Vermehrung zu bringen, was unter Kunstlicht zuvor niemals gelang. Im Zoo von Syracuse experimentierte man ebenfalls mit Tageslicht, die Gänse vermehrten sich besser, ebenso Schafe, Hirsche, Bären, Känguruhs und Schimpansen.[10]

Klinische Experimente bestätigen, daß Sonnenlicht die Abwehrkraft steigert. Studenten, die sich selbst als empfänglich für Erkältungskrankheiten bezeichneten, wurden einmal pro Woche mit UV-Licht bestrahlt. Die Häufigkeit der „Erkältungskrankheiten" ging um 28 Prozent zurück.[11] Ähnliche Ergebnisse wurden bei Schülern erzielt, in deren Zimmern UV-Lampen angebracht worden waren. Bei russischen Fabrikarbeitern konnten die krankheitsbedingten Fehlzeiten durch UV-Bestrahlung halbiert werden.[12] Bei der amerikanischen Marine wurde nachgewiesen, daß Atemwegserkrankungen in Zimmern mit UV-Licht um 25 Prozent zurückgingen.[13]

John Ott berichtet von einer Grippewelle in Florida während des Winters 1968/69. Es gab so viele Grippekranke, daß zahlreiche Supermärkte, öffentliche Einrichtungen und sogar Abteilungen des Krankenhauses in Sarasota geschlossen werden mußten, weil zu viele Krankenschwestern und Ärzte erkrankt waren. Von der Grippewelle weitgehend verschont blieben Menschen, die im Freien arbeiteten oder lebten, die also das gesamte Jahr über genug Sonne erhielten. In einem Unternehmen, in dem alle Beschäftigten einen sonnigen Arbeitsplatz hatten, erkrankte kein einziger der hundert Mitarbeiter. Alle blieben gesund und leistungsfähig. Eine nachträgliche Untersuchung ergab, daß Sonne und helles Tageslicht für den guten Gesundheitszustand der Mitarbeiter ausschlaggebend waren, denn andere Faktoren wie Ernährung und Lebensweise unterschieden sich nicht von denen der übrigen Bevölkerung.[14] – Sonnendurchflutete Büro- und Arbeitsräume sind eine Wohltat für die Beschäftigten und lohnen sich daher für jeden Unternehmer.

Dr. Carl Sonne experimentierte mit Meerschweinchen, denen er Kulturen mit Diphtherie-Bakterien samt Diphtherietoxinen verabreichte. Sonnenbäder ließen die Tiere Infektion und Vergiftung ohne Fieber überstehen, während die Tiere der Kontrollgruppe ohne Sonnenlicht mehrere Tage fieberten.[15]

Der dänische Wissenschaftler Thorwald Madsen hat bei seiner Durchsicht medizinischer Forschungsergebnisse herausgefunden, daß der Mensch körperlich am besten in den Tropen gedeiht. In gemäßigten Breiten ist die Gesundheit im Sommer weitaus besser als im Winter. Die über 37 Jahre laufende Untersuchung belegt, daß die meisten Krankheiten, vor allem Infektionskrankheiten, in den sonnenarmen Wintermonaten auftreten. Am Ende des Winters, wenn die Lebenskräfte aufgrund des langen Sonnenmangels schwinden, waren insgesamt die höchsten Krankenzahlen zu verzeichnen. Im September hingegen, am Ende des Sommers, die niedrigsten. MADSEN zog die Schlußfolgerung: Je weniger Sonne, desto höher die Krankheitsanfälligkeit und um so schlechter die allgemeine gesundheitliche Verfassung.[16]

Die höchste Krankheitsanfälligkeit und geringste Lebenserwartung ist bei Menschen zu verzeichnen, die lebenslang in engbebauten Stadtvierteln wohnen. Das gilt besonders für die Säuglings- und Kindersterblichkeit. Gebirgsbewohner an Südhängen sind meist kräftiger und gesünder als die Bewohner der Nordhänge und tiefen Täler, die ständig zu wenig Sonne erhalten. Krankheiten, die durch Mangel an Sonnenlicht begünstigt werden, treten dort gehäuft auf.[17]

Ein schlechter Vitamin-D-Status geht nicht nur mit einer Schwächung der Abwehrkraft einher, er ist außerdem ein Risikofaktor für Autoimmunkrankheiten: Falsch programmierte T-Zellen greifen körpereigene Gewebe und Organe an und können sie schließlich zerstören. Damit ist Sonnenmangel auch ein Risikofaktor für Autoimmunkrankheiten wie Rheuma oder multiple Sklerose.

Desinfektion durch UV-Strahlung

Die UV-Strahlung der Sonne tötet Mikroorganismen ab und wirkt damit desinfizierend. Frische Luft ist damit äußerst keimarm, was man von ungelüfteten Zimmern nicht erwarten darf. Insofern ist frische Luft nicht nur für Gesunde, sondern auch für Patienten mit Atemwegserkrankungen zu empfehlen. Die Zimmer müssen stets gut durchlüftet und möglichst auch gut durchsonnt sein, vorzugsweise bei geöffneten Fenstern. Die Benutzung giftiger Desinfektionsmittel birgt hingegen die Gefahr, daß Rückstände über Hausstaub und Atemluft aufgenommen werden.

Sonnenlicht beschleunigt Heilung

Der amerikanische Arzt RUSSELL TRALL stellte bereits 1860 fest, daß sich Patienten in sonnigen Krankenzimmern auf der Südseite schneller als in dunklen Zimmern auf der Nordseite erholten. Andere Ärzte sammelten ähnliche Erfahrungen. In Krankenhäusern, Kurheimen und Altersheimen sollten daher die Zimmer stets nach Süden ausgerichtet sein, um die Genesung der Patienten zu fördern sowie die körperliche und seelische Verfassung der Heimbewohner zu verbessern.

Wunden erfahren unter Sonnenlicht eine bessere Blutversorgung und heilen schneller. Auch trägt die Sonnenstrahlung dazu bei, die Wunde keimfrei zu halten. Besonnte, keimfreie Wunden heilen daher schneller als wenn sie nur keimfrei gehalten werden.[18]

Im Zweiten Weltkrieg wurde Sonnenlicht erfolgreich bei der Behandlung verwundeter Soldaten genutzt, wie der amerikanische Arzt Dr. Carl Hoffminster berichtet. Die Wunden heilten besser, die Verletzten hatten größere Überlebenschancen, wenn ihre Wunden offen gelassen und dem Sonnenlicht ausgesetzt wurden.[19] Im Kapitel „Die Geschichte der Heliotherapie und Heliohygiene“ werden zahlreiche Beispiele angeführt, wie Sonnenbäder die Heilung von Wunden und Verletzungen beschleunigen. Sonnenlicht fördert auch die Heilung von Erkrankungen der inneren Organe wie Magen, Bauchspeicheldrüse, Leber, Nieren, Nebennieren, desgleichen die Genesung von chronischen und degenerativen Krankheiten.[20] Lediglich bei akuten Krankheiten kommt es auf Schlaf, Bettruhe und Fasten an. Ist die akute Krise überwunden, wird die weitere Genesung durch Sonnenlicht gefördert.

Verringerung der Kindersterblichkeit durch Sonnenbäder

Kinder brauchen ebenso wie Erwachsene die Sonne, um gesund zu bleiben. Man denke nur an die Stärkung der Abwehrkraft, an die Verbesserung der Entgiftungs- und Stoffwechselprozesse, an die bessere Nährstoffaufnahme. Kleinkinder, deren Immunsystem sich allmählich entwickelt, brauchen die Sonne sogar noch dringender als Erwachsene. Kinder, die Tag für Tag viele Stunden im Freien spielen, haben bei ansonsten gleicher Ernährung und Lebensweise eine bessere Gesundheit als Stubenhocker und entwickeln sich prächtig. Zur Vermeidung von Kinderkrankheiten und der Erlangung einer robusten Gesundheit ist außerdem auch die weitgehende Ernährung mit Obst und Gemüse erforderlich. Impfungen wären überflüssig, die ohnehin mit immensen Gefahren verbunden sind, die so viel versprechen und so wenig halten. Alle Lebensbedürfnisse der Kinder müssen erfüllt werden, damit sie gesund bleiben. Und dazu gehört unbedingt das ausgiebige Spielen in der Sonne und Frischkost-Ernährung.

Dr. RUSSELL TRALL, einer der Begründer der Natürlichen Gesundheitslehre in den USA, führte bereits im Jahre 1860 die hohe Kindersterblichkeit in eng bebauten Stadtvierteln auf fehlendes Sonnenlicht zurück. Sein Mitarbeiter Dr. G. H. TAYLOR schrieb: „Es ist großartig und erhebend anzusehen, wie schnell bleiche verkümmerte Kinder wieder gesunden und sich zu entwickeln beginnen, wenn sie nur für mehrere Stunden täglich der Sonne ausgesetzt werden. Die Krankheiten verschwinden geradezu unter dem magischen Einfluß von Sonne und frischer Luft." [21] FELIX OSWALD ergänzte 1885: „Tausende von Säuglingen verschmachten in den Slums unserer Fabrikstädte und könnten mit Sonnenbädern gerettet werden." [22]

Die Muttermilch ist gehaltvoller, wenn sich die stillenden Mütter oft der Sonne aussetzen und über einen guten Vitamin-D-Spiegel verfügen. Weil die Abwehrkraft des Säuglings während der ersten zwei Lebensjahre maßgeblich von der Qualität der Muttermilch abhängt, sei jeder stillenden Mutter das regelmäßige Sonnenbaden besonders empfohlen. Auch Säuglinge müssen der Sonne wohldosiert ausgesetzt werden. Ansonsten besteht die Gefahr eines Vitamin-D-Mangels, wodurch die Lebenskraft geschwächt wird und die Kinder zum Kränkeln neigen.[23]

Sonnenlicht ist bestens geeignet, die körperliche Verfassung von Kindern zu verbessern und Krankheiten zu überwinden. Allerdings ist bei akuten Krankheiten, bei Fieber und Schwäche bis zur Genesung auf Sonnenbäder zu verzichten.[24]

Sonnenlicht hilft bei Pilzbefall, Schuppenflechte und anderen Hauterkrankungen

Sonnenlicht hilft, die Haut vor Pilzbefall zu schützen. Die Abwehrkraft der Haut wird gestärkt.[25] UVA-Strahlung dringt mehrere Millimeter tief in die Haut ein und tötet Pilze ab.[26] Außerdem sollte mittels basenüberschüssiger Frischkost-Ernährung mit viel Obst und Gemüse ein pilzfeindliches Milieu geschaffen und die Abwehrkraft der Haut gestärkt werden. Pilzbefallene Hautpartien sind möglichst oft und lange der Sonne und der frischen Luft auszusetzen. Bei Fußpilz ist es heilsam, viel barfuß zu gehen und Sandalen ohne Strümpfe zu tragen. Socken aus synthetischen Fasern und feste Schuhe unterbinden hingegen den Luftaustausch und begünstigen die Entwicklung des Fußpilzes durch das ständige feucht-warme und infolge von Fehlernährung saure Milieu der Haut.

Viele Umweltgifte, besonders Pestizide und Schwermetalle, begünstigen Pilzerkrankungen. Ausgiebiges Sonnenbaden verbessert das Entgiftungsvermögen des Körpers und beugt auch auf diesem Wege Pilzbefall vor.

Schuppenflechte (Psoriasis) zeigt sich durch trockene und rote, mit Schuppen bedeckte Krankheitsherde auf der Haut. Zur Verhütung und Heilung sind die gleichen Maßnahmen wie bei Hautpilzerkrankungen erforderlich: Frischkost-Ernährung, viel Luft und Sonne sowie eine natürliche Lebensweise. Im kontrollierten Versuch hat sich UVB-Strahlung bei einer Wellenlänge zwischen 304 und 314 nm als besonders heilsam erwiesen.[27]

Sonnenlicht hilft auch bei Ekzemen, Hautausschlägen und Pickeln, bei Akne (entzündete Talgdrüsen) und ungesunder Haut. Die UV-Strahlung der Sonne unterstützt den Körper bei der Giftausscheidung über die Haut, so daß der Hautausschlag schneller überwunden werden kann. Natürlich kommt es zuerst darauf an, die Ursache des Ausschlages zu finden und künftig zu meiden. Vor allem ist die Aufnahme von Umweltgiften zu minimieren, man denke an Chlorakne, Jodakne, Bromakne, Ölakne (durch mineralisches Schmieröl), Teerakne, Kosmetikakne (durch giftige Inhaltsstoffe in Kosmetika). Aber auch eine Ernährungskorrektur kann Wunder wirken. Meist kann ein hartnäckiges Ekzem oder eine Neurodermitis allein durch Fasten und anschließende Frischkost-Ernährung mit Obst und Gemüse überwunden werden, auch wenn die Ausheilung des Ausschlages mitunter längere Zeit dauert.

Die sogenannte Mallorca-Akne ist nicht auf Sonnenlicht zurückzuführen, wie die Bezeichnung den Anschein erweckt, sondern auf Sonnenschutzmittel, die sich auf der Haut unter UV-Bestrahlung zersetzen, wobei hautschädigende toxische Substanzen entstehen. Gleiches gilt für die sogenannte Sonnenallergie, die besser Sonnencremeallergie oder Kosmetikallergie heißen sollte. Nicht die Sonne ist zu meiden, sondern Sonnenschutzmittel und Kosmetika mit giftigen Inhaltsstoffen.

Kapitel 10

Feste Knochen und gesunde Zähne durch Sonnenlicht

Sonnenlicht verhindert Rachitis.
SYLVESTER GRAHAM

Knochenerweichung (Osteomalazie) durch Sonnenmangel

Osteomalazie bedeutet Knochenerweichung, die während des Wachstums in der Kindheit leicht zu bleibender Knochenverkrümmung führt. Ursache dieses Leidens ist ein Mangel an Sonne, wenn der Vitamin-D-Spiegel auf unter 10 ng/ml sinkt. Bei einem derart schwerwiegenden Vitamin-D-Mangel ist die Kalziumaufnahme im Darm beeinträchtigt, wird vermehrt Kalzium über die Nieren ausgeschieden und weniger Kalziumphosphat in die Knochenmatrix eingelagert, wodurch die Knochen allmählich weich werden.

Typisch für Osteomalazie ist ein dumpfer und anhaltender Knochenschmerz in Armen, Beinen, Brust, Becken oder Wirbelsäule, welcher von der nervendurchzogenen Knochenhaut ausgeht. Viele Osteomalazie-Patienten klagen außerdem über anhaltende Müdigkeit und Schlafstörungen, über Krämpfe, Muskelschmerzen und Muskelschwäche, die ebenfalls auf den extremen Vitamin-D-Mangel zurückzuführen sind.

Diese Beschwerden werden oftmals falsch gedeutet und mitunter als Fibromyalgie (dauernde Schmerzen in Muskeln und Sehnenansätzen) oder als Arthritis (Gelenkentzündung) diagnostiziert. MICHAEL HOLICK berichtet: Die Hälfte seiner Patienten, denen zuvor Fibromyalgie diagnostiziert worden war, litt in Wirklichkeit an Vitamin-D-Mangel, der sich durch die UVB-Strahlung leicht beheben läßt. Eine dänische Studie ergab, daß sich in 88 Prozent der Fälle hinter einer vermeintlichen Fibromyalgie eine Osteomalazie verbarg, welche die behandelnden Ärzte nicht erkannt hatten.[1]

Aufgrund des starken Vitamin-D-Mangels besteht ein erhöhtes Sturz- und Frakturrisiko, besonders des Oberschenkelhalses, des Handgelenks und der Wirbelkörper. Bei älteren Patienten ist Osteomalazie öfters von Osteoporose begleitet.

Die Therapie der Osteomalazie ist einfach: Es muß umgehend der Vitamin-D-Mangel behoben werden. In dem Maße, wie der Vitamin-D-Spiegel angehoben wird, setzt die Mineralisierung und Härtung der Knochen ein.

Rachitis – Knochenerweichung und Knochenverkrümmung bei Kindern

Osteomalazie bei Kindern wird als Rachitis bezeichnet. Die Folgen eines starken Vitamin-D-Mangels während des Wachstums in der Kindheit sind jedoch viel schwerwiegender als bei Erwachsenen. Zu den typischen Anzeichen der Rachitis gehören Unruhe, Schreckhaftigkeit, vermehrtes Schwitzen, Schlaffheit, Antriebs- und Muskelschwäche, schließlich Knochenerweichung und Knochendeformation: Verkrümmung der Beine unter der Last des Körpers (O-Beine, X-Beine), Deformation der Beckenknochen, Abflachung des Hinterkopfes, Auftreibung der Schädelnähte (Epiphytenbildung), Auftreibung der Knorpel-Knochen-Grenze an den Wachstumsfugen der Rippen am Brustkorb (auch als rachitischer Rosenkranz und in schlimmen Fällen als Trichterbrust bezeichnet). Hand- und Fußgelenke verbreitern sich zunehmend. Der Zahndurchbruch verzögert sich, der Zahnschmelz wird geschädigt mit der Folge erhöhter Kariesgefahr. Auch die Kieferknochen können sich deformieren.[2]

Das Krankheitsbild der Rachitis wurde bereits im alten Rom beschrieben. Diese große Stadt war nämlich so dicht mit Mietskasernen bebaut, oftmals fünf oder sechs Geschosse mit schmalen Gassen von nur wenigen Metern Breite, daß nur wenig Sonnenlicht die Kinder erreichte, die in dunklen Räumen hausten und in schattigen Hinterhöfen und Gassen spielten. Zu einem Massenphänomen wurde Rachitis aber erst im 19. Jahrhundert, vor allem in den dichtbebauten Industriestädten des Nordens, in England, Belgien, Nordfrankreich, Deutschland und den USA. Industrieschlote und Ofenfeuerung verschmutzten die Luft mit Ruß und Schwefeldioxid, wodurch die UVB-Strahlung selbst bei höherem Sonnenstand ausgefiltert wurde. Außerdem verhinderte die damals übliche Bekleidung und großflächige Bedeckung der Haut die Bildung von Vitamin D im Sommer. Auf Sonnenbäder und Aufenthalt in der freien Natur wurde selten Wert gelegt. Auch waren die Sommer im 19. Jahrhundert zumeist längere Zeit kühl und verregnet, wodurch seltener Sonnenbäder genommen wurden.

Eine Untersuchung im East End von London aus dem Jahre 1915 ergab, daß achtzig Prozent der Kinder unter Rachitis litten.[3] Sonnenmangel war einer der Hauptgründe für die damalige hohe Sterblichkeit, für die vielen verkrüppelten und verwachsenen Menschen, die sich später mühsam durchs Leben schlagen mußten.

Bereits im Altertum empfahlen viele Ärzte und Heiler, sich möglichst oft der Sonne auszusetzen, um der Rachitis vorzubeugen. Aber dieses Wissen ging verloren. Der deutsche Arzt EBERMAIEN kam 1796 in einer Schrift der Ursache von Rachitis recht nahe. CHRISTOPH WILHELM HUFELAND , der Leibarzt der preußischen Könige, schrieb später, wie wichtig Sonnenlicht für die Menschen ist, allerdings ohne auf Rachitis einzugehen. Der französische Arzt CAUVIN erkannte 1815, daß gegen Rachitis Sonnenlicht hilft. Zur gleichen Erkenntnis gelangten im Jahre 1820 die Ärzte LACHAISE in Frankreich und SNIADECKI in Polen.[4] In Amerika erkannte SYLVESTER GRAHAM ebenfalls die Ursache der Rachitis im Sonnenmangel und verordnete erfolgreich Sonnenbäder zur Vorbeugung und Heilung von Rachitis.[5] Doch nur wenige Ärzte folgten. Es dauerte, bis 1892 der englische Wissenschaftler PALM an die Öffentlichkeit trat, die Ursache klar benannte, die Forschungsergebnisse auf den Tisch legte und alle Einwände als unhaltbar widerlegte.[6] Ein Umdenken begann und nach langen Widerständen setzte sich allmählich die Erkenntnis durch, daß Sonnenlicht zur Verhütung von Rachitis notwendig ist. PALM förderte den Aufbau von Sanatorien auf dem Lande und schrieb: „Ich würde die Erziehung der Öffentlichkeit energisch dahingehend vorantreiben, daß das Sonnenlicht als gesundheitsförderndes Mittel gewürdigt wird.“ [7]

Später erkannte man, daß auch die Einnahme von Lebertran und der Verzehr von Fischleber Rachitis verhindern kann. 1922 gelang schließlich ELMER MCCOLLUM der Nachweis der antirachitischen Wirkung von Vitamin D.[8]

Wenn heutzutage in den nördlichen Industrieländern die Zahl der Rachitisfälle wieder zunimmt, so ist das dem Sonnenmangel geschuldet. In den USA haben 80 Prozent der Neugeborenen bedenklich geringe Vitamin-D-Werte. Bei Kleinkindern ist es kaum besser, sofern sie nicht viel im Freien spielen und ihre Haut großflächig der UVB-Strahlung der Sonne aussetzen. Kinder mit einem Vitamin-D-Spiegel von unter 11 ng/ml sind durch Rachitis gefährdet.[9]

Osteoporose

Osteoporose wird gewöhnlich unterschätzt, weil der Schwund der Knochenmasse keine Beschwerden bereitet. Doch die Bruchfestigkeit der Knochen nimmt ab und das Frakturrisiko steigt. Ein Knochenbruch kann besonders im Alter zum Verhängnis werden. So sterben zwanzig bis dreißig Prozent der älteren Patienten an den Folgen eines Schenkelhalsbruches, wenn sie zu dauerndem Liegen gezwungen sind.[10] Anderen Untersuchungen zufolge kann die Sterblichkeit noch höher ausfallen.[11] Die Überlebenden sind zu einem beträchtlichen Teil dauerhaft behindert (das ist die Hälfte bei den über 75jährigen Patienten mit einer Hüftfraktur), sie sind oftmals auf Hilfe und nicht selten sogar auf lebenslange Pflege angewiesen (15 bis 25 Prozent).[12] Frakturen im Alter erhöhen somit das Risiko für körperlichen Verfall und verringern die Lebenserwartung.

An Osteoporose leiden allein in Deutschland sechs bis zehn Millionen Menschen, Tendenz steigend. Zunehmend sind nicht nur Frauen, sondern auch Männer betroffen, und nicht nur ältere Menschen, sondern auch jüngere.

Ein guter Vitamin-D-Spiegel ist zur Verhütung der Osteoporose und zur Stärkung der Knochen unbedingt erforderlich. Vitamin D verbessert die Kalziumaufnahme im Darm und verringert die Kalziumausscheidung über die Nieren. Es fördert die Mineralisierung der Knochen (Einbau von Kalziumphosphat in die organische Matrix der Knochen). Bereits kurze Sonnenbäder mit UVB-Strahlung erhöhen im Experiment den Vitamin-D-Spiegel und verbessern damit die Kalzium- und Phosphatverfügbarkeit. Zahlreiche Untersuchungen belegen folgerichtig, daß Vitamin-D-Mangel mit einer verringerten Knochendichte und einem erhöhten Frakturrisiko einhergeht.[13]

Vitamin D verringert ferner das Sturzrisiko. Denn starker Vitamin-D-Mangel beeinträchtigt Reflexe, Gleichgewichtsgefühl und Muskelkraft.[14] Die vielfach übliche Dosierung von 10 µg Vitamin D_3 täglich genügt jedoch nicht, um das Frakturrisiko wesentlich zu senken. Mindestens die doppelte Dosis bzw. ausreichendes Sonnenbaden sind notwendig, um einen Vitamin-D-Spiegel von mindestens 30 µg/l zu erreichen.[15] Um die Muskelkraft auch bei älteren Menschen zu erhalten und somit das Sturzrisiko zu senken, sind nach heutigen Erkenntnissen mindestens 40 µg Vitamin D pro Liter Blut anzustreben. Üblich sind jedoch Werte unter 20 µg/l.[16]

Bei einer Expedition in der Antarktis wurden die Forscher bezüglich ihres Vitamin-D- und Knochenstatus kontrolliert. Vitamin-D-haltiger Fisch wurde aus der Ernährung gestrichen und aufgrund der extremen Kälte waren auch keine Sonnenbäder möglich. Die Versuchsteilnehmer mußten also von ihren Reserven zehren. Der durchschnittliche Vitamin-D-Spiegel zu Beginn lag bei 24 µg/l, was bereits unter dem erstrebenswerten 30 µg/l liegt, um die Knochen zu erhalten.

Bereits nach vier Monaten hatten viele Teilnehmer kritische Werte von unter 20 µg/l und nach sechs Monaten lag der Vitamin-D-Spiegel im Durchschnitt bei 15 µg/l. Infolge dieser niedrigen Werte war der Kalziumspiegel im Blut schon verringert und der Parathormon-Spiegel hingegen angestiegen – klare Indizien schlechter Kalziumverwertung und der Freisetzung von Kalzium aus den Knochen. Tatsächlich konnten nach der Expedition Knochenmasseverluste nachgewiesen werden, die bei einigen Teilnehmern auch mit Anhebung des Vitamin-D-Spiegels nicht mehr rückgängig gemacht werden konnten (bleibende Schäden in der Knochenstruktur aufgrund der Auflösung von Knochenbälkchen).[17] – Unter einem derartigen Vitamin-D-Mangel leiden die meisten Osteoporose-Patienten, kein Wunder, wenn sie im Winter Knochenschwund hinnehmen müssen, ja selbst im Sommer, wenn sie sich nicht regelmäßig sonnen.

Eine Untersuchung im nördlichen Bundesstaat Maine (USA) hat gezeigt, daß ältere Menschen während des Winters durchaus drei bis vier Prozent ihrer Knochenmasse einbüßen können, wenn ihr Vitamin-D-Spiegel aufgrund fehlender UVB-Bestrahlung auf kritische Werte gesunken ist. Im Sommer kann bei gutem Vitamin-D-Status verlorene Knochenmasse wieder aufgebaut werden, sofern die Verluste in den schwammartigen Knochen nicht bereits so massiv gewesen sind, daß Knochenbälkchen aufgelöst und die Knochenstruktur bleibend geschädigt wurde.[18] Daraus ist zu ersehen, wie wichtig die Sonne für die Erhaltung fester Knochen ist und daß man mit reichlichen Vitamin-D-Reserven in den Winter gehen muß.

Vitamin D ist außerdem zum Aufbau der organischen Knochenmatrix erforderlich. Weiterhin verbessert Vitamin D die Magnesiumaufnahme im Darm. Denn Magnesium wird ebenfalls zum Aufbau der organischen Knochenmatrix unbedingt gebraucht.

Die Sonne leistet hinsichtlich der Knochen jedoch mehr, als nur den Vitamin-D-Spiegel anzuheben. Beim Sonnenbaden wird der Hormonhaushalt normalisiert. Streßhormone werden abgebaut, welche auf Dauer den Abbau von Knochenmasse beschleunigen können. Bei Frauen wird die Bildung von Östrogenen angeregt, wodurch sich der Knochenabbau verlangsamt. Auch werden unter UV-Bestrahlung östrogenähnliche Substanzen in der Haut gebildet.[19] Bei Männern wird die Ausschüttung von Testosteron stimuliert, das als Wachstumshormon den Knochenaufbau fördert. Deshalb ist es kein Wunder, wenn Männer mit Osteoporose oftmals einen geringen Testosteronspiegel aufweisen.[20] Werden beim Mann Brust oder Rücken bestrahlt, erhöht sich der Testosteronspiegel auf 120 Prozent. Werden dagegen die Genitalien besonnt, erhöhen sich die Werte auf 200 Prozent, obwohl nur eine kleine Hautfläche bestrahlt wird.[21] – Das ist ein Grund mehr, die Freikörperkultur bei jeder Gelegenheit zu pflegen.

Bei UV-Bestrahlung können viele knochenschädigende Umweltgifte besser ausgeschieden werden, für einige Pestizide verbessert sich die Ausscheidung um Faktor 10 bis 20, für das knochenschädigende Schwermetall Blei immerhin um Faktor 2. Sonnenbaden trägt damit auch auf diesem Wege zu festeren Knochen bei.[22]

Regelmäßige UVB-Bestrahlung der Haut und ein guter Vitamin-D-Status genügen jedoch nicht. Die Knochen müssen zu ihrer Stärkung auch regelmäßig belastet werden. Ebenso wie untrainierte Muskeln schwinden, so schwindet auch die Knochenmasse, wenn die Knochen nicht täglich die nötige

Belastung erfahren. Bewegung ist außerdem unerläßlich zum Training von Gleichgewichtsgefühl, Reflexen und Muskelkraft, wodurch das Sturzrisiko verringert werden kann. – Für körperliche Arbeit und für Bewegung gibt es also keinen Ersatz.

Zur Verhütung der Osteoporose auch im fortgeschrittenen Alter ist die richtige Ernährung notwendig und erfordert einen möglichst hohen Anteil an Obst und Gemüse. Zum Aufbau fester Knochen genügt es nicht, viel Kalzium über Milchprodukte zuzuführen. Der Verzehr von Käse und Quark kann bei Übersäuerung (chronisch latente Azidose) sogar das Gegenteil bewirken und zu einem schnelleren Verlust an Knochenmasse führen, zu Festigkeitsverlust der Knochen und demzufolge zu einem erhöhten Frakturrisiko (mehr darüber in meinem Buch *Osteoporose – die folgenschweren Irrtümer der Osteoporose-Medizin*).

Osteoporose kann durchaus als eine Krankheit des Sonnenmangels und unzureichender UVB-Bestrahlung bezeichnet werden. Sie ist zugleich aber auch eine Krankheit der Bewegungsarmut und der Fehlernährung. Osteoporose ist keine Alterskrankheit, die einen zwangsläufig im Alter ereilt. Sie kann auch im fortgeschrittenen Alter vermieden werden.

Verhütung von Karies und Parodontose

Vitamin-D-Mangel kann bei der Zahnentwicklung zu Defekten im Zahnschmelz führen und Karies im Kindesalter begünstigen. Schon seit 1930 ist bekannt, daß Karies bei Schulkindern vermehrt in der Zeit von Herbst bis Frühjahr beginnt und seltener im Sommer. Untersuchungen an Kindern ergaben, daß zum Ende des Winters die Zahl der neuen Kariesschäden am höchsten war. In den USA wurde ein deutliches Nord-Süd-Gefälle hinsichtlich der Kariesschäden festgestellt: Bei 12- bis 14jährigen weißen Kindern in den sonnigen südwestlichen Bundesstaaten betrug die Zahl der Kariesschäden nur 60 Prozent im Vergleich zu Kindern im sonnenarmen Nordosten.[23]

Bei einem Tierversuch mit Hamstern mit kariesverursachender Zuckerkost wurde festgestellt, daß die Hamster der Gruppe unter kaltweißen Leuchtstoffröhren nach 15 Wochen fünfmal häufiger Kariesdefekte aufwiesen als die Vergleichsgruppe unter Vollspektrumlampen. Unter dem kaltweißen Licht der Leuchtstoffröhren entkalkte der Zahnschmelz etwa zehnmal so schnell. Entsprechend schnell vergrößerten sich die Kariesdefekte.[24] Dies zeigt, welchen Einfluß falsche Beleuchtung haben kann, wie die Störung des Hormonhaushalts eine Störung des Mineralstoffhaushalts nach sich zieht und sich letztlich auch negativ auf die Zähne auswirkt.

Ein weiterer Umstand verdient Beachtung: Sonnenmangel kann zu einer depressiven Stimmung führen. Trübsinn verführt jedoch leicht zum Naschen von Süßigkeiten, um sich auf diese Weise ein seelisches Hochgefühl zu verschaffen, das jedoch nur kurze Zeit anhält. Häufiger Verzehr von Süßigkeiten verursacht jedoch Karies. Die Naschsucht kann durch Sonnenlicht und Aufenthalt im Freien überwunden werden. Sonnenlicht hilft auf diesem Wege, Karies zu verhüten (mehr über die Vermeidung von Karies in meinem Buch *Energieverlust und Krankheit durch Zahnherde*).

Vitamin-D-Mangel kann Osteoporose verursachen. Besonders die schwammartigen Knochen wie der Kieferknochen sind aufgrund ihrer großen inneren Oberfläche durch

Knochenschwund gefährdet. Das Ergebnis ist Parodontose: Der Kieferknochen schmilzt gleichsam weg, wodurch die Zähne aus dem Kiefer herauszuwachsen scheinen, sich am Ende lockern und schließlich ausfallen. Ferner besteht bei Freilegung des Wurzelzements erhöhte Kariesgefahr (Wurzelkaries), weil dieser im Vergleich zum harten Zahnschmelz leicht entmineralisiert werden kann.

Kapitel 11

Sonnenlicht mindert das Risiko für Arthritis und Gicht, Vitamin D regt den Knorpelaufbau an

Die Sonne ist die Universalarznei
aus der Himmelsapotheke.

AUGUST VON KOTZEBUE

Sonnenbäder wurden bereits vor einigen Jahrhunderten zur Linderung der Schmerzen bei Arthritis (Gelenkentzündung) verordnet. Die Sonne durchwärmt Gelenke und Gliedmaßen, der Stoffwechsel zwischen Gelenkflüssigkeit, Gelenkhaut und Blut wird angeregt, wodurch die Gelenkentzündung gemildert und sogar überwunden werden kann. Neben der Wärmestrahlung der Sonne übt Vitamin D auch eine entzündungshemmende Wirkung aus.[1] Ein durchgreifender Genesungserfolg ist jedoch erst bei Ernährungskorrektur und belastungsfreier Bewegung zu erwarten.

Vitamin D wird außerdem zum Knorpelaufbau benötigt. Das erklärt, weshalb bei Arthrosepatienten mit einem hohen Vitamin-D-Spiegel ein geringerer Knorpelabrieb in den Gelenken zu verzeichnen ist als bei Patienten mit schlechtem

Vitamin-D-Status. Auch Magnesium ist zum Knorpelaufbau notwendig, die meisten Arthrosepatienten leiden jedoch unter einem latenten Magnesiummangel. Vitamin D verbessert die Magnesiumaufnahme und -verwertung. Deshalb bewirkt ein hoher Vitamin-D-Spiegel mittels einer besseren Magnesiumversorgung einen schnelleren Knorpelaufbau, wodurch der Knorpelabrieb bei Arthrose besser kompensiert werden kann.[2] – In diesem Sinne ist es verständlich, wenn die britische Arthritis-Gesellschaft mehr Sonnenbäder fordert.

Wenn die Ursachen der Arthrose (Abnutzung der Gelenkknorpel) und Arthritis (Entzündung der Gelenkhaut, meist infolge der Arthrose) erkannt und abgestellt werden, kann durchaus wieder Knorpelmasse aufgebaut und eine Regeneration der Gelenkknorpel bewirkt werden, sofern es nicht schon im fortgeschrittenen Stadium zu bleibenden Schäden gekommen ist. Die erkrankten Gelenke können wieder gesunden, wenn rechtzeitig die richtigen Maßnahmen ergriffen werden, wenn die Ernährung umgestellt, regelmäßig Sonnenbäder genommen und vor allem mehrmals täglich belastungsfrei die Gelenke bewegt werden. Man kann auch im Alter durchaus über funktionstüchtige Gelenke mit intaktem Knorpelgewebe verfügen. Arthrose und Arthritis sind keine Alterskrankheiten, sondern ernährungs- und lebensbedingte Erkrankungen (mehr darüber in meinem Buch *Rückenschmerzen, Bandscheibenschäden und Gelenkerkrankungen*).

Kapitel 12

Vitamin D mindert das Risiko für Insulinresistenz und Zuckerkrankheit

Der biologisch aktivste Teil des Sonnenlichts ist der UV-Anteil. Er ist für eine optimale Gesundheit notwendig.

JACOB LIBERMAN

Zuckerkrankheit (*Diabetes mellitus*) ist eine gefährliche Krankheit. Denn ein dauerhaft erhöhter Blutzuckerspiegel begünstigt Schäden an der Innenwand der Blutgefäße, was Bluthochdruck und Arteriosklerose zur Folge haben kann, Durchblutungsstörungen, Arterienverschluß (Infarkt), Netzhautschäden (bis hin zur Erblindung), Nierenschäden sowie Nervenschäden. Unzureichend durchblutete Gewebe können absterben, dabei sind vor allem die Füße gefährdet, und es können Amputationen erforderlich werden. – Die Zuwachsrate der Diabeteserkrankungen ist hoch und weltweit stark im Steigen begriffen.

Diabetes Typ 1. In Folge einer Autoimmunreaktion werden die insulinbildenden Betazellen der Bauchspeicheldrüse zerstört, bis schließlich nicht mehr ausreichend Insulin ins Blut abgegeben werden kann, um den Zucker aus dem Blut in die Zellen zu transportieren. Dadurch steigt der Blutzuckerspiegel an und es entsteht Zuckermangel in den Zellen. Der überschüssige Zucker wird über die Nieren ausgeschieden.

Hauptursache für Diabetes vom Typ 1 scheint Milcheiweiß zu sein. Normalerweise werden bei der Verdauung im Darm die Proteine in Aminosäuren aufgespalten und aufgenommen. Ist die Darmschleimhaut jedoch geschädigt, können Proteinmoleküle der Kuhmilch unverdaut ins Blut gelangen und eine Immunantwort auslösen. Da die Proteinmoleküle der Kuhmilch den Proteinen in den Betazellen der Bauchspeicheldrüse ähneln, kann sich daraus eine Autoimmunreaktion entwickeln, so daß die Abwehrzellen die insulinbildenden Betazellen attackieren und schließlich zerstören, bis schließlich der Patient kein Insulin mehr bilden kann. – In der Tat besteht eine eindeutige Beziehung zwischen Kuhmilchkonsum und der Häufigkeit von Diabetes Typ 1: In Entwicklungsländern und in ostasiatischen Industrieländern wie Japan wird praktisch keine Kuhmilch getrunken und werden auch keine Milchprodukte gegessen, die Häufigkeit von Diabetes Typ 1 ist äußerst gering. Für die Industrieländer in Europa, Nordamerika und Australien gilt: Je höher der Konsum von Kuhmilch, desto größer ist die Zahl der Diabetesfälle vom Typ 1. Finnland mit dem weltweit höchsten Milchkonsum hat je nach Datenbasis ein 11- bis 35fach höheres Diabetes-Typ 1-Risiko gegenüber Japan.[1]

Außerdem verspricht das Stillen mit Muttermilch einen guten Schutz des Kindes vor Diabetes Typ 1. Denn über die Muttermilch werden Antikörper aufgenommen und das Immunsystem des Kindes gestärkt. Damit verringert sich das Risiko einer Autoimmunreaktion, in deren Folge die insulinbildenden Betazellen der Bauchspeicheldrüse angegriffen und zerstört werden.[2] Kinder, die vor dem dritten Lebensjahr Kuhmilch trinken, haben ein elfmal höheres Diabetesrisiko vom Typ 1 gegenüber Kindern, die in den ersten drei Jahren keine Kuhmilch erhalten.[3] Entscheidend für die Verhütung ist also das Stillen und der Verzicht auf Kuhmilch zumindest in der frühen Kindheit, solange das Immunsystem noch nicht voll entwickelt ist.

Für die Häufigkeit von Diabetes Typ 1 besteht außerdem ein starkes Nord-Süd-Gefälle: Sie ist am höchsten in Nordeuropa und Nordamerika und am geringsten in den sonnigen Ländern der Tropen und Randtropen. Je sonnenreicher das Land, je mehr UVB-Strahlung, desto seltener ist Diabetes Typ 1 zu verzeichnen. Selbst innerhalb großer Länder besteht eine deutliche Abhängigkeit von der durchschnittlichen Sonnenscheindauer. So ist im Süden Australiens Diabetes vom Typ 1 dreimal häufiger als im sonnenreichen tropischen Norden.[4] Auch für Neufundland, Kanada, konnte festgestellt werden: Je mehr UVB-Strahlung, desto seltener kommt es zu Diabetes Typ 1.[5]

Bei einer Untersuchung von zehntausend Kindern in Finnland, die 1966 geboren wurden und im ersten Lebensjahr 50 µg Vitamin D täglich erhielten, wurde festgestellt, daß die Zahl der Diabetesfälle vom Typ 1 bis 1997, also binnen dreißig Jahren, nur 22 Prozent dessen betrug, was dem statistischen Durchschnitt nach zu erwarten gewesen wäre. Das heißt, das Risiko konnte um 78 Prozent gesenkt werden, ein erstaunlicher Erfolg.[6] Andere Studien bestätigten diese Ergebnisse und lassen die Schlußfolgerung zu: Je besser die Vitamin-D-Versorgung in der frühen Kindheit, desto geringer ist das Diabetes-Typ 1-Risiko, weil Vitamin D für die Entwicklung und korrekte Funktion des Immunsystems notwendig ist und somit Autoimmunreaktionen unterdrückt (siehe Kapitel 9).[7] Stillen allein genügt also nicht, die Muttermilch muß auch genügend Vitamin D enthalten. Je besser der Vitamin-D-Status der Mutter, desto geringer ist das Diabetes-Typ 1-Risiko des gestillten Kindes.[8] Patienten mit gerade diagnostiziertem Diabetes Typ 1 haben ebenfalls einen sehr niedrigen Vitamin-D-Spiegel.[9] Tierversuche bestätigen dies. Bei Mäusen konnte durch reichliche Vitamin-D-Zufuhr Diabetes vom Typ 1 vollständig verhindert werden.[10]

Diabetes Typ 2. Bei dieser Erkrankung entwickelt sich zunächst im Laufe der Jahre unmerklich eine Insulinresistenz: Der Transport des Zuckers aus dem Blut in die Zellen wird erschwert. Dadurch wird die Bauchspeicheldrüse genötigt, vermehrt Insulin zu bilden, um den Zucker trotzdem in die Zellen schleusen zu können. So muß die Bauchspeicheldrüse die doppelte Arbeit leisten; später die dreifache, fünffache, ja mitunter sogar die zehnfache Menge an Insulin bilden. Der Blutzuckerspiegel bleibt normal, niemand bemerkt etwas. Schließlich ist die Drüse bei der Insulinbildung überfordert, wodurch selbst hohe Insulinmengen nicht mehr für den Zuckertransport in die Zellen genügen. Oftmals ist die Bauchspeicheldrüse von der jahrelangen Überproduktion erschöpft und die Bildung von Insulin läßt nach: Der Blutzuckerspiegel steigt und über die Nieren wird der überschüssige Zucker ausgeschieden. Erst in diesem späten Stadium wird die Zuckerkrankheit gewöhnlich diagnostiziert, obwohl die Grunderkrankung, nämlich die Insulinresistenz, seit vielen Jahren besteht.

Das Problem ist nicht wie bei Diabetes Typ 1, daß ein Insulinmangel besteht, sondern daß trotz mehrfach gesteigerter Insulinbildung der Zucker nicht mehr ausreichend in die Zellen transportiert werden kann. Es herrscht also kein absoluter Insulinmangel, sondern die Wirksamkeit des zumeist reichlich gebildeten Insulins ist stark beeinträchtigt. Die zugrundeliegende Störung ist die Insulinresistenz. Worin liegen die Gründe für die Erschwerung und Blockade des Zuckertransports vom Blut in die Zellen? Der Diffusionswiderstand erhöht sich durch Arteriosklerose und Ablagerungen in den Blutgefäßen, durch Ablagerungen im Bindegewebe aufgrund chronisch latenter Azidose, wodurch dessen Molekülgitter durch saure Stoffwechselabfälle verstopft und dessen Durchlässigkeit verringert ist. Auch können die Zellmembranen durch freie Radikale geschädigt und in ihrer Funktion gestört sein. Ebenfalls kann die Einlagerung von Transfettsäuren in die Zellmembranen den Zuckertransport in die Zellen beeinträchtigen. Die Ursache für all diese Störungen besteht in einer fehlerhaften Ernährung: zu viel fettreiche Nahrung (Fleisch, Wurst, Fisch, Käse, Sahne, Butter, Pflanzenöl, Backwaren und Fabriknahrungsmittel, die viel Öl und Fett enthalten), die Aufnahme von Transfettsäuren über gehärtete und erhitzte Fette (Margarine und Nahrungsmittel mit gehärteten Fetten, gebratene und frittierte Speisen), zu wenig Vitamine und Radikalfänger (zu wenig Früchte und Gemüse, zu viele leere Kalorien über Fabrikzucker, Süßigkeiten, Weißmehlprodukte, Backwaren, konzentriertes Fett, Pflanzenöl), zu geringe Basenzufuhr über pflanzliche Frischkost.

Diabetes Typ 2 kann durch fettarme Ernährung mit viel Obst und Gemüse verhütet und dauerhaft überwunden werden. Auch maßvolles Ausdauertraining hilft den Diabetes-Patienten, einen überhöhten Blutzuckerspiegel zu senken und die Insulinresistenz zu verringern. Entscheidend ist jedoch die Ernährungskorrektur. „Allein mit richtiger Ernährung könnten 80 Prozent der Diabetiker binnen 30 bis 90 Tagen gesunden", so JAMES ANDERSON von der medizinischen Fakultät der Universität von Kentucky.[11] Und der amerikanische

Arzt JOEL FUHRMAN berichtet aus eigener Praxis, daß bei fettarmer Frischkost-Ernährung mit Obst und Gemüse jeder Diabetes-Patient seine Insulindosierung anfangs senken und schließlich zumeist binnen eines Monats völlig absetzen konnte.[12] Es empfiehlt sich, diese Insulinreduzierung unter Aufsicht eines erfahrenen Arztes durchzuführen, denn meistens wird der Insulinbedarf bei einer derartigen Ernährungskorrektur überschätzt. Insulinresistenz läßt sich also meistens recht schnell mit Obst- und Gemüsekost überwinden. Die gefürchtete Zuckerkrankheit verliert so ihren Schrecken, wenn der Diabetes-Patient zu einer natürlichen Ernährung bereit ist.

Auch die Sonne hilft bei der Überwindung dieser Stoffwechselstörung: Vitamin D steigert die Insulin-Produktivität der Bauchspeicheldrüse, es regt außerdem die Bildung von Insulinrezeptoren der Muskel- und Fettzellen an und verbessert deren Funktion, wodurch die Insulinresistenz verringert wird und schließlich überwunden werden kann.[13]

Bei der Untersuchung des Gesundheitsstatus der Einwohner der USA wurde ermittelt, daß weiße Amerikaner mit einem Vitamin-D-Spiegel über 32 µg/l ein Diabetesrisiko (Typ 2) von lediglich 25 Prozent hatten gegenüber jenen Weißen mit weniger als 14 µg/l (diese hatten also ein vierfach höheres Risiko). Bei Amerikanern spanisch-mexikanischer Abstammung betrug das Diabetesrisiko bei einem Vitamin-D-Spiegel über 32 µg/l sogar nur 17 Prozent gegenüber jenen mit einem schlechten Vitamin-D-Status unter 14 µg/l (diese hatten also ein sechsfach höheres Risiko). Das sind enorme Unterschiede, die inzwischen durch weitere große Studien bestätigt worden sind.[14] – Das regelmäßige Sonnenbad erweist sich also auch hinsichtlich einer guten Insulinwirksamkeit als unerläßlich.

Kapitel 13

Sonnenlicht und Vitamin D verhindern Arteriosklerose und Herz-Kreislauf-Erkrankungen

Die Gesundheit beginnt im Kopf.

SENECA

Regelmäßiges Sonnenbaden und ein hoher Vitamin-D-Spiegel helfen dabei, Schäden an den Blutgefäßen und Arteriosklerose samt ihren Folgeerkrankungen zu verhindern. Hierzu zählen:

- *Bluthochdruck.*
- *Durchblutungsstörungen* aufgrund der Verengung oder dem Verschluß von Blutgefäßen.
- *Arterielle Verschlußkrankheit,* meist in den Beinen und Füßen. Im fortgeschrittenen Stadium belastungsabhängige Schmerzen beim Gehen, schließlich Gewebetod. Je nach Größe des abgestorbenen Gewebes kann eine Amputation erforderlich werden.
- *Angina pectoris* (Brustenge, anfallsartige Herzschmerzen bei Durchblutungsstörung des Herzens aufgrund der Arteriosklerose der Koronargefäße).
- *Ischämie* (Minderdurchblutung oder Durchblutungsausfall eines Gewebes oder eines ganzen Organs aufgrund der Blockade eines Blutgefäßes), dadurch Minderung oder Ausfall der Sauerstoffversorgung (Hypoxie), was nach

einiger Zeit zum Absterben (Nekrose) der betroffenen Zellen und ganzer Gewebe führt. Die kritische Zeit, bis es zu bleibenden Gewebeschäden kommt, ist unterschiedlich und dauert beim Gehirn wenige Minuten und beim Herzen etwas länger, danach kommt es zum *Hirninfarkt (Schlaganfall) bzw. Herzinfarkt.* Das betroffene Organ fällt ganz oder teilweise aus: Niereninfarkt (meist durch embolischen Verschluß einer Nierenarterie), Augeninfarkt (Verschluß einer kleinen Augenarterie), Darminfarkt (kann zu Darmverschluß führen), Lungeninfarkt, Leberinfarkt, Milzinfarkt usw.

- *Schädigung der Blutgefäße* (*Aneurysmen*, Ausweitung der arteriellen Blutgefäße), Aufbrechen der Gefäßwände und dadurch Blutungen (*Hämorrhagie*), was schwerwiegende Folgen haben kann, etwa bei einer *Hirnblutung*, die zum *hämorrhagischen Hirninfarkt* (Schlaganfall) führen kann.
- Behinderung des Stoffwechsels zwischen Blutgefäß und Gewebe aufgrund arteriosklerotischer Schäden, was im Gehirn zur *vaskulären Demenz* führt (umgangssprachlich auch als Verkalkung des Gehirns bezeichnet). Diese kann auch durch die Summe vieler kleiner Hirninfarkte bedingt sein, die aufgrund ihres geringen Umfangs unbemerkt geblieben sind und sich erst im Laufe der Zeit in ihrer Summierung mit dem Nachlassen der Hirnleistung bemerkbar machen (Vergeßlichkeit, Beeinträchtigung des Auffassungs- und Denkvermögens, Demenz).

Die genannten Erkrankungen sind weit verbreitet und häufige Todesursache. Angesichts der weiten Verbreitung lohnt es sich, nach den Ursachen zu forschen und danach zu fragen, wie diese Erkrankungen der Blutgefäße verhindert werden können und welchen Beitrag das Sonnenbaden leisten kann.

Die Wirkung von Vitamin D auf die Blutgefäße

Zunächst ist daran zu erinnern, daß Insulinresistenz und Diabetes Typ 2 das Risiko für Arteriosklerose erhöhen. Da jedoch mit einem guten Vitamin-D-Status das Diabetesrisiko beträchtlich gesenkt werden kann, ist anzunehmen, daß auch das Risiko für Arteriosklerose, Bluthochdruck und die Folgeerkrankungen wirksam reduziert werden kann.

In der Tat gibt es viele Indizien und Belege, daß Vitamin D Arteriosklerose verhindern und hohen Blutdruck senken kann. So haben die Muskelzellen der Gefäßwand Vitamin-D-Rezeptoren. Anhand von Tierversuchen konnte nachgewiesen werden, daß Vitamin D den Kalziumstoffwechsel der Endothelzellen beeinflußt (Endothel: die innere Zellschicht der Blutgefäße), daß Vitamin D die Elastizität der Gefäßwand verbessert und der Verhärtung im Bindegewebe der Schlagadern entgegenwirkt, wodurch das Risiko von Bluthochdruck verringert wird; Bluthochdruck wiederum fördert die Entstehung von Schäden in den Wänden der Blutgefäße – ein Teufelskreis, der mit Vitamin D verhindert werden kann.

Vitamin D hemmt die Wirkung des gefäßverengenden Hormons Angiotensin. Das erklärt die blutdrucksenkende Wirkung eines hohen Vitamin-D-Spiegels. Außerdem verringert Vitamin D die Neigung des Endothels zu Entzündungen und zur Bildung von arteriosklerotischen Ablagerungen (mit solchen Entzündungen beginnt Arteriosklerose). Ferner kann Vitamin D eine zu schnelle Blutgerinnung verhindern, wodurch sich das Risiko zur Bildung von Blutgerinnseln reduziert und eine geringere Gefahr besteht, daß sich Blutgefäße verschließen.[1]

Weltweit ist Bluthochdruck in den sonnenarmen Ländern am weitesten verbreitet: Der durchschnittliche systolische und diastolische Blutdruck sowie die Häufigkeit von Bluthochdruck steigen linear vom Äquator ausgehend mit zunehmender geographischer Breite. Eine dunkle Hautfarbe ist dabei mit erhöhter Häufigkeit für Bluthochdruck verbunden, denn bei pigmentierter Haut verlangsamt sich die Bildung von Vitamin D, wodurch in höheren Breiten dunkelhäutige Personen eher unter einem Mangel leiden. Auch steigt der durchschnittliche Blutdruck im Winter und fällt im Sommer. All das stützt die Vermutung, daß die UVB-Strahlungsintensität und der Vitamin-D-Spiegel den durchschnittlichen Blutdruck beeinflussen.[2] Bemerkenswert ist ferner, daß Schwarze in den USA bei gleicher Ernährung, bei gleichem Alter und Körpergewicht dreimal häufiger unter Bluthochdruck leiden als Weiße.[3] Der Grund hierfür ist die schlechtere Ausnutzung der UVB-Strahlung und demzufolge der niedrigere Vitamin-D-Spiegel bei gleicher Bestrahlung der Haut.

Auch im Rahmen der großen Bevölkerungsstudie in den USA (National Health and Nutrition Examination Survey) konnte bei Berücksichtigung von Alter, Geschlecht, Hautfarbe und Bewegungsaktivität festgestellt werden: Je schlechter der Vitamin-D-Status, desto häufiger läßt sich Bluthochdruck feststellen.[4]

An der Universität Berlin wurde eine Untersuchung durchgeführt, wobei sich die Versuchspersonen mit Bluthochdruck sechs Wochen lang dreimal wöchentlich auf eine Sonnenbank legten. Der Vitamin-D-Spiegel konnte um 162 Prozent erhöht, der systolische und diastolische Blutdruck um 6 mm

Hg gesenkt werden. Durch UVA- oder Infrarot-Bestrahlung konnte dieser Effekt nicht erzielt werden. Somit ist dieser Effekt auf den erhöhten Vitamin-D-Spiegel aufgrund der UVB-Bestrahlung zurückzuführen.[5]

Bei einer großen Langzeitstudie (mit 38388 Männern und 77531 Frauen) hatten Männer mit einem Vitamin-D-Spiegel von weniger als 15 µg/l ein sechsfach höheres Risiko für die Entwicklung von Bluthochdruck als Männer mit Vitamin-D-Werten über 30 µg/l. Frauen mit Vitamin-D-Mangel (unter 15 µg/l) hatten ein beinahe dreifach (um 267 Prozent) höheres Risiko.[6] – Das sind phänomenale Ergebnisse, die durch zahlreiche weitere Studien bestätigt werden.

Diese Erkenntnisse sind jedoch nicht neu. Seit langem ist bekannt, daß Sonnenbäder ebenso wie körperliches Training erhöhten Blutdruck senken können.[7] Bei Versuchspersonen mit durchschnittlicher Gesundheit konnte bereits mit einem einzigen Sonnenbad der Blutdruck um 6 mm Hg systolisch und 8 mm Hg diastolisch gesenkt werden. Bei Menschen mit niedrigem Blutdruck blieb der Druck weitgehend konstant. Bei Versuchspersonen mit Bluthochdruck kam es jedoch zu einem deutlichen Rückgang um 15 bis 20 mm Hg. Einige Bluthochdruck-Patienten erreichten sogar einen Rückgang von 40 mm Hg systolisch und 20 mm Hg diastolisch. Und dies wohlgemerkt nach einem einzigen ausgiebigen Sonnenbad. Nach fünf bis sechs Tagen Sonnenabstinenz war bei den Versuchspersonen der ursprüngliche Bluthochdruck wieder erreicht.[8] Weitere Studien bestätigen diesen Sachverhalt.[9]

In Rußland konnten durch Sonnenbestrahlung große Erfolge bei Bluthochdruck-Patienten erzielt werden.[10] Der Arzt Dr. Kime berichtet aus eigener Praxis von einem 52 Jahre alten Mann, der seinen Bluthochdruck mit Medikamenten nicht auf Normalwerte zu senken vermochte. Aber nach mehreren Monaten ausgedehnten Sonnenbadens gelang dies ohne Medikamente. Er erreichte 120/70 mm Hg.[11]

Stärkung und Gesundung des Herzens durch Vitamin D

Vitamin D schützt generell vor Muskelschwäche. Das kommt auch den Herzmuskeln zugute. Das Herz profitiert durch Hemmung arteriosklerotischer Degeneration der Herzkranzgefäße durch Vitamin D: Die volle Herzleistung bleibt erhalten und die Belastung des Herzens beim Pumpen verringert sich.

Eine Langzeituntersuchung aus Deutschland bestätigt diesen Sachverhalt: Bei niedrigem Vitamin-D-Spiegel besteht ein um 220 Prozent höheres Risiko, an Herzversagen zu sterben. Einer anderen Studie zufolge erhöht sich das Risiko für Tod durch Herzmuskelschwäche um 284 Prozent, durch Herzversagen und plötzlichen Herztod um 505 Prozent. Das Schlaganfallrisiko ist bei schlechtem Vitamin-D-Status um 33 Prozent erhöht.[12]

Zu ähnlichen Ergebnissen kommt man in den USA im Rahmen einer großen Studie mit 18 000 Männern. Bei einem Vitamin-D-Spiegel von unter 15 µg/l war das Risiko für einen Herzinfarkt um 242 Prozent höher als bei einem guten Vitamin-D-Spiegel von über 30 µg/l. Unter Berücksichtigung anderer Risikofaktoren war das Herzinfarktrisiko immer noch um 209 Prozent erhöht.[13]

Auch epidemiologische Studien bestätigen es: Herz- und Gefäß-Erkrankungen treten häufiger in Gegenden mit geringer Sonneneinstrahlung und geringer UVB-Intensität auf, also im Norden häufiger als im Süden, im Flachland häufiger als im Gebirge (mehr UVB-Strahlung durch die Höhe und die reine Luft), auf dem Lande seltener als in den großen Städten (Stadtbewohner setzen sich im Durchschnitt weniger der Sonne aus als die Landbevölkerung, Luftverschmutzung in den Städten verringert die UVB-Einstrahlung). Bluthochdruck ist bei Menschen häufiger, die sich kaum im Freien aufhalten, bei Dunkelhäutigen häufiger als bei Hellhäutigen, welche die knappe UVB-Einstrahlung besser zur Vitamin-D-Bildung nutzen können. Auch im Winter, wenn der Vitamin-D-Spiegel sinkt, häufen sich Herzinfarkte.[14] Zahlreiche weitere Untersuchungen bestätigen diese Erkenntnisse.[15]

Senkung des Cholesterinspiegels

Trifft Sonnenstrahlung auf die Haut, sinkt der Cholesterinspiegel im Blut. Bei einer Untersuchung an 30 Patienten mit verhärteten Arterien zeigte sich nach einem zweistündigen Sonnenbad eine Reduktion des Cholesterinspiegels um 13 Prozent.[16] In Einzelfällen sinken die Cholesterinwerte noch stärker. Dr. KIME berichtet von einer 65 Jahre alten Frau, deren Cholesterinwert von 333 mg/dl nach vier Tagen ausgiebigen Sonnenbadens auf 221 mg/dl gefallen war.[17]

Tierversuche bestätigen diese Beobachtungen. Kaninchen wurden mit sehr viel Cholesterin gefüttert, die eine Hälfte der Gruppe erhielt Sonnenlicht und die andere wurde normaler Innenraumbeleuchtung ausgesetzt. Die Kaninchen unter Sonnenlicht zeigten keine erhöhten Cholesterinwerte, während die Werte bei den Kaninchen unter Laborbeleuchtung stark erhöht waren. Am Ende der Untersuchung wurden die Arterien der Kaninchen untersucht. Die Tiere, die unter Sonnenlicht gelebt hatten, wiesen keine oder nur geringe Verhärtungen auf, während die Tiere, die ihr Leben unter Kunstlicht fristen mußten, Arteriosklerose in erheblichem Maße hatten.[18] Sonnenlicht war somit ausschlaggebend zur Vermeidung der Arteriosklerose und konnte selbst die Folgen dieser artfremden cholesterinreichen Fütterung aufheben.

Die Behandlung von Arteriosklerose-Patienten mit Sonnenlicht ergab in einer Studie bemerkenswerte Erfolge. Die Patienten wurden allmählich an die Sonne gewöhnt und nahmen jeden Tag Sonnenbäder. Die Cholesterin- und Triglyzeridwerte sanken und die Elektrokardiogramme normalisierten sich. Die tägliche Wiederholung des Sonnenbadens erwies sich als besonders wirkungsvoll.[19] Patienten, die unter Angina pectoris leiden (Brustenge, Herzschmerzen) und ihre Ernährung auf Frischkost umstellen, gesunden schneller, wenn sie sich außerdem sonnen.[20]

Zur Erhaltung gesunder Blutgefäße und der Heilung von Gefäßerkrankungen genügt es jedoch nicht, sich regelmäßig zu sonnen und für einen guten Vitamin-D-Spiegel zu sorgen. Notwendig ist auch die richtige Ernährung mit viel Obst und Gemüse und wenig Fett (mindestens 90 Prozent des Kalorienbedarfs sollten über Obst und Gemüse gedeckt werden, um einen sicheren Schutz zu erreichen). Wenn dies nicht ganz erreichbar ist, so sollten höchstens 15 Prozent der Kalorien aus Fett bestehen. Auf konzentrierte Fette ist möglichst zu verzichten, wenn auch im Alter gesunde Blutgefäße erhalten oder Arteriosklerose sogar geheilt werden sollen.[21]

Kapitel 14

Gesunde Nerven und gesundes Gehirn mit Hilfe von Vitamin D

Wir können nicht leben,
wenn wir die Sonne nicht suchen.

LUDWIG GANGHOFER

Sonnenbaden und Vitamin D sind für die Erhaltung eines gesunden Gehirns und damit für die Erhaltung der geistigen und intellektuellen Fähigkeiten notwendig. Wenn Sonnenstrahlung und Vitamin D helfen, die Blutgefäße gesund zu erhalten und Gefäßerkrankungen zu heilen, so kann auf diese Weise auch vaskuläre Demenz verhütet werden, also Hirnschäden aufgrund einer Vielzahl kleinerer, unbemerkt gebliebener Hirninfarkte. Denn jedesmal, wenn sich infolge der Arteriosklerose ein kleines Gefäß verschließt und die Sauerstoffversorgung unterbrochen wird, stirbt das betroffene Hirngewebe ab, was sich mit der Zeit summiert und in vaskulärer Demenz niederschlägt, die im Volksmund auch salopp als Verkalkung (des Gehirns) bezeichnet wird.

Die Nervenzellen im ganzen Körper und auch im Gehirn verfügen über Vitamin-D-Rezeptoren. Sie sind also abhängig von Vitamin D und brauchen dieses Hormon, um gesund und funktionstüchtig zu bleiben. Erstrebenswert ist ein Vitamin-D-Spiegel von 30 µg/l, besser von 40 µg/l, um das Nervengewebe auch im Alter gesund zu erhalten. Vitamin-

D-Mangel begünstigt hingegen die allmähliche Schädigung des Nervengewebes im Gehirn, was letztlich Demenz im Alter und auch Schizophrenie begünstigen kann. Vitamin-D-Mangel während des letzten Drittels der Schwangerschaft kann zu einer Störung der Gehirnentwicklung des Embryos führen.[1] Ausgiebiges Sonnenbaden verbessert außerdem die Fähigkeit des Körpers, Schwermetalle, Pestizide und andere Umweltgifte auszuscheiden, die sonst als Zell- und Nervengifte das Gehirn schädigen können.

Alzheimer-Demenz. Diese Hirnerkrankung kann bereits im mittleren Erwachsenenalter beginnen und bleibt lange Zeit unbemerkt: Es kommt zu Proteinablagerungen im Gehirn, die wiederum eine Mangelversorgung der Hirnzellen bedingen und schließlich zum Absterben der unterversorgten Zellverbände führen. Nach und nach wird die Hirnstruktur zerstört, bis sich die ersten geistigen Ausfälle bemerkbar machen, die sich mit Fortschreiten der Gehirnzerstörung verschlimmern: Anfangs Vergeßlichkeit, später allmählicher Verlust des Kurzzeitgedächtnisses und Nachlassen der geistigen Fähigkeiten, Störung der Feinmotorik und der Koordination, zunehmend absonderliches Verhalten und Unfähigkeit, den Alltag zu meistern, im Endstadium schwere Verhaltensstörungen, mitunter Wut- und Gewaltausbrüche sowie Persönlichkeitsveränderungen, Muskelschwund, Apathie und Bettlägerigkeit.

Alzheimer-Demenz ist unheilbar, weil die zerstörten Gehirnpartien nicht regeneriert werden können. Ein gewisser Ausgleich ist anfangs durch geistige Aktivität noch möglich, weil die Neuronen der intakten Bereiche des Gehirns bei geistiger Übung besser miteinander vernetzt werden und die ausgefallenen Hirnbereiche ersetzt werden können. Das Risiko für Alzheimer-Demenz läßt sich senken, indem die

Belastung des Gehirns mit Giftstoffen aller Art und mit freien Radikalen minimiert und zugleich die Zufuhr von Radikalfängern über Obst und Gemüse gesteigert wird. Je mehr Obst und Gemüse, desto besser.

Auch regelmäßiges Sonnenbaden und ein hoher Vitamin-D-Spiegel verringern das Alzheimer-Risiko, denn alle Nervenzellen, auch die im Gehirn, sind von Vitamin D abhängig. Mangelt es daran, wird die degenerative Schädigung des Gehirns gefördert. Die Hirnschäden bei Alzheimer-Demenz sind nicht nur auf oxidativen Streß und Gifteinwirkung zurückzuführen, sondern auch auf Autoimmunreaktionen, die durch Vitamin D unterdrückt werden. Denn Vitamin D wirkt als immunregulierendes Hormon und verhindert die Fehlfunktion der Immunabwehr. Da Antikörper und Abwehrzellen die Blut-Hirn-Schranke nicht durchdringen können, verfügt das Gehirn über sein eigenes Immunsystem, wobei die aktive Immunabwehr im Gehirn hauptsächlich durch Mikrogliazellen getragen wird, die Fremdkörper, abgestorbene Hirnzellen und pathogene Substanzen erkennen und beseitigen. Für die ungestörte Funktion dieser Mikrogliazellen ist ein ausreichend hoher Vitamin-D-Spiegel erforderlich.[2] Mangelt es daran, besteht die Gefahr, daß diese Mikrogliazellen in einer Autoimmunreaktion eigene Hirnzellen angreifen und zerstören, was schließlich zu Alzheimer-Demenz führen kann.

Verschiedene Studien belegen, daß Alzheimer-Patienten in der Regel unter einem teils extremen Vitamin-D-Mangel leiden (eine Untersuchung brachte zutage, daß 54 Prozent der Alzheimer-Patienten einen extrem niedrigen Vitamin-D-Spiegel von weniger als 5 µg/l hatten).[3] Unklar ist, inwieweit das als Ursache oder als Folge der Demenz-Erkrankung zu werten ist.

Parkinson-Krankheit. Diese Erkrankung entsteht durch das Absterben von Nervenzellen in der *Substantia nigra*, einer Struktur im Mittelhirn, wo Dopamin gebildet wird. Mangel an Dopamin und anderen Nervenbotenstoffen führt zu einer Fehlsteuerung des Nervensystems, was sich in parkinsontypischen Symptomen äußert: Muskelstarre, Versteifung, Mißempfindungen, Muskelzittern, verlangsamte Bewegungen, bis hin zur Bewegungslosigkeit, Haltungsinstabilität und Verlangsamung der geistigen Prozesse, Funktionsstörung verschiedener Organe.

Die Verhütung der Parkinson-Krankheit erfordert die Minimierung der Giftaufnahme, eine gesunde Lebensweise und Frischkost-Ernährung, aber auch ein guter Vitamin-D-Status ist erforderlich. Parkinson-Patienten leiden meist unter einem Vitamin-D-Mangel.[4] Tierversuche mit Mäusen zeigen außerdem, daß durch Calcitriol (aktives Vitamin D) parkinsontypische Schäden verhindert werden können.[5]

Multiple Sklerose (MS). Bei dieser Erkrankung wird die fetthaltige Myelinschicht zerstört, welche die Nervenzellen und Nervenfasern ummantelt, sie damit schützt und isoliert. Die Funktion der Nerven wird bei beschädigter Myelinschicht beeinträchtigt und schließlich können die nunmehr ungeschützten Nervenfasern durch Umweltgifte, freie Radikale und Autoimmunreaktionen zerstört werden. Es entstehen chronische Entzündungsherde im Gehirn und im Nervengewebe des Rückenmarks, die sich allmählich ausweiten und die Nervenfunktion schwer beeinträchtigen und blockieren.

Je nach Beeinträchtigung und Ausfall der Nerven können unterschiedliche neurologische Symptome auftreten: Sehstörungen, Mißempfindungen, Taubheitsgefühle, Schmerzen, Krämpfe, Muskelschwäche, Lähmungen, Gleichgewichts-

und Koordinationsstörungen beim Gehen. Aufgrund dieser Behinderung zunehmend Bewegungsmangel und Muskelschwund, schließlich auch Beeinträchtigung der geistigen Fähigkeiten bis hin zur Demenz. Multiple Sklerose wird gewöhnlich erst recht spät diagnostiziert, wenn die Zerstörung des Hirn- und Nervengewebes bereits begonnen hat. Diese Schäden sind bleibend und nicht heilbar. Deshalb kommt es auf die rechtzeitige Vorbeugung an. Sie erfordert die Vermeidung von Umweltgiften aller Art. Man denke nur an Schwermetalle, z. B. an Quecksilber aus Amalgamfüllungen, das eine hohe Affinität zur fettreichen Myelinschicht besitzt und dort gespeichert wird, wodurch sich über Jahre das Zerstörungswerk unmerklich fortsetzt. Quecksilber hat im Nervengewebe eine hohe Halbwertszeit von bis zu zwanzig Jahren – solange dauert es, bis sich ohne weitere Zufuhr die Quecksilber-Konzentration halbiert hat. Die Amalgamfüllungen können also schon lange ersetzt und die amalgamgefüllten Zähne gezogen sein, die Quecksilberbelastung der Nerven hingegen schwindet nur langsam. Die ganze Zeit über besteht trotz amalgamfreien Gebisses die Gefahr, daß bei entsprechender Quecksilberbelastung die Nerven unmerklich geschädigt werden, bis schließlich Jahre später multiple Sklerose diagnostiziert wird (mehr darüber in meinem Buch *Energieverlust und Krankheit durch Zahnherde*.)

Sonnenbäder fördern die Schwermetall-Entgiftung und sind schon allein aus diesem Grunde regelmäßig zu empfehlen. Vitamin D wirkt außerdem entzündungshemmend und dämmt die Entzündungsherde im Gehirn und Rückenmark ein, verlangsamt und verhindert also das weitere Voranschreiten der multiplen Sklerose. Die Schädigung des Nervengewebes ist obendrein von Autoimmunreaktionen begleitet. Vitamin D wirkt als immunregulierendes Hormon, das die Fehlfunktion der Immunabwehr verhindert und diese verhängnisvollen Autoimmunreaktionen unterdrückt. Auch dadurch kann die weitere Zerstörung des Nervengewebes aufgehalten oder zumindest verlangsamt werden. Ein ausreichend hoher Vitamin-D-Spiegel ist also erforderlich, um das Nervengewebe und die Nervenfasern gesund und funktionstüchtig zu erhalten. Vitamin D regt sogar die Myelinbildung an, wodurch die Nervenfasern besser geschützt sind. Genügend Sonne von Kindheit an verringert beträchtlich das MS-Risiko.[6]

Weltweit gibt es ein starkes Nord-Süd-Gefälle bei der MS-Häufigkeit: In Nordeuropa und im Norden Kanadas kommt multiple Sklerose über hundertmal häufiger vor als in den sonnenreichen Tropen, wo die UVB-Einstrahlung ganzjährig intensiv ist und die Bewohner dieser Länder im allgemeinen einen hohen Vitamin-D-Spiegel haben. Die MS-Häufigkeit ist dort verschwindend gering.[7] Selbst innerhalb der großen Länder besteht ein starkes Nord-Süd-Gefälle. In den USA ergab sich bei der Untersuchung der MS-Häufigkeit von Veteranen der Armee in Abhängigkeit vom Wohnort vor der Musterung, daß in vielen Nordstaaten eine um drei- bis fünfmal höhere MS-Häufigkeit als im Süden besteht: Je mehr Sonne, desto weniger MS-Fälle.[8] Bei guter Vitamin-D-Versorgung ist das MS-Risiko allerdings auch im hohen Norden gering.[9] Andere Studien kommen zu gleichen Ergebnissen.[10] In Hobart (Tasmanien), dem sonnenärmsten Gebiet Australiens, ist multiple Sklerose siebenmal häufiger zu verzeichnen als im tropischen Norden von Queensland mit seiner intensiven Sonneneinstrahlung.[11] Selbst im kleinen Irland kommt multiple Sklerose im Norden häufiger vor als im Süden.[12] In der Schweiz ist im Flachland multiple Sklerose häufiger als in den Alpen, wo aufgrund der Höhenlage die UVB-Einstrahlung höher ist.[13] All diese Daten sind insofern bemerkenswert, weil die Ernährung innerhalb dieser Länder weitgehend gleich ist und als Ursache für derart große Unterschiede in der MS-Häufigkeit nicht in Frage kommt.

Eine Studie ergab, daß 77 Prozent aller MS-Patienten einen Vitamin-D-Spiegel von weniger als 20 ng/ml haben, was als schwerer Mangel zu werten ist. Einer anderen Untersuchung zufolge haben Patienten mit multipler Sklerose im allgemeinen einen niedrigen Vitamin-D-Spiegel, niedriger als die Durchschnittswerte bei Personen ohne MS. In Phasen schubartiger Verschlimmerung besteht meist ein besonders niedriger Vitamin-D-Spiegel, während bei Remission, also bei Nachlassen der Beschwerden und Erkrankungssymptome ein vergleichsweise höherer Vitamin-D-Spiegel festgestellt werden kann.[14] Das deutet darauf hin, daß ein guter Vitamin-D-Status die weitere Zerstörung der Nervenfasern verlangsamt oder unter günstigen Umständen sogar verhindern kann, wenngleich eine Regeneration der geschädigten Nervengewebe nicht mehr möglich ist.

Diese Erkenntnisse konnten auch im Tierversuch bestätigt werden: Bei Mäusen konnte multiple Sklerose nur ausgelöst werden, wenn sie unter Vitamin-D-Mangel litten, aber nicht, wenn sie über einen hohen Vitamin-D-Spiegel verfügten. Bereits eingetretene und damit bleibende Schäden können jedoch mit Vitamin D nicht mehr behoben werden.[15] Deshalb ist Vorbeugung so wichtig: Von Kindheit an muß die Aufnahme von Umweltgiften aller Art minimiert werden. Wichtig ist allerdings auch das regelmäßige Sonnenbaden sowie eine gesunde Lebensweise und Ernährung. Obst und Gemüse versprechen durch ihren Reichtum an Vitaminen,

Mineralstoffen und Radikalfängern einen guten Schutz der Myelinschicht. MS-Patienten dürfen jedoch nicht die Hoffnung verlieren. Auch sie profitieren von diesem Programm und können möglicherweise die Erkrankung sogar aufhalten, zumindest aber die weitere Verschlimmerung verzögern.[16] – Und jeder kann mit einem dauerhaft hohen Vitamin-D-Spiegel das MS-Risiko erheblich senken.

Schizophrenie. Bei dieser Erkrankung sind das Denken, die Wahrnehmung und die Gefühle gestört. Die Vermutung, daß fehlende Sonne eine Ursache für Schizophrenie sein könnte, wird durch die Tatsache genährt, daß innerhalb der USA und auch in Europa im Norden Schizophrenie häufiger vorkommt als im Süden. Finnische Kinder, die nach der Geburt eine Vitamin-D-Prophylaxe erhielten, waren später viel seltener von Schizophrenie betroffen als die Kinder der Vergleichsgruppe, die kein Vitamin D bekamen.[17]

Es wird vermutet, daß der Vitamin-D-Status während der Schwangerschaft, wenn sich das Gehirn entwickelt, noch wichtiger ist als die Vitamin-D-Versorgung nach der Geburt. Im Tierversuch konnte bestätigt werden, daß Vitamin-D-Mangel im letzten Drittel der Schwangerschaft die Gehirnentwicklung des Embryos beeinträchtigt.[18] Einer der beteiligten Forscher, der Australier Darryl Eyles faßte zusammen: „Es wird immer wahrscheinlicher, daß ein niedriger Vitamin-D-Spiegel im Blut (bei werdenden Müttern) ein wesentlicher Risikofaktor für neuropsychotische Erkrankungen (im späteren Leben des Kindes)… ist.“ Das erklärt, weshalb Menschen häufiger von Schizophrenie betroffen sind, die im Winter oder Frühjahr geboren sind. Denn in den Monaten zuvor, die für die Gehirnentwicklung des Kindes entscheidend sind, ist Vitamin-D-Mangel der schwangeren Mütter am häufigsten.

Die Schizophreniehäufigkeit im internationalen Vergleich ergibt ein starkes Nord-Süd-Gefälle auf allen Kontinenten, wie eine vergleichende Untersuchung von 49 Studien ergab: Die meisten Schizophreniefälle sind in nördlichen und kühlen Regionen festzustellen, zum Teil mehr als das zehnfache gegenüber sonnigen Ländern. Besonders Menschen mit dunkler Haut sind gefährdet, da sie im Norden eher unter Sonnen- und Vitamin-D-Mangel leiden als Weiße. Personengruppen, die häufiger unter Vitamin-D-Mangel leiden, sind auch häufiger von Schizophrenie betroffen.[19]

Wie bei jeder Nervenerkrankung und Geistesstörung ist auch bei Schizophrenie der Vitamin-D-Status zu überprüfen und ein Mangel umgehend zu beheben.[20]

Autismus. Hierbei handelt es sich um eine schwere und unheilbare Entwicklungsstörung des Gehirns, die sich in Denk- und Wahrnehmungsstörungen bereits im frühen Kindesalter äußert. Die Häufigkeit der Autismusfälle ist im Laufe der Industrialisierung gestiegen. Das kann an der damit einhergegangenen Änderung der Lebensgewohnheiten liegen (langer Aufenthalt in geschlossenen Räumen, Sonnenmangel), aber durchaus auch andere Ursachen haben. Bemerkenswert ist, daß dunkelhäutige Einwanderer in den nördlichen Industrieländern häufiger betroffen sind als Weiße. Das spricht ebenfalls für einen Vitamin-D-Mangel als mögliche Ursache. Bei dunkelhäutigen Einwanderern kann mitunter ein enormer Anstieg der Autismusfälle beobachtet werden (auf das vier- bis fünffache gegenüber Weißen). In ihren sonnenreichen Herkunftsländern war Autismus gänzlich unbekannt. Ob dies wirklich am Sonnen- und Vitamin-D-Mangel während der Schwangerschaft liegt, muß die künftige Forschung noch erweisen.[21]

Depressionen. Über den stimmungshebenden Einfluß hellen Sonnenlichts wurde bereits berichtet (Kapitel 1). Depressive haben gewöhnlich einen niedrigen Vitamin-D-Spiegel aufgrund ihres Sonnen- und Lichtmangels. Das heißt jedoch nicht, daß der Vitamin-D-Mangel eine Ursache für die Depression ist, denn der Mangel kann auch ein Begleitsymptom sein. Neuere Forschungen zeigen jedoch, daß auch das Vitamin D selbst dazu beiträgt, Schwermut und Trübsinn zu vertreiben und für gute Laune zu sorgen. Allerdings sind dazu größere Mengen nötig, wie sie beim Sonnenbaden gebildet werden (wenigstens 100 µg pro Tag).[22]

Geistige und intellektuelle Leistungsfähigkeit. Über die anregende Wirkung hellen Sonnenlichts auf die geistige Leistungsfähigkeit wurde ebenfalls berichtet (Kapitel 2). Aber auch Vitamin D kann durchaus Einfluß auf die geistige Verfassung haben. So ist die Beeinträchtigung der geistigen Fähigkeiten häufig mit einem Mangel an Vitamin D verbunden.[23] Eine Untersuchung mit 2000 Teilnehmern ergab anhand standardisierter Tests, daß bei der Gruppe mit dem höchsten Vitamin-D-Spiegel die mentalen Leistungen doppelt so gut waren wie bei der Gruppe mit dem niedrigsten.[24] Wie läßt sich das erklären? Vitamin D regt die Bildung von Neurotrophinen an, körpereigene Signalstoffe, welche die Bildung von Verbindungen zwischen den Nervenzellen bewirken, und damit eine bessere Vernetzung und Gehirnkapazität ermöglichen. Dauernder Sonnenmangel schlägt also nicht nur aufs Gemüt, er kann durchaus auch die geistige Kapazität schwächen.

Außerdem ist Vitamin D für die Erhaltung der Zellgesundheit erforderlich. Das gilt auch für die Nervenzellen des Gehirns, die über Vitamin-D-Rezeptoren verfügen und damit abhängig von Vitamin D sind. Nicht zuletzt ist für die

Entgiftung der Nervenfasern ein ausreichend hoher Vitamin-D-Spiegel erforderlich.

Diese Erkenntnisse verführen leicht zu solchen Kommentaren: „Sonne macht klug – vor allem im Alter.“ Bei aller Euphorie ist jedoch zu entgegnen, daß man durch Sonnenbaden noch lange nicht klug wird. Licht und Sonne sind notwendige Voraussetzungen, um die volle Gehirnkapazität auch im Alter zu erhalten. – Festzuhalten ist jedoch: Vitamin-D-Mangel korreliert auffallend stark mit intellektueller Impotenz und Geistesschwäche.[25] Insofern trifft der Volksmund doch einen wahren Kern, wenn Schwachköpfe salopp als unterbelichtet bezeichnet werden.

Schwangere müssen mit regelmäßigen Sonnenbädern für einen hohen Vitamin-D-Spiegel sorgen, damit die Gehirnentwicklung ihres Kindes ungestört verläuft und es später sein volles geistiges Potential entfalten kann. Im Tierversuch kann Vitamin-D-Mangel nämlich die Hirnentwicklung des Embryos schwerwiegend beeinträchtigen. Diese Hirnschäden erwiesen sich im Experiment als bleibend, also auch die ausgewachsenen Tiere waren betroffen.[26]

Zusammenfassung: Zahlreiche epidemiologische Studien zeigen erstens: Je weniger der Körper der Sonne ausgesetzt wird, desto höher ist das Risiko einer Erkrankung des Gehirns (Alzheimer-Demenz, vaskuläre Demenz, Parkinson-Krankheit, Schizophrenie, Autismus, Manie, Depressionen). Zweitens haben Patienten mit derartigen Erkrankungen gewöhnlich einen (starken) Vitamin-D-Mangel. Drittens treten typische Vitamin-D-Mangelerkrankungen häufig gemeinsam mit Geistes- und Gehirnerkrankungen auf. Viertens sind die Theorien, wie Vitamin-D-Mangel den Stoffwechsel im Gehirn stört und das Gehirn schädigen kann, durch Tierversuche bestätigt. Fünftens zeigen verschiedene Untersuchungen, daß Geisteskrankheiten in vielen Fällen durch Anhebung des Vitamin-D-Spiegels und Sonnenlicht gebessert werden können, sofern es noch nicht zu irreparablen Hirnschäden gekommen ist.[27]

Kapitel 15

Der Einfluß von Sonnenlicht und Vitamin D auf die Fortpflanzung

> Der Mensch ist für ein Leben im Freien geschaffen.
> Sein Element sind Sonne und Luft.
>
> ARNOLD RIKLI

Die Bildung von Sexualhormonen wird auch durch UV-Bestrahlung der Haut beeinflußt. Im Rahmen einer Untersuchung erhöhte sich bei Männern durch ein ausgiebiges Sonnenbad der Testosteronspiegel um durchschnittlich 120 Prozent. Nach etwa einer Woche hat der Testosteronspiegel wieder seinen Ausgangswert erreicht. Bei UV-Bestrahlung der Genitalien, wie bei der Freikörperkultur üblich, erhöhte sich der Testosteronspiegel sogar um 200 Prozent! [1] Das ist ein bemerkenswertes Ergebnis und erklärt, weshalb braungebrannte Männer männlicher wirken und die äußerlichen Geschlechtsmerkmale bei ihnen deutlicher hervortreten.

Auch bei Frauen wird durch UV-Bestrahlung der Haut der Haushalt der Sexualhormone beeinflußt: Sexualhormone werden reichlicher gebildet, die Östrogenwirksamkeit erhöht sich und außerdem entstehen östrogenähnliche Substanzen in der Haut. Auch Frauen gewinnen mit Hilfe der Sonne an Schönheit und Attraktivität. Denn wahre Schönheit gründet sich stets auf Gesundheit und dafür ist regelmäßiges Sonnenbaden unerläßlich.

Die vermehrte Bildung von Sexual- und Wachstumshormonen durch UV-Bestrahlung der Haut ist unproblematisch. Anders als bei der Einnahme von Hormonpräparaten braucht man sich um Überdosierung und Störung des Hormongleichgewichts nicht zu sorgen. Beim Sonnenbaden regelt sich alles von selbst. Die Hormone werden gleichmäßig und bedarfsgerecht gebildet. Es werden auch nicht einseitig lediglich Testosteron und Östrogene vermehrt gebildet, sondern das Hormongleichgewicht bleibt stets ausgewogen. Man denke nur an die Bildung von Vitamin D und seine hormonellen Wirkungen, etwa die Verhinderung der Entstehung von Krebszellen und die Unterdrückung des Tumorwachstums (mehr darüber im folgenden Kapitel). Die Haut ist als hormonbildendes Organ unersetzlich und wir sollten sie durch regelmäßige Besonnung möglichst oft zur Hormonbildung anregen.

Jedoch nicht nur die UV-Bestrahlung der Haut beeinflußt den Hormonhaushalt, sondern auch das Licht, das in die Augen fällt. Sonnenlicht und helles Tageslicht für möglichst viele Stunden sind notwendig, um ein gesundes Hormongleichgewicht zu erhalten. Die Beleuchtung bei Dunkelheit sollte am besten mit Glühlampen und Halogenlampen erfolgen, die neutral auf das Hormonsystem wirken, ganz im Gegensatz zu Leuchtstofflampen, die, je nach Fabrikat, Helligkeit und Dauer der Beleuchtung erheblich das Hormongleichgewicht stören können (mehr darüber in Kapitel 19).

Samenzellen und Eizellen besitzen Vitamin-D-Rezeptoren und sind von einem hinreichend hohen Vitamin-D-Spiegel abhängig, um störungsfrei zu funktionieren. Tierversuche mit Ratten und Hühnern zeigen, daß Vitamin-D-Mangel die Hodenfunktion erheblich beeinträchtigen kann: Es wird weniger Sperma gebildet, wodurch sich die Zeugungskraft verringert. Rattenweibchen, die sich mit Männchen paaren, denen es an Vitamin D mangelt, haben in einem Experiment 73 Prozent weniger Geburten gehabt gegenüber Weibchen, die von Männchen mit einem guten Vitamin-D-Status befruchtet wurden. Diese erheblich verringerte Zeugungskraft normalisierte sich bei Vitamin-D-Zufuhr wieder.[2]

Es gibt Hinweise, daß Vitamin-D-Mangel bei Frauen zu Unfruchtbarkeit führen und über eine Anhebung des Vitamin-D-Spiegels überwunden werden kann. Unfruchtbarkeit durch Vitamin-D-Mangel ist also heilbar.[3] Dies erklärt die Beobachtung, daß die Empfänglichkeit in den höheren Breiten stark im Jahresverlauf schwankt: Im Spätsommer ist sie am höchsten und am Ende des langen Winters am niedrigsten.[4]

Zur Überwindung von Unfruchtbarkeit und zur Stärkung der Zeugungskraft empfehlen sich regelmäßige Sonnenbäder, um auf diese Weise den Vitamin-D-Spiegel anzuheben. Im Winter tun es auch UVB-Strahler und Vitamin-D-Präparate. Die Anhebung des Vitamin-D-Spiegels wird natürlich nicht in jedem Falle Unfruchtbarkeit und Zeugungsschwäche beseitigen, denn es gibt auch andere Ursachen dafür. Außerdem ist während der Schwangerschaft für die optimale Entwicklung des Embryos ein ausreichend hoher Vitamin-D-Spiegel ohnehin notwendig, und besonders die Gehirnentwicklung erfordert genügend Vitamin D. Also ist das regelmäßige Sonnenbaden für Schwangere unbedingt erforderlich.

Kapitel 16

Sonnenbaden verringert das Krebsrisiko

> Niemand kann heute noch sagen, daß man nicht weiß, was der Krebs ist. Im Gegenteil, es gibt heute keine Krankheit, deren letzte Ursache besser bekannt ist ... ; Nichtwissen ist keine Entschuldigung mehr dafür, daß man nichts zur Verhütung tut. ...
> Wie lange die Verhütung noch hinausgeschoben wird, hängt davon ab, wie lange die Propheten des Agnostizismus sich noch gegen die Wissenschaft durchsetzen werden. Inzwischen werden Millionen von Menschen überflüssigerweise an Krebs sterben müssen.
>
> OTTO WARBURG, 1966

Dem Medizin-Nobelpreisträger OTTO WARBURG ist beizupflichten. Wir wissen heutzutage bereits recht viel darüber, wie Krebserkrankungen entstehen und wie sie zu vermeiden sind. Dazu gehört an erster Stelle das regelmäßige Sonnenbaden, natürlich neben richtiger Ernährung und der Minimierung der Aufnahme von Giften jeder Art. Das Sonnenbaden ist deshalb so wichtig, weil Vitamin D als Antikrebs-Hormon wirkt: Bei einem dauerhaften Vitamin-D-Spiegel von 40 µg/l kann das Risiko für alle Krebserkrankungen um 35 Prozent gesenkt werden und bei 52 µg/l sogar um 75 Prozent.[1] Das sind sensationelle Perspektiven für die Krebsverhütung.

Das Risiko, an Krebs zu erkranken, kann also bei einem dauerhaften Vitamin-D-Spiegel von über 40 µg/l um ein Drittel gesenkt werden, bei über 52 µg/l verringert sich das Krebsrisiko sogar um drei Viertel. Regelmäßiges Sonnenbaden während des gesamten Lebens ist zur Krebsverhütung also unbedingt erforderlich. Ein guter Vitamin-D-Status ist ein Schutzfaktor ersten Ranges, ebenso wichtig wie die richtige Ernährung. Ein hoher Vitamin-D-Spiegel vermag sogar das Krebsrisiko stärker zu senken als der Verzicht auf das Rauchen. Für Kehlkopf- und Lungenkrebs allerdings ist das Rauchen ein noch größerer Risikofaktor als der Sonnenmangel.

Auch die durchschnittliche Überlebensdauer von Krebskranken verlängert sich bei einem hohen Vitamin-D-Spiegel. Deshalb ist das regelmäßige, aber maßvolle Sonnenbaden auch bei Krebserkrankungen zu empfehlen, um gut mit dem Antikrebshormon D versorgt zu sein. Allerdings erreichen selbst im Sommer nur wenige einen optimalen Vitamin-D-Status, nämlich nur dann, wenn sie an Sonnentagen die Mittagszeit für wohldosierte Sonnenbäder nutzen. Und selbst bei einem hohen Vitamin-D-Spiegel am Ende des Sommers wird ab Herbst von den Vitamin-D-Reserven gezehrt. Die Werte schwinden auf unter 20 bis 30 µg/l – zu wenig, um einen Beitrag zur Krebsverhütung zu leisten oder eine Krebserkrankung zu überwinden.

Also selbst Sonnenliebhaber erreichen hierzulande nicht ganzjährig die maximale Schutzwirkung. Lediglich von Mai bis September (etwa vier bis fünf Monate) ist ein optimaler Vitamin-D-Status mit regelmäßigen Sonnenbädern zu erreichen. Im Oktober ist der Vitamin-D-Status noch gut, im November befriedigend, und ab Dezember unbefriedigend, bis im März und April mit der ersten UVB-Bestrahlung der Haut der Vitamin-D-Spiegel wieder angehoben werden kann. Während dieser Zeit des Vitamin-D-Mangels im Winter wird die Entstehung von Krebszellen und die Entwicklung von Tumoren gefördert. Um dies zu vermeiden und um auch im Winter einen hohen Vitamin-D-Spiegel zu erhalten, empfiehlt sich ein (längerer) Urlaub im sonnigen Süden. Wem die Möglichkeit dazu fehlt, der kann UVB-Strahler nutzen oder Vitamin-D-Präparate mit einer Tagesdosis von 3000 bis 5000 IE einnehmen.

Diejenigen, die nur während des Urlaubs und gelegentlich am Wochenende ihren ganzen Körper der hochstehenden Sonne aussetzen, erreichen selbst im Sommer allenfalls notdürftige, aber keine optimalen Werte. Sie leiden für ein halbes bis dreiviertel Jahr unter starkem Vitamin-D-Mangel, wodurch die Entstehung von Krebserkrankungen begünstigt wird. Noch schlimmer steht es um die vielen Menschen, die sich nur selten oder überhaupt nicht sonnen. Sie leiden ganzjährig unter schwerem Vitamin-D-Mangel mit entsprechend hohem Krebsrisiko. Der Vitamin-D-Spiegel steigt zwar im Sommer etwas an, weil es sich kaum vermeiden läßt, Gesicht, Hände und Arme der Sonne auszusetzen, für die Verringerung des Krebsrisikos sind diese Schwankungen auf niedrigem Niveau jedoch ohne Bedeutung. Auch die Einnahme von Präparaten in der üblichen geringen Dosierung von 200 oder 400 IE ändert daran nichts.

Zahlreiche epidemiologische Studien zeigen, daß die Krebshäufigkeit stark von der UVB-Einstrahlung abhängt: Je mehr Sonne, desto höher der Vitamin-D-Spiegel und desto weniger Krebsfälle. Die Krebshäufigkeit ist am geringsten in den sonnenreichen Tropen und Randtropen, und am höchsten in den sonnenarmen Gebieten im Norden Amerikas, Europas und Asiens. Für Südamerika und Australien gilt umgekehrt das gleiche. Krebs hat gewiß viele Ursachen und kann nicht allein auf Sonnenmangel zurückgeführt werden. Bemerkenswert ist jedoch, daß das Nord-Süd-Gefälle in der Krebshäufigkeit weltweit besteht, auf allen Kontinenten und in allen Ländern mit großer Nord-Süd-Ausdehnung, etwa den USA, wo Ernährung und Lebensweise landesweit ziemlich gleich sind. Sonne und Wärme machen den Unterschied, wenngleich die geringere Krebshäufigkeit in den Südstaaten zum Teil auch darauf zurückgeführt werden kann, daß dort aufgrund des besseren Angebotes mehr Obst und Gemüse gegessen wird.[2]

Im Flachland kommt Krebs häufiger vor als im Gebirge, wo aufgrund der Höhenlage und der klaren Luft mehr UVB-Strahlung die Erde erreicht und der Vitamin-D-Winter kürzer ist. Auch in den großen Städten gibt es mehr Krebsfälle als auf dem Lande, was zu einem wesentlichen Teil darauf zurückzuführen ist, daß in den Städten Luftschadstoffe UVB-Strahlung stärker herausfiltern und den Vitamin-D-Winter um ein bis zwei Monate verlängern. Außerdem werfen hohe Häuser in den Städten lange Schatten, wodurch es den Stadtbewohnern erschwert wird, Sonnenbäder zu nehmen. Die meisten Stadtbewohner verbringen zudem ihre Arbeitszeit und den größten Teil ihrer Freizeit in geschlossenen Räumen, wo die

Sonne fehlt. All das trägt dazu bei, daß in den großen Städten deutlich mehr Krebsfälle zu verzeichnen sind als auf dem Lande, wo die Leute ihre Gärten und Felder bestellen und sich öfter im Freien aufhalten. – Die Belastung der Atemluft mit Luftschadstoffen in den Städten ist als Krebsursache gewiß nicht zu unterschätzen, aber Stadtbewohner haben mit regelmäßigen Sonnenbädern, gesunder Lebensweise sowie Obst- und Gemüsekost durchaus gute Aussichten, ein hohes Alter ohne Krebs und degenerative Erkrankungen zu erreichen, während Stubenhocker auf dem Lande, die ihren Körper nicht der Sonne aussetzen, trotz reiner Luft bereits in der Jugend kränkeln und mit zunehmendem Alter ein steigendes Krebsrisiko haben.

Bemerkenswert sind ferner die Unterschiede in den sonnenarmen Gebieten des Nordens in Abhängigkeit von der Hautfarbe: Helle Haut bildet bei gleicher UVB-Bestrahlung ein Mehrfaches an Vitamin D, weshalb Dunkelhäutige bei gleichem Sonnenmangel unter einem stärkeren Vitamin-D-Mangel leiden als Hellhäutige. In der Tat sind in den USA und in anderen nördlichen Industrieländern bei Schwarzen niedrigere Vitamin-D-Spiegel und höhere Krebsraten zu verzeichnen als bei Weißen. Deutliche Unterschiede bestehen auch, wenn Schwarze und Weiße derselben sozialen Schicht und Einkommensklasse miteinander verglichen werden, wenn also der Vergleich um sozial bedingte und einkommensabhängige Unterschiede in der Ernährung und Lebensweise bereinigt wird.

Was sagt nun die epidemiologische Literatur hinsichtlich der Krebshäufigkeit in Abhängigkeit von der Sonnenexposition? Gordon Ainsleigh sichtete die Literatur zu diesem Thema. In der Zeitschrift *Preventive Medicine* faßte er seine

Erkenntnis zusammen: Mit maßvoller, aber regelmäßiger Besonnung könnte die Zahl der Todesfälle durch Brustkrebs und Darmkrebs um ein Drittel, also jährlich um 30 000 Fälle allein in den USA gesenkt werden.[3] Zu ähnlichen Ergebnissen kommt WILLIAM GRANT in einer neueren Untersuchung. Er meint, daß häufigeres Sonnenbaden allein in den USA die Zahl der Krebserkrankungen um 185 000 pro Jahr vermindern würde.

Im sonnigen Südwesten der USA ist das Krebsrisiko nur halb so hoch wie in den nordöstlichen Bundesstaaten.[4] Weitere epidemiologische Untersuchungen zeigen eine starke Abhängigkeit der Krebshäufigkeit von den jährlichen Sonnenscheinstunden. Je näher die Menschen am Äquator leben, desto seltener entwickelt sich Krebs. So beträgt die relative Zahl der Krebstoten in den großen Städten Nordamerikas, bezogen auf die Städte zwischen dem 10. und 30. Breitengrad:[5]

- zwischen dem 10. und 30. Breitengrad 100 %
- zwischen dem 30. und 40. Breitengrad 185 %
- zwischen dem 40. und 50. Breitengrad 218 %
- zwischen dem 50. und 60. Breitengrad 250 %

Eine weitere Studie zeigt für verschiedene Provinzen Kanadas und Bundesstaaten der USA, daß die Krebshäufigkeit um so niedriger ist, je länger die jährliche Sonnenscheindauer ist.[6]

Eine Untersuchung der US-Marine brachte zutage, daß Matrosen trotz intensiver Sonnenbestrahlung an Deck seltener an Krebs erkrankten als nach den Vergleichszahlen gleichaltriger Männer in den USA zu erwarten gewesen wäre.[7]

Weitere Untersuchungen darüber, in welchem Maße regelmäßiges Sonnenbaden und ein hoher Vitamin-D-Spiegel Krebserkrankungen verhüten können, werden weiter unten angeführt. Hier sei angemerkt, daß man mit heller Haut auch im Norden während des Sommers durchaus einen optimalen Vitamin-D-Spiegel erreichen kann, wenn mittags bei Sonnenhöchststand der ganze Körper der Sonne ausgesetzt wird. Von diesen im Sommer gebildeten Vitamin-D-Reserven kann eine Weile gezehrt werden. Doch bereits nach zwei bis drei Monaten fehlender UVB-Bestrahlung der Haut ist der Vitamin-D-Spiegel bereits so sehr gesunken, daß von dieser Seite her kein Schutzeffekt mehr gegen Krebs besteht. Um so wichtiger ist es, den Grundsätzen einer gesunden Lebens- und Ernährungsweise mit viel Obst und Gemüse zu folgen, um auf diese Weise das Krebsrisiko zu senken.

Personen mit dunkler Hautfarbe sind im sonnenarmen Norden außerstande, allein durch die Sonne ein optimales Vitamin-D-Niveau zu erreichen. Das gelingt ihnen nicht einmal im Sommer.

Glücklicherweise sind wir heutzutage in unseren Breiten in der Lage, den Vitamin-D-Spiegel auch im Winter auf einem optimalen Niveau zu halten: Urlaub im Süden, die Nutzung von UV-Strahlern und die Einnahme von Vitamin-D-Präparaten.

Nutzlos ist es indessen, in einem sonnigen Land zu leben, die Zeit jedoch überwiegend in geschlossenen Räumen zu verbringen und im Freien die Haut mit Kleidung zu bedekken. Dadurch wird die Vitamin-D-Bildung keinesfalls in Gang gesetzt. Selbst im Norden ist mehr zu erreichen, wenn die Kultur des Sonnenbadens gepflegt wird. Zumindest im Sommerhalbjahr werden gute bis optimale Werte erreicht. Und sogar am Ende des Winters ist der Vitamin-D-Status weniger schlecht als bei denen, die im Süden gänzlich die Sonne meiden.

Worauf beruht die starke krebsverhütende Wirkung von Vitamin D? Fast alle Zelltypen verfügen über Vitamin-D-Rezeptoren, Andockstellen für Calcitriol, so daß entsprechend des Vitamin-D-Spiegels bestimmte Gene aktiviert oder deaktiviert werden. Das ist für die Erhaltung der Integrität und Gesundheit der Zellen notwendig. Mangelt es an Vitamin D, kann die Entartung der Zellen begünstigt werden und Krebs entstehen. Die krebsverhütende Wirkung von Vitamin D beruht auf folgenden Mechanismen:

Vitamin D fördert die Differenzierung von Zellen und ihre Anpassung an den Zelltyp des umgebenden Gewebes. Krebszellen fehlt diese Fähigkeit zur Anpassung. Vitamin D hilft also dabei, die Zellen gesund und anpassungsfähig zu erhalten und damit Krebs zu vermeiden.

Vitamin D wirkt als Radikalfänger und verhindert Schäden an der Erbsubstanz durch freie Radikale, die zur Entwicklung von Krebszellen führen können.

Vitamin D aktiviert Gene, welche für die DNS-Reparatur zuständig sind (DNS: Desoxyribonukleinsäure, Träger der Erbsubstanz). Auch auf diese Weise hilft Vitamin D, die Schädigung der Erbsubstanz und die Entwicklung von Krebszellen bereits im Ansatz zu verhindern.

Vitamin D fördert die Apoptose, das programmierte Absterben von entarteten Zellen. Wenn die DNS stark geschädigt ist, so daß sie nicht mehr repariert werden kann, wird das in den Genen codierte Programm zur Selbstzerstörung aktiviert, um diese geschädigte Zelle absterben zu lassen, damit sie sich nicht zu einer Krebszelle entwickelt, aus der durch fortgesetzte Teilung ein Tumor entsteht.

Vitamin D stärkt die Abwehrkraft und versetzt den Körper in die Lage, Krebszellen als körperfremd zu erkennen und zu vernichten. Nur ein starkes Immunsystem verspricht einen guten Schutz vor Krebs.

Vitamin D hemmt die Wucherung von Krebszellen und damit die unkontrollierte Ausbreitung des Krebsgewebes durch schnelle Zellteilung. Das erklärt die längere Überlebensdauer von Krebspatienten mit einem hohen Vitamin-D-Spiegel gegenüber Patienten mit einem Mangel. Vitamin D kann das Wachstum des Tumors unter Umständen sogar stoppen.

Vitamin D ist Gegenspieler von Hormonen, etwa den Östrogenen, die das Krebswachstum von Zellen mit entsprechenden Rezeptoren fördern. Ein hoher Vitamin-D-Spiegel kann diese krebsfördernden Hormone neutralisieren oder zumindest ihre Wirkung zum Teil kompensieren.

Vitamin D hemmt die Angiogenese, die Bildung neuer Blutgefäße zur besseren Nährstoffversorgung des Tumorgewebes, wodurch der Tumor langsamer wächst und unter Umständen sein Wachstum sogar aufgehalten werden kann. Erstaunlicherweise wirkt Vitamin D selektiv: Es hemmt nur im Krebsgewebe die Neubildung von Blutgefäßen, nicht jedoch im gesunden Gewebe.

Vitamin D hemmt das Eindringen des Tumors in gesundes Gewebe. Je geringer der Vitamin-D-Spiegel, desto größer ist die Gefahr, daß der Tumor in das gesunde Nachbargewebe hineinwuchert.

Vitamin D verhindert die Bildung von Metastasen. Die Verschleppung von Krebszellen erfolgt meist über Blut und Lymphe. Die Metastasenbildung ist insofern verhängnisvoll, weil Krebspatienten in neunzig Prozent der Fälle an sekundären Metastasen sterben und nicht am Primärtumor.

Vitamin D hemmt die Bildung und Wucherung von Metastasen, ebenso wie die Wucherung des Primärtumors.[8]

Zusammenfassend ist zu sagen: Vitamin D verhindert die Entstehung von Krebszellen, es stärkt die Abwehrkraft zur Vernichtung von Krebszellen und zur Auflösung von Krebsgeschwüren, es verlangsamt das Krebswachstum und kann unter günstigen Umständen sogar eine Rückbildung des Tumors bewirken. Ausreichend Vitamin D mindert die Bösartigkeit von Krebsgeschwüren. Inwieweit sich ein Tumor bösartig verhält, hängt maßgeblich auch vom Vitamin-D-Spiegel ab: Ein Mangel steigert die Aggressivität des Krebses. Vitamin D wird damit zu Recht als Antikrebshormon bezeichnet. Es ist ein außerordentlich wirksames Hormon, das dauerhaft in ausreichender Konzentration vorhanden sein muß (möglichst über 50 µg/l, mindestens aber über 40 µg/l). Dazu bedarf es regelmäßiger Sonnenbäder, im Winter längerer Reisen in den Süden bzw. die Nutzung von UV-Strahlern oder die richtig dosierte Einnahme von Vitamin-D-Präparaten.

Doch die Sonne leistet weitaus mehr, als nur die Bildung von Vitamin D anzuregen, diesem so wirksamen Antikrebshormon. Die Sonne trägt auch auf andere Weise zur Verhütung und Überwindung von Krebserkrankungen bei, wie wir gleich sehen werden.

Die krebsverhütende Wirkung des Sonnenlichts

Regelmäßiges Sonnenbaden und der lange Aufenthalt im hellen Tageslicht tragen zur Vermeidung und auch zur Heilung von Krebserkrankungen bei. Das ist auf folgende Wirkungen zurückzuführen:

Erhöhung des Vitamin-D-Spiegels. Vitamin D wirkt, wie auf den vorhergehenden Seiten beschrieben, auf vielfältige Weise als Antikrebshormon.

UV-Bestrahlung der Haut verbessert die Ausscheidung von Umweltgiften, bei Schwermetallen und Pestiziden in der Regel um Faktor 2 bis 20 (siehe Kapitel 8). Umweltgifte wirken in ihrer Vielfalt langfristig krebsverursachend und krebsfördernd, auch wenn sie als Einzelstoff nicht als krebserregend klassifiziert sind. Sie wirken allesamt als freie Radikale, die bei Überlastung des antioxidativen Schutzsystems Schäden in den Zellen anrichten, Schäden an den Zellmembranen, den Mitochondrien, im Zellkern, in der DNS, dem Träger der Erbsubstanz. Dadurch kann letztlich auch Krebs entstehen. Bei anhaltendem oxidativem Streß durch Umweltgifte kann es ferner zu Enzymdefekten kommen, wodurch die Entgiftung beeinträchtigt und die körpereigenen antioxidativen Schutzsysteme blockiert werden, zur Schwächung der Abwehrkraft, was auch zu Lasten der Vernichtung von Krebszellen und der Auflösung von Krebsgeschwüren geht. – Regelmäßige und wohldosierte Sonnenbäder können die Ausscheidung dieser gefährlichen Umweltgifte enorm steigern, wodurch das Krebsrisiko wirksam gesenkt wird.

Verbesserung der Durchblutung und der Sauerstoffversorgung der Gewebe durch UV- und Wärmestrahlung der Sonne. Dadurch können Stoffwechselgifte besser ausgeschieden werden, was zur Verbesserung der Gewebe- und Zellgesundheit beiträgt und damit zu einer Verringerung des Krebsrisikos führt.

Stärkung der Abwehrkraft, Stärkung der Lebenskraft und Verbesserung des Gesundheitszustandes durch regelmäßige Sonnenbäder. Je gesünder und kräftiger der Körper, desto besser vermag er entartete Zellen und Tumore zu vernichten. Wohldosiertes Sonnenbaden ist dazu unerläßlich.

Normalisierung des Hormonhaushalts durch Tageslicht. Sonnenlicht hellt die Stimmung auf, es entspannt und beruhigt. Naturwidriges Kunstlicht von Leuchtstofflampen und Bildschirmen ist hingegen ein Streßfaktor ersten Ranges. Die dauernde Ausschüttung von Streßhormonen, auch in geringen Mengen, kann sich langfristig krebsfördernd auswirken.[9] Das bestätigen auch Tierversuche. So wurden über zweitausend krebsanfällige Mäuse desselben genetischen Stammes dem Licht rosafarbener Leuchtstoffröhren ausgesetzt. Sie starben an Tumorerkrankungen und erreichten nur eine Lebensdauer von durchschnittlich 7,5 Monaten. Unter weniger naturwidrigem Kunstlicht, das einen weiteren Frequenzbereich umfaßte, lebten die Mäuse der Kontrollgruppe hingegen 16 Monate. Rosafarbenes Licht führte bei den Mäusen ferner zu Herzkrankheiten, Nekrosen am Schwanz, kleineren Würfen und Verhaltensstörungen.[10] – Kunstlicht, das zur Ausschüttung von Streßhormonen führt, gilt es zu vermeiden. In die Augen sollte möglichst nur Tageslicht fluten und bei Dunkelheit sind die Wohnräume mit Halogen- oder Glühlampen zu beleuchten, damit der Hormonhaushalt nicht gestört wird (mehr darüber in Kapitel 19).

Die krebsverhütende Wirkung des Sonnenlichts ist seit langem aufgrund von Tierversuchen bekannt: Kaninchen entwickeln um so häufiger Krebs, je weniger UV-Licht sie ausgesetzt werden. Die Kaninchen mit Krebserkrankungen wiesen weniger Todesfälle und weniger Metastasen auf, wenn sie daraufhin mehr dem UV-Licht ausgesetzt wurden.[11] Mit UV-Licht bestrahlte Tiere entwickelten nur halb so oft bösartiges Krebswachstum wie die Tiere der Vergleichsgruppe.[12]

Die Wahrscheinlichkeit für Brustkrebs bei Mäusen ging um die Hälfte zurück, wenn sie UV-Licht ausgesetzt waren.[13]

Abschließend sei angemerkt, daß übermäßiges Sonnenbaden zu oxidativem Streß führt, zunächst in der Haut, schließlich im ganzen Körper. Oxidativer Streß wirkt langfristig krebsfördernd. Die Radikalbildung in der Haut kann durch Radikalfänger verhindert werden, wobei das antioxidative Schutzsystem maßgeblich durch die Ernährung bestimmt wird: Je höher der Anteil von Obst und Gemüse, desto besser ist der Schutzeffekt. Aber auch bei der besten Ernährung gibt es eine kritische Schwelle, die nicht überschritten werden sollte. Bei Sonnenbrand ist es zu viel UV-Strahlung gewesen. Verbrennungen der Haut sind unbedingt zu vermeiden.

Brustkrebs

Brustkrebs (Mammakarzinom) ist hierzulande die häufigste Krebserkrankung bei Frauen (28 Prozent aller Tumorneuerkrankungen). Hinsichtlich der Häufigkeit für Brustkrebserkrankungen besteht ein starkes Nord-Süd-Gefälle, sowohl in Amerika, als auch in Europa und in der früheren Sowjetunion. In den Südstaaten der USA ist eine um 40 Prozent geringere Häufigkeit für tödliche Brustkrebserkrankungen zu verzeichnen als in den sonnenarmen Bundesstaaten im Nordosten. Da sich Ernährung und Lebensweise zwischen den Nord- und Südstaaten nicht wesentlich unterscheiden, dürften diese Differenzen zu einem großen Teil auf die intensivere UVB-Strahlung zurückzuführen sein. In den Südstaaten erreicht auch im Winter UVB-Strahlung die Erdoberfläche. Die Bewohner der Südstaaten verfügen deshalb über einen besseren Vitamin-D-Status.[14] Berechnungen für die USA haben ergeben, daß sich durch regelmäßiges Sonnenbaden die Zahl der Todesfälle um 35 Prozent, teilweise sogar bis zu 75 Prozent senken ließ.[15] Einer anderen Untersuchung zufolge haben Frauen in den sonnigsten Gebieten der USA ein um 65 Prozent geringeres Brustkrebsrisiko gegenüber Frauen in den sonnenärmsten Gebieten, was eine spektakuläre Risikoverringerung bedeutet.[16]

In den nördlichen Gebieten der ehemaligen Sowjetunion lag die Zahl der Brustkrebsfälle doppelt so hoch wie in den südlichen. Allerdings gilt es, in diesen Ländern die stärkeren Unterschiede in der Ernährung, Lebensweise und beim Alkoholkonsum zu beachten. Untersuchungen in Kanada und Italien zeigen ebenfalls, daß Brustkrebs dort am häufigsten auftritt, wo aufgrund der geografischen Lage und der Luftverschmutzung weniger UVB-Strahlung die Erdoberfläche erreicht. Die weltweit geringste Brustkrebs-Häufigkeit ist in den Tropen und Randtropen zu verzeichnen, wo die UVB-Einstrahlung am höchsten ist.[17]

Zahlreiche Untersuchungen zeigen ferner: Je höher der Vitamin-D-Spiegel des Blutes, desto geringer das Brustkrebsrisiko. Frauen mit einem hohen Vitamin-D-Spiegel (über 48 µg/l) haben gegenüber Frauen mit einem schlechten Vitamin-D-Status (unter 13 µg/l) ein um 50 Prozent geringeres Brustkrebsrisiko.[18] Andere Untersuchungen kommen zu ähnlichen Ergebnissen.[19] In einer deutschen Untersuchung wurde sogar eine Risikoreduktion von 69 Prozent ermittelt (bei der Gruppe mit einem Vitamin-D-Status über 30 µg/l gegenüber der Gruppe mit weniger als 12 µg/l).[20]

Bei Brustkrebs erhöht ein guter Vitamin-D-Status die Überlebensdauer und verringert das Risiko der Bildung von

Metastasen.[21] Vitamin-D-Mangel ist also mit schlechteren Überlebens- und Heilungsaussichten verbunden.

Prostatakrebs

Prostatakrebs ist die häufigste Krebserkrankung bei Männern (25 Prozent aller Tumorneuerkrankungen in Deutschland), und auch für diese Krebsart gibt es ein deutliches Nord-Süd-Gefälle. Im Süden der USA ist das Risiko, an Prostatakrebs zu erkranken, um 60 Prozent, und das Risiko, daran zu sterben, um 50 Prozent geringer als im Norden.[22] Die niedrigsten Erkrankungszahlen sind innerhalb der USA in den sonnigen südwestlichen Bundesstaaten mit ihrer meist klaren Luft zu verzeichnen. In den nördlichen Ländern, in Kanada und Skandinavien, ist die Prostata-Krebshäufigkeit am höchsten.[23] Im Norden, wo die Männer meistens einen niedrigen Vitamin-D-Spiegel haben, ist die Prostatakrebshäufigkeit zwanzigmal höher als in den sonnenreichen Tropen und Randtropen, was allerdings auch auf die Unterschiede in der Ernährung zurückzuführen ist.[24]

Aufgrund der Tatsache, daß Menschen mit schwarzer Haut zehn- bis zwanzigmal mehr Zeit benötigen, um die gleiche Menge Vitamin D zu bilden, läßt sich in nördlichen Regionen mit geringer UVB-Einstrahlung bei dunkelhäutigen Männern eine größere Häufigkeit für Prostatakrebs feststellen. Das gilt auch, wenn dunkel- und hellhäutige Männer gleicher sozialer Gruppen verglichen werden, wenn also Unterschiede in der Lebensführung weniger ins Gewicht fallen.[25]

Männer, die häufig Sonnenbäder nehmen und dadurch lebenslang über einen guten Vitamin-D-Spiegel verfügen, können mit einem um bis zu 80 Prozent geringeren Prostatakrebsrisiko gegenüber jenen rechnen, die sich nur selten der Sonne aussetzen. Seltenes Sonnenbaden geht also mit einem fünfmal höheren Risiko einher, an Prostatakrebs zu erkranken.[26] Weitere Untersuchungen bestätigen diese Studie.[27]

Vitamin D hemmt die Vermehrung von Prostatakrebszellen. Deshalb hilft ein guter Vitamin-D-Status dabei, einen Tumor in der Prostata faktisch in einem „schlafenden" Zustand unter Kontrolle zu halten, ohne daß er wuchert. Bei Vitamin-D-Mangel bleibt der Tumor nicht mehr harmlos, er wuchert, er wird „aggressiv" und zu einer lebensbedrohlichen Gefahr.[28]

In einer amerikanische Studie wurden die erfaßten Prostatakrebsfälle in zwei Gruppen geteilt, solche Patienten, die in ihrem früheren Leben kaum, und solche, die für amerikanische Verhältnisse eher viel der Sonne ausgesetzt waren. Bei der ersten Gruppe wurde der Prostatakrebs durchschnittlich mit 67,7 Jahren diagnostiziert, bei der zweiten Gruppe mit 72,1 Jahren.[29] Da Prostatakrebs langsam wächst, ist dieser Unterschied von fünf Jahren höchst bedeutsam. Bei der zweiten Gruppe ist somit die Wahrscheinlichkeit weitaus höher, länger zu leben und nicht am Prostatakrebs zu sterben.

Darmkrebs

Darmkrebs ist bei Männern und Frauen die zweithäufigste Krebsart (16,2 bzw. 17,5 Prozent aller Tumorneuerkrankungen in Deutschland). Regelmäßiges Sonnenbaden und ein hoher Vitamin-D-Spiegel senken das Darmkrebsrisiko. In den sonnenarmen Bundesstaaten im Nordosten der USA mit einem langen Winter ohne UVB-Strahlung ist die Darmkrebshäufigkeit doppelt so hoch wie in den Südstaaten und in den Gebirgen des Westens, wo aufgrund der Höhenlage, der sauberen Luft und der dünneren Ozonschicht mehr UVB-Strahlung die Erdoberfläche erreicht. Bemerkenswert ist ferner die hohe Darmkrebshäufigkeit in den Großstädten und Ballungsgebieten, wo infolge der Luftverschmutzung und des beständigen Aufenthalts in geschlossenen Räumen viele Bewohner unter Vitamin-D-Mangel leiden.[30] Für andere Länder liegen ähnliche Daten vor. So entwickelt sich in Japan in Gebieten mit der geringsten UVB-Einstrahlung Darmkrebs doppelt so häufig wie in Gebieten mit hoher UVB-Intensität.[31]

Bei einer Meta-Analyse (zusammenfassende Auswertung) von fünf Studien wurde eine deutliche Abnahme des Darmkrebsrisikos in Abhängigkeit vom Vitamin-D-Spiegel ermittelt. Die Gruppe mit dem höchsten Vitamin-D-Spiegel hatte ein um 54 Prozent geringeres Darmkrebsrisiko: [32]

Vitamin-D-Spiegel	Darmkrebsrisiko
6 µg/l	100 %
12 µg/l	80 %
22 µg/l	66 %
35 µg/l	59 %
37 µg/l	46 %

Bei einer anderen großen Untersuchung mit 16 800 Patienten wurde festgestellt, daß die Gruppe mit einem Vitamin-D-Spiegel von über 32 µg/l gegenüber der Gruppe mit weniger als 20 µg/l ein um 72 Prozent geringeres Darmkrebsrisiko hat – eine starke Risikoverringerung.[33] Erinnert sei daran, daß erst bei einem Vitamin-D-Spiegel von über 50 µg/l der bestmögliche Schutz vor Krebs erreicht wird.

Vitamin D hemmt außerdem die Wucherung bereits bestehender Tumore. So konnte in Versuchen mit Ratten nachgewiesen werden, daß bei Vitamin-D-Mangel der Darmtumor bereits nach 18 Tagen um 56 Prozent größer war als bei den Ratten der Kontrollgruppe mit guter Vitamin-D-Zufuhr. Die weitere Erhöhung der Vitamin-D-Zufuhr in einer Folgestudie konnte das Tumorwachstum noch stärker bremsen.[34]

So wichtig Sonnenstrahlung und ein optimaler Vitamin-D-Spiegel zur Verhütung von Darmkrebs sind, so darf nicht übersehen werden, daß ebenso die Ernährungsweise das Darmkrebsrisiko stark beeinflußt und daß eine weitgehende Risikominderung mit fettarmer Obst- und Gemüsekost zu erreichen ist.[35]

Weitere Tumorerkrankungen

Auch das Risiko für andere Tumorerkrankungen kann durch regelmäßiges Sonnenbaden und einen dauerhaft hohen Vitamin-D-Spiegel drastisch gesenkt werden. Dies gilt für *Mund- und Rachenkrebs, Speiseröhrenkrebs, Bauchspeicheldrüsenkrebs, Magenkrebs, Nierenkrebs, Lungenkrebs, Blasenkrebs, Hirntumor,* für *Tumore in den Lymphknoten,* für *Eierstock-, Eileiter- und Gebärmutterhalskrebs,* bis hin zu *Leukämie.*[36] Allein die Tatsache, daß praktisch alle Zelltypen über Vitamin-D-Rezeptoren verfügen, legt die Schlußfolgerung nahe, daß ein hoher Vitamin-D-Spiegel das Risiko für alle Krebsarten senkt. Selbst das Risiko für *Hautkrebs* kann durch einen hohen Vitamin-D-Spiegel und durch regelmäßiges, aber wohldosiertes Sonnenbaden reduziert werden, wie das folgende Kapitel zeigt.

Die Risikominderung durch Sonnenlicht ist teils erheblich. Eine Studie für Japan zeigt, daß in den Gebieten mit der geringsten UVB-Einstrahlung die Krebserkrankung der Verdauungsorgane doppelt so häufig ist wie in Gebieten mit hoher UVB-Intensität. Das gilt für Tumorerkrankungen von Speiseröhre, Magen, Darm, Mastdarm, Bauchspeicheldrüse, Gallengang und Gallenblase gleichermaßen.[37]

Auch für die Todeshäufigkeit durch Eierstockkrebs besteht in den USA ein deutliches Nord-Süd-Gefälle.[38] In Gebieten mit geringer UVB-Einstrahlung und geringem durchschnittlichem Vitamin-D-Spiegel besteht eine viel höhere Häufigkeit für Eierstock-, Eileiter- und Gebärmutterhalskrebs als in den sonnigen Südstaaten.[39] Allein mittels erhöhter Vitamin-D-Zufuhr konnte das Risiko für Gebärmutterkrebs um 62 Prozent reduziert werden.[40] Die geringste Sterblichkeit durch Eierstockkrebs von allen Industrieländern ist in Japan zu verzeichnen, wo aufgrund der südlichen Lage und der zumeist reinen Seeluft genug UVB-Strahlung die Erdoberfläche erreicht. Außerdem essen Japaner viel Fisch, wodurch eine gewisse Mindestversorgung mit Vitamin D gesichert ist.[41]

Bauchspeicheldrüsenkrebs tritt in sonnenreichen Gebieten seltener auf als in sonnenarmen.[42] In einer Studie wurde gezeigt, daß das Risiko für Bauchspeicheldrüsenkrebs um 40 Prozent sinkt bei der Gabe von nur 600 IE Vitamin D täglich. Aufschlußreich wäre die Verabreichung einer optimalen Dosis von 3000 bis 5000 IE gewesen. Vitamin D hemmt außerdem stark das Wachstum und die Vermehrung von Pankreas-Krebszellen.[43]

Auch die Häufigkeit für Blasenkrebs ist in sonnenreichen Gebieten geringer.[44] Das gilt ebenfalls für Nierenkrebs. Sonnenlicht und Vitamin D wirken vorbeugend auch bei Leukämie, Lungenkrebs, Lymphomen (Krebs in den Lymphknoten) und Myelomen (Krebs im Knochenmark).[45]

Zusammenfassend ist festzustellen, daß regelmäßiges Sonnenbaden und ein hoher Vitamin-D-Spiegel einen wirksamen Schutz vor Krebserkrankungen versprechen. Wer in einem sonnigen Land lebt und seinen Körper täglich wohldosiert der Sonne aussetzt, hat ein drastisch verringertes Krebsrisiko. Eine bemerkenswerte Doppelblindstudie über eine Zeitdauer von nur vier Jahren ergab, daß die Mitglieder der Gruppe, die täglich 27,5 µg (1 100 IE) Vitamin D erhielten (was noch weit von der optimalen Dosierung entfernt ist), ein um 60 Prozent geringeres Gesamtkrebsrisiko hatten gegenüber den Mitgliedern der Kontrollgruppe, die lediglich ein Scheinmedikament erhielten.[46] Wenn durch Sonne und Vitamin D das Krebsrisiko in solch kurzer Zeit von 100 auf 40 Prozent gesenkt werden kann, so ist das sensationell. – Schon geringe Unterschiede beim Vitamin-D-Spiegel können entscheidend sein. So haben Männer und Frauen mit weniger als 20 µg/l ein dreifach höheres Darmkrebsrisiko gegenüber Personen mit einem Vitamin-D-Spiegel von 30 µg/l. Interessant wäre der Vergleich mit Personen gewesen, die über einen optimalen Vitamin-D-Spiegel von 50 bis 90 µg/l verfügen.

Nach heutigem Erkenntnisstand dürfte ein dauerhaft optimaler Vitamin-D-Spiegel von über 50 µg/l mit einem um 75 Prozent verringerten Gesamtkrebsrisiko einhergehen.[47] Diese enorme Senkung des Krebsrisikos von 100 auf 25 Prozent gilt es in Erinnerung zu behalten, wenn die Antisonnenlobby Desinformationskampagnen betreibt. Dazu gehört die Berufung auf Studien, bei denen nicht das Krebsrisiko gesenkt werden konnte. Doch diese Studien leiden unter dem Manko, daß viel zu wenig Vitamin D verabreicht und der Vitamin-D-Spiegel praktisch nicht angehoben wurde.[48] Diese Studien sind also ohne Aussagekraft.

Es wird Zeit, das regelmäßige Sonnenbaden als Lebensbedürfnis ersten Ranges anzuerkennen, natürlich verbunden mit der Warnung vor übermäßiger Besonnung. Sonnenbrand ist unbedingt zu vermeiden, nicht nur wegen der damit verbundenen Schädigung der Haut, sondern auch wegen der Bildung freier Radikale in großen Mengen, sobald das antioxidative Schutzsystem der Haut erschöpft ist und der Körper durch oxidativen Streß belastet wird. Nicht auf das lange, sondern auf das regelmäßige und maßvolle Sonnenbaden möglichst des ganzen Körpers kommt es an.

Ebenfalls darf nicht der Fehler begangen werden, die Sonne durch Vitamin-D-Präparate ersetzen zu wollen. Die Sonnenstrahlung ist unersetzlich. Präparate sind nur ein Notbehelf während des Winters, wenn ein Vitamin-D-Mangel schnell behoben werden muß, aber keine UVB-Strahlung verfügbar ist.

Bei aller Wertschätzung der Sonne zur Krebsverhütung sei darauf verwiesen, daß die richtige Ernährung ebenfalls zur Krebsverhütung gehört: Eine fettarme Obst- und Gemüsekost, möglichst von Kindheit an, senkt das Krebsrisiko drastisch. Frischkost-Ernährung ist auch erforderlich, um eine Krebserkrankung zu überwinden oder zumindest um die Überlebensdauer zu erhöhen. Alle erfolgversprechenden Krebstherapien gründen sich auf dieses Konzept der reichlichen Zufuhr von Vitaminen, Mineralstoffen, Spurenelementen und Radikalfängern im natürlichen und organischen Verbund. OTTO CARQUE hat bereits 1923 geschrieben: „Die naturgemäße und universale Krebsverhütung besteht in einfacher Kost, überwiegend Früchte und Grünblattgemüse, ... die Vermeidung von Fleisch, Salz, Zucker, Gewürzen, alkoholischen Getränken und Tabakrauch. Häufige Sonnen- und Luftbäder gehören ebenfalls zu den großen Heilfaktoren bei der Heilung von Krebs.“ Ebenso wichtig ist die Minimierung der Giftaufnahme. Denn Gifte aller Art können zur Krebsentstehung beitragen, auch wenn sie nicht als krebserregend klassifiziert sind.

Dr. Herbert Shelton konnte in seinem Sanatorium im sonnigen San Antonio, Texas, bemerkenswerte Heilerfolge auch bei schwerkranken Krebspatienten erzielen, die bereits von ihren Ärzten aufgegeben worden waren. Er setzte auf wohldosierte Sonnenbäder, auf viel Schlaf, Ruhe und Erholung, auf Ernährung mit Obst und Gemüse sowie frischgepreßten Gemüsesäften, auf moderate Bewegung, sobald seine Patienten das Bedürfnis dazu verspürten, auf Hygiene und die Vermeidung von Giften. Dazu gehört die Vermeidung von Arzneigiften. Denn „die Erhaltung der Gesundheit erfolgt nach den gleichen Prinzipien wie die Wiederherstellung der Gesundheit.“ (Herbert Shelton) – Arzneigifte, die einen Gesunden krank machen, können niemals einem Kranken zur Gesundheit verhelfen.

Kapitel 17

Richtiges Sonnenbaden verringert das Hautkrebsrisiko

Man muß das Wahre immer wiederholen,
weil auch der Irrtum um uns her
immer wieder gepredigt wird;
und zwar nicht nur von Einzelnen,
sondern von der Masse.
In Zeitungen und Enzyklopädien,
auf Schulen und Universitäten –
überall ist der Irrtum obenauf!
Und es ist ihm wohl und behaglich –
im Gefühl der Majorität, die auf seiner Seite ist.

GOETHE

Verbreitet ist die Meinung, die Sonne verursache Hautkrebs. Doch diese Meinung ist falsch. Man kann sich durchaus regelmäßig sonnen, ohne das Hautkrebsrisiko zu erhöhen. Wohldosiertes und regelmäßiges Sonnenbaden kann sogar das Melanomrisiko senken (Melanom: schwarzer Hautkrebs, Tumor der Pigmentzellen). Durch übermäßiges und falsches Sonnenbaden kann sich jedoch das Hautkrebsrisiko durchaus auch erhöhen. Das ist besonders dann der Fall, wenn die Haut öfters durch eine Überdosis UVB-Strahlung verbrannt oder lebenslang hohen UVA-Dosen ausgesetzt wurde.

Auf welche Weise kann UV-Strahlung die Haut schädigen und langfristig das Krebsrisiko erhöhen? Die UVB-Strahlung wirkt ionisierend und erzeugt in den äußeren Schichten der Haut freie Radikale in großer Zahl. Der oxidative Streß ist abhängig von Intensität und Dauer der UVB-Bestrahlung, vom Selbstschutz der Haut durch die genetisch bestimmte Pigmentierung (Hauttyp), durch Bräunung und Verdickung der Hornhaut sowie von der Versorgung der Haut mit Radikalfängern (Antioxidantien). Besonders wichtig sind Karotin und Karotinoide, die in der Haut angereichert werden und einen wirksamen Oxidationsschutz versprechen, aber auch Vitamin C und E. Je höher der Obst- und Gemüseanteil in der Ernährung, desto besser ist die Versorgung mit Radikalfängern und desto wirksamer das antioxidative Schutzsystem der Haut. Die Haut ist jedoch auch um so stärker gefährdet, je mehr Fett verzehrt wird. Das gilt für konzentrierte Fette (Pflanzenöl, Margarine, Butter, Schmalz und dergleichen) und fettreiche Nahrungsmittel (Fisch, Fleisch, Wurst, Käse, Sahne, Kuchen), denen allesamt Radikalfänger fehlen. Besonders problematisch sind gebratene und frittierte Speisen mit erhitzten und oxidierten Fettsäuren.

Wenn infolge übermäßigen oxidativen Stresses die Radikalfänger in der Haut weitgehend aufgebraucht sind und das antioxidative Schutzsystem erschöpft ist, nehmen die Hautzellen bei fortgesetzter UVB-Bestrahlung Schaden durch die Masse freier Radikale, die sich gleichsam in Kettenreaktion schlagartig vermehren. Es kommt zum Sonnenbrand und die Haut braucht einige Tage, um sich von der Verbrennung zu regenerieren. Bei schwerer Verbrennung und wiederholtem Sonnenbrand kann die Haut auch bleibenden Schaden nehmen: Pigmentierungsstörungen und Altersflecken, durch

Oxidation polymerisierter Molekülabfall, der nicht mehr beseitigt werden kann. Aber auch die Bildung von Runzeln und Falten wird beschleunigt, wenngleich dies auch auf übermäßige UVA-Strahlung zurückzuführen ist.

Wird die DNS (Desoxyribonukleinsäure) als Trägerin der Erbinformation in den Hautzellen durch freie Radikale geschädigt und nicht sofort repariert, können sich daraus degenerative Schäden entwickeln, die schließlich zu Hautkrebs führen können. Die Wirksamkeit der Reparaturenzyme ist abhängig von einer guten Versorgung mit Vitaminen, Mineralstoffen und Flavonoiden, die praktisch nur über Obst und Gemüse zugeführt werden können. Also auch in dieser Hinsicht ist die Ernährung entscheidend. Falls die DNS-Reparatur mißlingt, muß die in ihrer Erbinformation geschädigte Zelle durch Aktivierung bestimmter Gene zum Absterben gebracht werden (Apoptose), was wiederum einen ausreichenden Vitamin-D-Spiegel erfordert. Sollte auch die Apoptose fehlschlagen, ist das Immunsystem gefordert, die geschädigten Zellen zu vernichten. Doch die Abwehrkraft des Immunsystems ist neben der reichlichen Zufuhr an Vitaminen, Mineralstoffen, Flavonoiden und anderen Radikalfängern über die Nahrung wiederum auch von einem hohen Vitamin-D-Spiegel abhängig. Daraus wird deutlich, wie wichtig regelmäßiges und maßvolles Sonnenbaden ist, ebenso wie eine fettarme Ernährung mit viel Obst und Gemüse, vor allem mit Salat, karotinreichen Früchten und Gemüse. Nur so kann die Haut bei Besonnung gut geschützt und vor Schäden bewahrt werden.

Aber auch bei der besten Ernährung gibt es eine Schwellendosis, ab der weitere Besonnung der Haut schadet. Es ist ratsam, bei jedem Sonnenbad sicherheitshalber weit unter diesem Schwellenwert zu bleiben – daher die Empfehlung, die Haut höchstens der halben Sonnenbranddosis auszusetzen. Dieser kritische Schwellenwert ist abhängig von der genetisch bestimmten Pigmentierung (Hauttyp) und von der Anpassung der Haut an die Sonne: Allein durch allmähliche Bräunung und Verdickung der Hornhaut kann ein Lichtschutzfaktor bis 40, zusammen mit Obst- und Gemüsekost kann sogar ein Lichtschutzfaktor von über 100 erreicht werden. Das heißt, die gebräunte Haut kann der vierzigfachen UV-Dosis ausgesetzt werden, bis die kritische Schwellendosis erreicht ist. Deshalb ist es so wichtig, die Haut bereits im Frühjahr allmählich an die Sonne anzupassen, damit sie ohne Schäden der intensiven Sonnenstrahlung im Sommer maßvoll ausgesetzt werden kann. Kritisch ist weniger die Sonne an sich, sondern die Entwöhnung der Haut von der Sonne und die plötzliche intensive UV-Bestrahlung am ersten Sommerwochenende, beim Strandurlaub oder im Winter, wenn die Reise in tropische Länder geht.

Angesichts der Antikrebswirkung von Vitamin D ist eine hohe Konzentration in der Haut anzustreben, die jedoch nur durch regelmäßiges Sonnenbaden erreicht werden kann, und zwar bei einem Sonnenstand von über 45 ° und dem Verzicht auf Sonnenschutzmittel, welche die Vitamin-D-Bildung blokkieren. Nicht auf langes Sonnenbaden kommt es an, sondern auf das maßvolle an jedem sonnigen Tag. Die Wirksamkeit bei der Vitamin-D-Bildung ist nämlich anfangs am höchsten, sinkt mit der Dauer der Besonnung, bis ein Gleichgewicht von Bildung und Zerstörung von Prävitamin D durch die UV-Strahlung erreicht ist. Es ist sinnlos, das Sonnenbad über diesen Punkt hinaus auszudehnen.

Der oxidative Streß in der Haut aufgrund der UV-Bestrahlung ist anfangs unerheblich, solange die Haut über reichlich Reserven an Radikalfängern verfügt. Er nimmt in dem Maße zu, wie die Radikalfänger mit fortgesetzter UV-Bestrahlung verbraucht werden und die Konzentration an Karotin, Karotinoiden, Vitamin C, E und anderen Radikalfängern sinkt. Der oxidative Streß wird zu einer schweren Belastung, wenn das antioxidative Schutzsystem in der Haut erschöpft ist. Der ganze Körper wird dann mit freien Radikalen belastet. Schließlich verbrennt die Haut, und das um so schwerer, je länger sie der UV-Strahlung ausgesetzt bleibt. Die Haut ist schwer geschädigt. Jeder Sonnenbrand schadet der Haut, auch wenn nach Heilung der Verbrennung nichts zu sehen ist. Die Haut vergißt keinen Sonnenbrand.

Zusammenfassung: Der Nutzen der Sonnenstrahlung ist anfangs am höchsten, nimmt mit der Dauer des Sonnenbades ab und fällt schließlich auf Null. Die Schadwirkung der UV-Strahlung ist anfangs unerheblich, nimmt ab einer gewissen UV-Dosis zu, steigt schließlich exponentiell an, bis die Haut zunehmend verbrennt. Man sollte jeden sonnigen Tag mittags zu einem maßvollen Sonnenbad nutzen und die Haut höchstens der halben Sonnenbranddosis aussetzen. Wichtig ist das regelmäßige Sonnenbaden des ganzen Körpers. Seltenes, dafür langes Sonnenbaden schadet hingegen der Haut. Auch zur Anhebung des Vitamin-D-Spiegels ist regelmäßiges und moderates Sonnenbaden angeraten. Die kritische Schwellendosis darf nicht überschritten werden.[1]

Die Entstehung von Hautkrebs ist jedoch weniger auf die UVB-, sondern vielmehr auf die UVA-Strahlung zurückzuführen. Diese wirkt zwar weniger ionisierend, dafür dringt sie tief in die Haut ein und kann bei einer Überdosis auch in der Tiefe Schaden durch oxidativen Streß anrichten, während UVB-

Strahlung schon durch die unbelebte Hornhaut und besonders bei gebräunter Haut durch das Melanin ausgefiltert wird, so daß nur wenige Schichten lebender Hautzellen überhaupt von der stark geschwächten UVB-Strahlung erreicht werden. Die Melanozyten, die melaninbildenden Zellen der Haut, werden nicht von der kurzwelligen UVB-Strahlung, sondern nur von der UVA-Strahlung erreicht. Daher kann kurzwellige UVB-Strahlung nicht direkt zur Entartung der Melanozyten beitragen und damit auch nicht Melanome (schwarzer Hautkrebs) verursachen. Allenfalls infolge extremen oxidativen Stresses bei Sonnenbrand können freie Radikale in die Tiefe bis zu den Melanozyten vordringen und zur Schädigung dieser Zellen beitragen. Aber selbst in diesem Falle geht die Schadwirkung hauptsächlich von übermäßiger UVA-Strahlung aus.

Außerdem regt nur UVB-Strahlung die Bildung von Vitamin D an, welches als Antikrebs-Hormon dabei hilft, das Hautkrebsrisiko gering zu halten. Die Gefahr geht damit von übermäßiger UV-Strahlung aus, der es an UVB-Strahlung fehlt. Besonders verhängnisvoll sind dabei Sonnenschutzmittel, die UVB-Strahlung ausfiltern, um Sonnenbrand zu verhindern und die somit die Vitamin-D-Bildung blockieren, die aber UVA-Strahlung weitgehend passieren lassen. Das heißt, die Haut kann entsprechend des Lichtschutzfaktors länger der Sonne ausgesetzt werden, wodurch sich die UVA-Dosis um ein Vielfaches erhöht. Das Ausfiltern der UVB-Strahlung verhindert die Bildung von Vitamin D, wodurch der Haut dieses wichtige Antikrebs-Hormon fehlt und das Hautkrebsrisiko zunimmt. Hinzu kommen toxische Inhaltsstoffe der Sonnenschutzmittel sowie Zersetzungsprodukte, die bei der UV-Bestrahlung der eingecremten Haut entstehen. Diese können ebenfalls das Hautkrebsrisiko langfristig erhöhen (mehr darüber im nächsten Kapitel). Die gleiche selektive Filterung wird auch durch Fensterscheiben bewirkt. Deshalb ist es nicht ganz ungefährlich, die Haut ständig der Sonne hinter Fensterscheiben auszusetzen, ohne durch UVB-Bestrahlung die Vitamin-D-Konzentration in der Haut zu erhöhen.

Reine und intensive UVA-Bestrahlung bei einem Sonnenstand unter 45 ° kann neugebildetes Vitamin D in der Haut zerstören und damit dessen Konzentration senken. Deshalb kann durch maßvolles Sonnenbaden bei hohem Sonnenstand durchaus mehr Vitamin D gebildet werden als bei exzessiv ausgedehnten Sonnenbädern über viele Stunden bis zum späten Nachmittag.

Intensive UVA-Bestrahlung ist auf Dauer auch deshalb problematisch, weil bei Mangel an Radikalfängern das Bindegewebe der Haut bleibend geschädigt wird, was sich mit zunehmendem Alter durch Runzeln und Falten zeigt. Ein geschädigtes Bindegewebe kann die Versorgung der Haut mit Nährstoffen und Radikalfängern beeinträchtigen, wodurch die Haut fortan stärker gefährdet ist, durch freie Radikale Schaden zu nehmen.

Die Hauptursachen für die Entstehung von Hautkrebs sind, wie auf den folgenden Seiten noch detailliert gezeigt wird: Wiederholter Sonnenbrand, übermäßige UVA-Bestrahlung über einen langen Zeitraum, Benutzung von Sonnenschutzmitteln mit toxischen Inhaltsstoffen, geringe Vitamin-D-Konzentration in der Haut, fettreiche Enährung und zu geringe Vitamin- und Mincralstoffzufuhr über Obst und Gemüse.

Hautkrebs ist relativ selten. Nur etwa ein Prozent aller Krebstodesfälle sind auf Hautkrebs zurückzuführen. Folgende Arten werden unterschieden:

Basalzellkarzinom (weißer Hautkrebs). Die Basalzellschicht (*stratum basale*) ist die unterste der Oberhaut (Epidermis), wo sich die Zellen teilen, ein Teil der Tochterzellen nach oben wandert und auf diese Weise die Haut regeneriert wird. Das Basalzellkarzinom ereignet sich gewöhnlich im höheren Alter an sonnenexponierten Hautpartien (Nase, Gesicht, Stirn, Schläfe, Ohren sowie bei Glatze auf der kahlen Kopfhaut). Als Risikofaktor wird eine hohe UV-Lebenszeitdosis angesehen. In der Regel wird diese Zellschicht jedoch nur von UVA- und nicht von UVB-Strahlung erreicht, so daß letztere nicht die Ursache sein kann. Die Gefahr droht also von übermäßiger UVA-Bestrahlung, etwa wenn die Haut mit Hilfe von UVB-Blockern in Sonnenschutzmitteln länger der Sonne ausgesetzt wird und zugleich die Bildung des schützenden Vitamin D blockiert wird. Außerdem hat die Ernährung einen entscheidenden Einfluß auf die Krebsentstehung, wie weiter unten gezeigt wird. Mit einer Ernährungskorrektur kann dieser Hautkrebs weitgehend vermieden werden.

In Mitteleuropa wird jährlich bei etwa 20 bis 50 Personen pro 100 000 Einwohner ein Basalzellkarzinom diagnostiziert. In Australien werden jährlich 250 Basalzellkarzinome pro 100 000 Einwohner festgestellt.

Das Krebsgeschwür kann leicht entfernt werden, so daß die Todesrate sehr gering ist; sie beträgt, bezogen auf die Zahl der Neuerkrankungen, etwa 0,5 Prozent. Nur 0,03 Prozent aller Basalzellkarzinome bilden Metastasen.

Aktinische Keratose (präkanzeröses Vorstadium eines Plattenepithelkarzinoms). Entwickelt sich an Stellen der verhornten Oberhaut mit wiederholter schwerer Schädigung durch überdosierte UV-Strahlung (Sonnenbrand). Es ist daher irreführend, aktinische Keratose auf eine erhöhte UV-Lebenszeitdosis zurückzuführen. Das Risiko erhöht sich vielmehr mit der Häufigkeit und Schwere der Hautverbrennungen (seltenes, aber übermäßiges Sonnenbaden) und durch übermäßige UVA-Bestrahlung (Benutzung von Sonnenschutzmitteln mit UVB-Blockern, nur um sich länger sonnen zu können). Außerdem erhöht sich das Risiko für aktinische Keratose maßgeblich durch falsche Ernährung, ein schwaches Immunsystem (auch durch Fehlernährung bedingt) und Vitamin-D-Mangel in der Haut (durch Sonnenschutzmittel verursacht).

Plattenepithelkarzinom. Kann sich an Stellen schwer lichtgeschädigter Haut aus aktinischer Keratose entwickeln, entsteht jedoch auch an den Schleimhäuten im Inneren des Körpers (z. B. Bronchien, Gebärmutterhals, Speiseröhre, Mund, Rachen, Genitalbereich), die also keiner UV-Strahlung ausgesetzt sind. Deshalb darf auch bei der äußeren Haut die UV-Strahlung als mögliche Ursache für Plattenepithelkarzinome nicht überbewertet werden. Fehlernährung und die Belastung mit Umwelt- und Genußgiften dürfte die entscheidende Ursache sein.

Die Häufigkeit in Mitteleuropa: Jährlich 2 bis 5 Fälle pro 100 000 Einwohner. Basalzellkarzinome sind also zehnmal häufiger als Plattenepithelkarzinome.

Malignes Melanom (schwarzer Hautkrebs), ein bösartiger Tumor der Melanozyten, der melaninbildenden Zellen, die in der Tiefe der Lederhaut liegen. Diese Zellen werden nicht von der UVB-Strahlung erreicht, so daß diese auch nicht die Ursache sein kann, wie so oft behauptet wird. Die Melanozyten können jedoch durch übermäßige UVA-Strahlung geschädigt werden sowie durch Unmengen freier Radikale, wie sie beim Sonnenbrand entstehen. Deshalb ist wiederholter Sonnenbrand ein Risikofaktor, ebenso wie verlängertes Sonnenbaden mit Hilfe von Sonnenschutzmitteln, welche die UVB-Strahlung ausfiltern, jedoch die UVA-Strahlung passieren lassen, so daß sich die UVA-Dosis auf ein Vielfaches erhöht.

Demgegenüber verringert regelmäßiges Sonnenbaden das Melanomrisiko einer Studie zufolge um 14 Prozent. Das ist auf den Selbstschutz der Haut (Bräunung, Verdickung der Hornhaut) zurückzuführen und auf die Anhebung der Vitamin-D-Konzentration in der Haut. Derselben Studie zufolge kann wiederholter Sonnenbrand das Melanomrisiko nahezu verdoppeln.[2] Die Hauptursache besteht jedoch in der Fehlernährung.

An bösartigen Melanomen erkranken in Mitteleuropa jährlich etwa 10 Personen pro 100 000 Einwohner. In einigen Städten der USA, Australiens und Neuseelands werden über 50 Fälle pro 100 000 Einwohner festgestellt.

Die Todesrate beläuft sich auf 15 Prozent, also weitaus mehr als bei anderen Hautkrebserkrankungen. In Deutschland sind jährlich 15 000 Neuerkrankungen sowie 2 000 Todesfälle zu verzeichnen.

In den USA liegen die Verhältnisse ähnlich: 7 000 Todesfälle pro Jahr durch Melanome und 1 200 Todesfälle durch sonstigen Hautkrebs (Basalzell- und Plattenepithelkarzinome): zusammen 8 200 Todesfälle.[3] – Gemäß der Krebsstatistik der USA sind nach William Grant die Todesraten für Basalzell- und Plattenepithelkarzinome gefallen (bei weißen Männern von 1970 bis 1994 gegenüber 1950 bis 1969 um 31 Prozent, bei weißen Frauen um 47 Prozent), während die Todesraten für Melanome gestiegen sind (bei weißen Männern um 89 Prozent, bei weißen Frauen um 42 Prozent).[4] Diese Analyse ist verblüffend, weil sich die Häufigkeit für Basalzell- und Plattenepithelkarzinome einerseits und Melanome andererseits gegenläufig entwickelt haben. Mit der Sonne als wesentlicher Hautkrebsursache läßt sich das nicht erklären.

Nur zum Teil ist Hautkrebs auf übermäßige und zudem falsche Besonnung zurückzuführen: Fehlende Anpassung an die Sonne durch seltenes Sonnenbaden, Sonnenbrand durch Überdosis an UVB-Strahlung, niedriger Vitamin-D-Spiegel in der Haut durch seltenes Sonnenbaden und Gebrauch von Sonnenschutzmitteln, dadurch auch Übertreibung beim Sonnenbaden und Erhöhung der UVA-Dosis auf ein Vielfaches. Eine weitere Hautkrebsursache besteht in den toxischen und hormonell wirksamen Inhaltsstoffen von Sonnenschutzmitteln.

Bei Frischkost-Ernährung mit viel Obst und Gemüse und maßvollem Verzehr naturbelassener Fette ist das Hautkrebsrisiko minimal, jedenfalls bei regelmäßigem und wohldosiertem Sonnenbaden. Bei fettreicher Ernährung, bei Verzehr denaturierter Fettsäuren, bei geringem Verzehr von Obst und Gemüse besteht auch ohne Sonne ein beträchtliches Hautkrebsrisiko, das sich durch moderates Sonnenbaden etwas und durch falsches, übermäßiges Sonnenbaden erheblich erhöht. Damit ist nicht die Sonne, sondern die Fehlernährung die maßgebliche Ursache. Statt auf das gesundheitsfördernde Sonnenbaden zu verzichten, sollte lieber die Ernährung korrigiert werden. Dadurch ließe sich das Hautkrebsrisiko weitaus stärker senken. Außerdem verringert sich durch regelmäßiges

Sonnenbaden drastisch das allgemeine Krebsrisiko, während fettreiche Kost mit viel Fleisch, Wurst, Fisch, Milch, Butter, Käse, Margarine und Pflanzenöl mit einem hohen allgemeinen Krebsrisiko verbunden ist. – Der Deutlichkeit halber sei hier nochmals festgehalten: Gelegentliches übermäßiges Sonnenbaden, mit oder ohne Sonnenschutzmittel, vor allem bei Sonnenbrand, erhöht das Melanomrisiko. Regelmäßiges und maßvolles Sonnenbaden verringert hingegen das Melanomrisiko. Selbst bei sonnengeschädigter Haut entwickeln sich bei fortan regelmäßigem und maßvollem Sonnenbaden nur selten Melanome.[5] Sogar Melanom-Patienten können durch richtiges Sonnenbaden profitieren und ihre Überlebenschancen verbessern, nicht zuletzt aufgrund der Erhöhung des Vitamin-D-Spiegels. Entscheidend ist jedoch auch hier die sofortige Ernährungskorrektur.

Selbst wenn man den Standpunkt vertritt, alle Hautkrebsfälle seien der Sonne anzulasten, was falsch ist, so stehen jedem Hautkrebstoten wohl mindestens dreißig bis fünfzig andere Krebstodesfälle gegenüber, die sich mit Hilfe von Sonne und Vitamin D hätten vermeiden lassen. Bei einem dauerhaft optimalen Vitamin-D-Spiegel dürften sich für einen Todesfall durch Hautkrebs mehr als hundert Todesfälle aufgrund anderer Krebserkrankungen verhüten lassen (mehr darüber im vorigen Kapitel). Verschiedene Studien bestätigen dieses Ergebnis. So ist bei amerikanischen Frauen das Risiko eines Krebstodes aufgrund von Sonnenmangel 55mal höher als an einem Melanom zu sterben.[6] Diese Zahl gilt wohlgemerkt unter der Annahme, daß alle Melanomfälle der Sonne zuzuschreiben seien, was nicht stimmt. Einer anderen Studie zufolge (*Nurses Health Study*) kommen auf einen sonnenbedingten Todesfall durch Hautkrebs dreißig Personen, die durch mehr Sonne und einen besseren Vitamin-D-Spiegel vor dem Krebstod bewahrt wurden.[7] – Ein Risikoverhältnis, egal ob 1:30 oder 1:100, spricht eindeutig für die Sonne. Es wäre also töricht, auf das Sonnenbaden zu verzichten, selbst wenn alle Melanomfälle auf die Sonne zurückzuführen wären. Wenn jedoch regelmäßiges und maßvolles Sonnenbaden sogar das Melanomrisiko zu verringern vermag, so ist auch zur Verhütung von Melanomen das richtige Sonnenbaden zu empfehlen, möglichst ergänzt durch gesunde Ernährung. Es sei daran erinnert, daß 85 Prozent aller Todesfälle durch Hautkrebs auf Melanome zurückzuführen sind.

Gleichwohl ist das noch nicht alles. Man denke nur an die große Zahl osteoporosebedingter Knochenbrüche, an deren Folgen viele Menschen sterben oder bleibende Behinderung und Pflegebedürftigkeit erleiden. Sonnenmangel fördert Osteoporose und erhöht das Sturz- und Frakturrisiko. Man denke ferner an das erhöhte Risiko, bei Sonnenmangel an Arteriosklerose, Immunschwäche oder multipler Sklerose zu erkranken. – Es ist verhängnisvoll, die Sonne zu meiden, wie es so oft empfohlen wird. Vielmehr muß auf das richtige und wohldosierte Sonnenbaden geachtet werden.

Die komplexe Beziehung zwischen Melanomrisiko und UV-Bestrahlung der Haut

Man macht es sich zu einfach mit der üblichen Behauptung, das Melanomrisiko erhöhe sich mit vermehrter UV-Bestrahlung der Haut. Gewiß gibt es je nach Hauttyp und Rasse eine unterschiedliche Melanomhäufigkeit. So haben Weiße (Hauttyp 1 und 2) gegenüber schwarz- und dunkelhäutigen

Personen (Typ 5 und 6) zwanzigmal häufiger Melanome. Dies wird damit erklärt, daß die Haut der Weißen empfindlicher gegenüber UV-Bestrahlung ist und sich deshalb schneller Melanome entwickeln würden. Doch auch Ernährung und Umweltbedingungen beeinflussen maßgeblich die Melanomhäufigkeit.

Bei einer vergleichenden Analyse von 57 Studien ist man zu dem Ergebnis gekommen, daß die gelegentliche Besonnung der Haut und wiederholter Sonnenbrand das Melanomrisiko erhöhen, während regelmäßiges und wohldosiertes Sonnenbaden mit einem geringeren Melanomrisiko einhergeht.[8] Dies spricht für einen Schutzeffekt durch Vitamin D sowie durch eine allmählich gebräunte Haut. Damit beeinflußt nicht die UV-Lebenszeitdosis das Melanomrisiko, sondern eher die Anzahl und Schwere der Hautverbrennungen infolge übermäßiger Besonnung. – Personen mit Hauttyp 1 und 2 müssen sich also vorsehen und übermäßige UV-Bestrahlung vermeiden. Das Befolgen der Regel, die Haut höchstens der halben Schwellendosis für Sonnenbrand auszusetzen, dürfte genügen, um sonnenbedingte Melanome zu verhüten.

Falsch ist ferner die Behauptung, Hautbräunung sei gefährlich und ebenso schlimm für die Haut wie das Rauchen. Bräunen ist ein natürlicher Vorgang, eine Schutzmaßnahme der Haut, Rauchen hingegen eine gesundheitsschädigende Angewohnheit. Eine gebräunte Haut schützt gut vor Sonnenbrand und den sich daraus ergebenden Schäden, die schließlich Hautkrebs begünstigen können.

Die Meinung, die UV-Lebenszeitdosis erhöhe das Melanomrisiko, wird durch viele Tatsachen und zahlreiche Untersuchungen widerlegt:

1. Häufigkeitsverteilung am Körper. Bösartige Melanome

treten am häufigsten an Körperstellen auf, die nicht oder nur selten der Sonne ausgesetzt werden, zum Beispiel an den Fußsohlen, am Gesäß, an den Leistenbeugen oder den Rückseiten der Beine.[9] Melanome sind an Brust und Rücken 4,5mal häufiger als an den Armen und fast 10mal häufiger als am Kopf. Die Melanomhäufigkeit liegt an Bauch und Gesäß beim sechsfachen gegenüber der am Kopf.[10] In Schottland wurde festgestellt, daß Melanome an den Füßen fünfmal häufiger vorkommen als an den Händen. In Japan treten 40 Prozent aller Melanome an den Füßen und den Fußsohlen auf. – Die hohe Melanomhäufigkeit an kaum oder überhaupt nicht besonnten Körperteilen widerspricht der These, daß die Sonne die Ursache für Melanome sei.

Neben Melanomen der äußeren Haut gibt es auch Melanome der Schleimhäute, des Auges (Bindehaut-, Aderhautmelanom), des Zentralnervensystems und der inneren Organe. Für diese Melanome kommt die Sonne als mögliche Ursache definitiv nicht in Betracht.[11]

2. Häufigkeitsverteilung gemäß der im Freien verbrachten Zeit. Wer viel im Freien arbeitet, der hat ein geringeres Melanomrisiko als Büroangestellte, die ihr Arbeitsleben in geschlossenen Räumen verbringen.[12] Eine Studie aus den USA brachte sogar erhebliche Unterschiede zutage: Bei Büroangestellten traten Melanome sechsmal häufiger auf als bei Männern, die im Freien arbeiteten (Gärtner, Bauern, Landarbeiter, Forstarbeiter, Schäfer, Landschaftsgestalter, Eisenbahnarbeiter, Fischer, Seeleute, Dachdecker, Maurer, Bauarbeiter, Maler, Zimmerleute, Straßenarbeiter, Müllmänner, Fensterputzer, Postboten usw.)[13] – Noch vor hundert Jahren hat ein großer Teil der Menschen in den heutigen Industrieländern im Freien gearbeitet: Bauern, Gärtner, Landarbeiter, Fuhrknechte, Marktfrauen, Postboten. Heutzutage arbeitet nur noch ein Zehntel der Erwerbstätigen im Freien. Damals, als ein großer Teil des Volkes sein Arbeitsleben im Freien verbrachte, gab es praktisch keinen Hautkrebs, selbst wenn die damaligen Zahlen mit der niedrigeren Lebenserwartung bereinigt werden. Seit Mitte des 20. Jahrhunderts hingegen, als eine ständig wachsende Zahl von Menschen in geschlossenen Räumen arbeitete, sind die Hautkrebszahlen angestiegen. Diese Tatsachen widerlegen ebenfalls die These, Sonnenstrahlung erhöhe das Melanomrisiko.

Untersuchungen an der *London School of Hygiene and Tropical Medicine* und der *Melanomklinik der Universität Sydney* ergaben, daß bösartige Melanome weit häufiger bei Büroangestellten und Stubenhockern vorkamen als bei Personen, die in Beruf und Freizeit häufig an der Sonne gewesen sind. Das Melanomrisiko bei Büroangestellten, die den ganzen Tag unter fluoreszierendem Licht von Leuchtstoffröhren arbeiten mußten, war doppelt so hoch. Es wurde das Fazit gezogen: „Sowohl in Australien als auch in Großbritannien waren die Melanomzahlen bei Büroangestellten hoch, niedrig dagegen bei Personen, die im Freien arbeiteten.“ [14] Weitere Forschungen mit Tierzellkulturen ergaben, daß eine Beleuchtung mit Leuchtstoffröhren Mutationen auslösen kann. Auch Untersuchungen an der *New York University School of Medicine* bestätigten diese Erkenntnisse.[15]

Untersuchungen bei der amerikanischen Marine ergaben ebenfalls, daß Matrosen trotz intensiver und anhaltender UV-Bestrahlung auf dem Meer nur ein Melanomrisiko von 24 Prozent gegenüber dem Durchschnitt der amerikanischen Männer haben. Hunderttausende von Matrosen wurden dabei berücksichtigt. Matrosen, die unter Deck arbeiteten und somit kaum der Sonne ausgesetzt waren, erkrankten häufiger an Melanomen als Matrosen, die ihren Dienst an Deck verrichteten. Außerdem entwickelten sich bei diesen Matrosen Melanome vorwiegend an Stellen, die von der Uniform bedeckt gewesen sind.[16]

Eine Untersuchung von 3000 Lymphom- und 500 Melanom-Patienten in Skandinavien ergab, daß Sonnenanbeter seltener von Melanomen betroffen waren.[17]

3. Häufigkeitsverteilung in Abhängigkeit von der geographischen Breite. Innerhalb Europas gibt es ein deutliches Nord-Süd-Gefälle: In Südeuropa sind Melanomfälle seltener als im Norden (siehe Tabelle auf der folgenden Seite). Diese Tatsache widerspricht ebenfalls der These, daß Sonnenbestrahlung der Haut das Melanomrisiko erhöhe. Im Süden ist nicht nur die UVB-Strahlung intensiver, man verbringt aufgrund des warmen Wetters auch mehr Zeit im Freien und ist leichter bekleidet, so daß die Haut der Südeuropäer im Durchschnitt ein Vielfaches der UVB-Bestrahlung erhält. In Spanien, dem gebirgigsten Land Europas, leben außerdem viele Menschen in größerer Höhe, wo die UVB-Strahlung aufgrund der Höhenlage und der zumeist klareren Luft intensiver ist.

Die Beziehung von geringerer Melanomhäufigkeit mit zunehmender UV-Bestrahlung und Sonnenscheindauer gilt sogar innerhalb Deutschlands. Denn in Norddeutschland ist eine höhere Melanomhäufigkeit zu verzeichnen als im sonnenreichen Süddeutschland.[18] Allerdings ist der Hauttyp 1 im Norden häufiger als im Süden.

Auch weltweit besteht eine deutliche Beziehung: Je mehr Sonne und UVB-Bestrahlung, desto seltener sind Melanome. Auffallend ist die geringe Melanomhäufigkeit in den Ländern

	Männer	Frauen
Schweden	14	13
Dänemark	11	14
Finnland	10	8
Niederlande	9	12
Deutschland	7,5	9
Österreich	8	7
Belgien	5,5	9
Großbritannien	5,5	8,5
Frankreich	5,5	7
Italien	4,5	9
Irland	4	8,5
Spanien	3,5	4,5
Portugal	2	6
Griechenland	2	4,5

Anzahl der Melanomfälle in Europa je 100 000 Einwohner. (Anzahl der Neuerkrankungen in den 1990er Jahren).[19]

Es besteht ein Nord-Süd-Gefälle in Europa, allerdings genau entgegengesetzt der populären Hypothese, daß die Sonne die Hauptursache für Melanome sei.

der Tropen und Randtropen, wo sich das Leben weitgehend im Freien abspielt und nur wenig Haut von Kleidung bedeckt wird. Die geringe Melanomhäufigkeit in den äquatornahen Ländern, sogar im Hochland mit extremer UVB-Einstrahlung, spricht für einen starken Schutzeffekt durch Vitamin D. Jedoch gilt es neben Unterschieden in der Ernährung auch den verschiedenartigen Hauttyp zu berücksichtigen.

Äthiopien	0,66	Kuwait	0,35
Algerien	0,32	Lettland	2,47
Argentinien	5,61	Malaysia	0,23
Australien	32,90	Mexiko	0,94
Belgien	5,53	Neuseeland	27,90
Brasilien	2,74	Norwegen	18,50
Chile	4,63	Österreich	7,43
China	0,27	Oman	0,17
Costa Rica	1,30	Pakistan	0,07
Dänemark	12,10	Panama	0,70
Deutschland	7,37	Peru	1,18
Estland	4,01	Philippinen	0,38
Finnland	9,90	Polen	3,30
Frankreich	5,13	Portugal	2,48
Griechenland	2,17	Rußland	3,07
Großbritannien	6,36	Schweden	16,40
Hongkong	1,00	Schweiz	13,90
Indien	0,19	Singapur	0,41
Indonesien	0,22	Spanien	3,27
Iran	0,25	Südafrika	3,03
Italien	5,02	Thailand	0,33
Japan	0,50	Uruguay	5,16
Kenia	0,77	USA	13,00
Korea	0,13	Usbekistan	1,15

Anzahl der Melanomfälle pro Jahr und 100 000 Einwohner. Unterschiedliche Angaben zur Melanomhäufigkeit sind auf Erhebungen zu verschiedenen Zeiten zurückzuführen.[20]

4. Zeitliche Entwicklung der Melanomhäufigkeit. Von 1980 bis 2000 kam es zu einer Verdopplung der Hautkrebsrate in Deutschland, obwohl die UV-Einstrahlung unverändert geblieben ist und sich die Menschen kaum mehr der Sonne ausgesetzt haben als früher, eher weniger. Außerdem dürften vermehrt Sonnenschutzmittel benutzt worden sein. Doch eine Senkung der Melanomhäufigkeit konnte in keinem der Länder beobachtet werden, wo Sonnenschutzmittel reichlich verwendet werden, ganz im Gegenteil.

In vielen Industrieländern stieg seit der Mitte des 20. Jahrhunderts die Anzahl neuer Melanomfälle steil nach oben, von etwa 2 bis 3 pro Jahr und 100 000 Einwohner auf

- 26 in Neuseeland (1990),
- 17 in Norwegen (1993),
- 20 in den USA (1999),
- 11 in Dänemark (1990),
- 11 in Schweden (1994).[21]

Mit verstärkter UV-Bestrahlung läßt sich ein solch starker Anstieg um Faktor 3 bis 8 nicht erklären, zumal immer mehr Menschen ihre Lebenszeit überwiegend oder gar ausschließlich in geschlossenen Räumen verbringen. Würden Melanome durch die Sonne verursacht, hätte die Zahl der Melanomfälle sinken müssen. Aber das Gegenteil ist eingetreten. In Schweden lag die Melanomrate im Jahre 1912 nahezu bei Null. Es starb auch kaum jemand daran. Bis 1955 erhöhte sich die Melanomrate ganz langsam auf niedrige Werte, um danach steil anzusteigen und 11 Melanomfälle im Jahre 1994 zu erreichen.[22] In den USA erhöhte sich die Melanomrate von 7,4 Fällen pro 100 000 Einwohner im Jahre 1972 auf 22,4 Fälle im Jahre 2001 – eine Verdreifachung in dreißig Jahren. Das Risiko, im Laufe des Lebens an einem Melanom zu erkranken, betrug 1935 in den USA knapp 0,7 Promille, im Jahre 2000 dagegen 37,5 Promille – ein Anstieg um das 55fache, wobei heutzutage immer weniger US-Bürger ihre Arbeitszeit oder Freizeit in der Sonne verbringen.[23]

In manchen Städten Neuseelands, Australiens und der USA liegt die Melanomrate bei 30 bis 45 Fällen, mancherorts sogar bei über 55.[24] Das ist auch deshalb bemerkenswert, weil sich Stadtbewohner im allgemeinen weniger der Sonne aussetzen als Landbewohner.

Zusammenfassend ist das Fazit zu ziehen, daß sich das Melanomrisiko nicht durch regelmäßiges und maßvolles Sonnenbaden erhöht, sondern verringert. In diesem Sinne haben die schwedischen Wissenschaftler ÖRJAN HALLBERG und OLLE JOHANSSON ihrer Studie den bezeichnenden Titel gegeben: *Malignant melanoma of the skin – not a sunshine story* (Bösartige Melanome sind nicht auf die Sonne zurückzuführen).[25] – Vielen scheint es jedoch schwerzufallen, sich von den bisher geltenden Dogmen zu lösen. So stellt der Dermatologe JASON RIVERS fest: „Sonnenlicht ist die Hauptursache für die Entstehung von Hautmelanomen." Aber schon im übernächsten Satz widerspricht er sich selbst: „Paradoxerweise haben Menschen, die im Freien arbeiten, ein geringeres Risiko, daran zu erkranken, als Menschen, die in geschlossenen Räumen arbeiten; dies deutet darauf hin, daß häufige Bestrahlung mit Sonnenlicht eine Schutzwirkung haben kann."[26] – Auf jeden Fall ist übermäßige Besonnung und vor allem Sonnenbrand zu vermeiden. Die Haut braucht Zeit, um sich allmählich an die intensivere Sonnenstrahlung durch Bräunung und Verdickung der Hornhaut anzupassen. Eine derart gebräunte und an die Sonne angepaßte Haut verspricht den besten Schutz. Nicht das moderate und regelmäßige Sonnenbaden gefährdet die

Haut, sondern gelegentliche und übermäßige UV-Bestrahlung erhöht das Melanomrisiko, ebenso wie Sonnenbrand, der sich bei ungebräunter Haut, also bei seltenem Sonnenbaden schneller ereignet.[27] – „Die vereinfachte Vorstellung, Melanome würden durch die Sonne verursacht, beruht mehr auf Glauben als auf Wissenschaft." [28]

GORDON AINSLEIGH hat bereits im Jahre 1993 geschrieben: „Die Melanom-Forschung hat gezeigt, daß die wirksamste Prävention durch regelmäßiges Sonnenbaden zu erreichen ist, wodurch die schützende Hautbräunung und die Bildung von Vitamin D angeregt wird." [29] Auch sollte nach der Verläßlichkeit der Melanom-Diagnosen und Statistiken gefragt werden. Eine im *British Medical Journal* veröffentlichte Studie kommt zu dem Ergebnis: Je häufiger eine Hautbiopsie in einem bestimmten Gebiet durchgeführt wird, desto häufiger ist auch die Zahl von Melanom-Diagnosen. Von 1986 bis 2001 nahm die Zahl der Hautbiopsien um Faktor 2,5 zu, ebenso die Zahl der Melanom-Erkrankungen im Frühstadium. Unverändert blieb jedoch die Zahl der Melanom-Erkrankungen im fortgeschrittenen Stadium sowie die Zahl der Todesfälle durch Hautkrebs. Es handelt sich also nicht um eine echte Zunahme der Melanomfälle, sondern aufgrund verbesserter Diagnostik wird lediglich eine größere Zahl von Melanomfällen im Frühstadium entdeckt und es werden auch vermehrt falsch-positive Diagnosen gestellt. Die Hautärzte diagnostizieren somit fälschlicherweise vermehrt Hautkrebs und erwecken somit den Anschein einer Melanom-Epidemie.[30] Der Dermatologie-Professor SAM SHUSTER aus Newcastle stellt fest: „Läsionen der Haut, die früher als gutartig klassifiziert wurden, stufte man später als zweifelhaft und zwielichtig, später sogar als bösartig ein." [31]

Der Einfluß der Ernährung

Die Ernährung hat großen Einfluß auf Entstehung und Entwicklung von Hautkrebs-Erkrankungen und damit auf deren Häufigkeit. UV-Bestrahlung der Haut führt stets zur Bildung freier Radikale, welche die Zellmembranen schädigen, die empfindlichen Membranen der Mitochondrien und des Zellkerns samt der DNS (Desoxyribonukleinsäure), der Trägerin der Erbinformation. Eine geschädigte DNS wird normalerweise sofort repariert, die dafür erforderlichen Enzyme können jedoch ebenfalls durch freie Radikale geschädigt werden, wodurch die Fähigkeit zur Reparatur von DNS-Schäden abnimmt. Diese Schäden können schließlich zur Entstehung von Krebszellen und damit zu Hautkrebs führen.

Der Körper verfügt über ein antioxidatives Schutzsystem, indem freie Radikale sofort bei ihrer Entstehung durch Radikalfänger (Antioxidantien) neutralisiert werden, bevor sie Schaden anrichten können. Die Wirksamkeit dieses Schutzsystems hängt maßgeblich von der Ernährung ab. Je mehr Radikalfänger zugeführt werden, desto besser ist der antioxidative Schutz, desto geringer ist die Sonnenbrandgefahr, die Schädigung der Haut und das Hautkrebs-Risiko.

Karotin und Karotinoide werden in der Haut angereichert und schützen sie wirksam bei Besonnung vor oxidativem Streß. Je mehr gelbe, rote und orangefarbene Früchte und Gemüse sowie Grünblattgemüse und Salate gegessen werden, desto höher ist der Schutzeffekt und desto länger kann die Haut der Sonne ausgesetzt werden, ohne Schaden zu nehmen. Personen mit geringer Karotinzufuhr haben ein deutlich erhöhtes Melanomrisiko.[32]

Vitamin C und E sowie Polyphenole wirken als Radikalfänger und verringern ebenfalls das Hautkrebsrisiko. Vitamin C ist jedoch nur in Obst und Gemüse enthalten, auch Vitamin E wird am besten über Obst und Gemüse zugeführt, wobei zu berücksichtigen ist, daß mit dem Verzehr ungesättigter Fettsäuren der Vitamin-E-Bedarf steigt (siehe Anhang B). Fettarme Frischkost-Ernährung ist also auch in dieser Hinsicht ideal. Polyphenole sind besonders in dunklen und farbigen Obst- und Gemüsesorten enthalten.

Alkoholkonsum erhöht erheblich das Melanomrisiko. Der Konsum von mindestens zwei alkoholischen Getränken täglich ist mit einem 2,5fach höheren Melanomrisiko verbunden.[33] Dies ist auf die prooxidative Wirkung des Alkohols zurückzuführen, wodurch der oxidative Streß verstärkt wird und die Haut bei Besonnung weniger gut vor Schäden durch freie Radikale geschützt ist.

Fettreiche Kost erhöht ebenfalls das Risiko für Hautkrebs. Je höher der Fettkonsum, desto mehr Fett wird in der Haut angereichert, so daß bei Besonnung, UV-bedingter Radikalbildung und Verbrauch der Radikalfänger Peroxidation einsetzt. Je länger die UV-Bestrahlung dauert, desto größer wird der oxidative Streß und um so höher ist die Gefahr der Schädigung von Hautzellen. Wiederholt sich das öfters, kann dadurch langfristig Hautkrebs verursacht werden. Mittels Tierversuchen konnte nachgewiesen werden, daß bei fettreichem Futter UV-Strahlung Hautkrebs verursacht, während die gleiche UV-Dosis bei fettarmer Fütterung zu keinem Hautkrebs führt. Dabei besteht eine eindeutige Beziehung zwischen Dosis und Wirkung: Je höher der Fettanteil, desto geringer ist die zur Erzeugung von Hautkrebs erforderliche UV-Dosis, desto früher entstehen die ersten Hautkrebsfälle und desto höher ist deren Zahl bei fortgesetzter UV-Bestrahlung.

Aktinische Keratose mit weißen, roten oder braunen schuppigen Hautflecken gilt als Vorstadium bei der Entstehung von Hautkrebs. Deren Häufigkeit kann durch fettarme Ernährung drastisch reduziert werden, und zwar um 94 Prozent, also auf lediglich 6 Prozent gegenüber dem Durchschnitt in den USA. Und diese enorme Risikominderung wird erreicht bei einem Fettanteil von 21 Prozent. Im Durchschnitt werden 37 bis 42 Prozent der Kalorien als Fett zugeführt.[34] Bei Senkung des Fettkonsums auf 15 Prozent dürften sich noch mehr Fälle von aktinischer Keratose und Hautkrebs verhüten lassen: Das Hautkrebsrisiko würde sich stark verringern.

Personen mit aktinischer Keratose wurden im Rahmen einer Untersuchung 24 Monate lang beobachtet. Sie ernährten sich von der üblichen Mischkost, deren Kalorien zu 40 Prozent aus Fett bestand. Das Ergebnis: Die Zahl der Keratosen erhöhte sich von 100 auf 230 Prozent. Bei einer anderen Gruppe wurde der Fettanteil der Ernährung auf 20 Prozent halbiert und die Zahl der Keratosen verringerte sich auf lediglich 25 Prozent.[35] Und dies wohlgemerkt bei der üblichen Kost, allein mittels Senkung des Fettanteils.[36]

Nicht nur die Menge, sondern auch die Art des verzehrten Fetts hat großen Einfluß auf das Hautkrebs- und das allgemeine Krebsrisiko. Die reichliche Zufuhr *denaturierter, mehrfach ungesättigter Fettsäuren* scheint eine der Hauptursachen für die starke Zunahme der Hautkrebsfälle während der letzten Jahrzehnte zu sein. *Linolsäure*, eine zweifach ungesättigte ω-6-Fettsäure, und *α-Linolensäure*, eine dreifach ungesättigte ω-3-Fettsäure (ω – Omega), sind lebensnotwendig, jedoch nur in ihrer natürlichen Form. Denaturiert wirken diese veränderten Fettsäuren toxisch und können Krebs sowie zahlreiche weitere degenerative Erkrankungen fördern. Linol-

und α-Linolensäure können über (unverdorbene) Nüsse und Ölsamen reichlich, über Grünblattsalate und Gemüse in geringerer Menge zugeführt werden. Ranzige Nüsse mit oxidierten Fettsäuren dürfen nicht verzehrt werden. Auch Pflanzenöle enthalten meist mehr oder weniger oxidierte Fettsäuren, je nachdem, unter welchen Bedingungen sie hergestellt und gelagert wurden. Je länger die Lagerung, desto höher der Anteil oxidierter Fettsäuren. – Aber auch bei Verzehr hochwertiger, das heißt unverdorbener, nicht erhitzter und nicht raffinierter Fette sollte der Fettanteil in der Nahrung nicht mehr als 15 bis 20 Prozent betragen und davon etwa ein Drittel auf die lebensnotwendigen Fettsäuren, auf Linol- und α-Linolensäure entfallen. Das Verhältnis von ω6- zu ω3-Fettsäuren sollte bei 2:1 bis 5:1 liegen. Üblich sind bei der heutigen Ernährung jedoch eher 45:1 bis 50:1, wodurch ein relativer Mangel an ω3-Fettsäuren entsteht. Dieser relative Mangel kann durch Verzehr gemahlener Hanf- und Leinsamen behoben werden, vor allem aber durch Verzicht auf Sonnenblumenöl, Distelöl, Margarine sowie durch weitgehenden Verzehr von Obst und Gemüse, die meist ein optimales Fettsäurenprofil aufweisen und zudem reichlich Radikalfänger enthalten, welche die mehrfach ungesättigten Fettsäuren auch im Körper und in der Haut vor Oxidation schützen.

Bei reichlichem Verzehr ungesättigter Fettsäuren werden diese in den Geweben und auch in der Haut angereichert. Da sie jedoch leicht oxidieren, werden bei Besonnung der Haut große Mengen freier Radikale gebildet, die durch Radikalfänger sofort unschädlich gemacht werden müssen. Bei Erschöpfung des antioxidativen Schutzsystems werden die Membranen der Hautzellen angegriffen, die Membranen der Mitochondrien und die DNS, die Trägerin der Erbinformation, was schließlich zu Hautkrebs führen kann. *Einfach ungesättigte Fettsäuren* sind weniger durch Oxidation gefährdet, können bei reichlichem Verzehr jedoch ebenfalls das Hautkrebsrisiko erhöhen. Selbst der reichliche Verzehr *gesättigter Fettsäuren* kann zur Krebsentstehung beitragen, etwa aufgrund der ungünstigen Beeinflussung der Fluidität des Blutes und der Gewebeflüssigkeiten.

Öle mit einem Übermaß an ω6-Fettsäuren können Entzündungen fördern, was mit der Bildung gewaltiger Mengen freier Radikale einhergeht und schließlich zu Peroxidation der Zellmembranen führen kann, zur Schädigung der empfindlichen Membranen der Mitochondrien und zur Schädigung der DNS, des Trägers der Erbinformation. ω6-Fettsäuren unterdrücken zudem Immunreaktionen in starkem Maße. Jahrzehntelange Fehlernährung mit viel, meist mehr oder weniger denaturierten und oxidierten ω6-Fettsäuren begünstigt die Entstehung und Entwicklung von Krebserkrankungen. ω3-Fettsäuren können zwar ebenfalls Immunreaktionen unterdrücken, aber sie hemmen auch stark das Wachstum und die Ausbreitung von Krebsgeschwüren. ω3-Fettsäuren sind notwendig für den normalen und ungestörten Stoffwechsel und die Energiegewinnung in der Zelle, für die Funktion der Mitochondrien, des Golgi-Apparates, des endoplasmatischen Retikulums, für die Erhaltung funktionstüchtiger Membranen, für die Regulierung vieler Gene, die Kontrolle vieler Hormonrezeptoren und die Erhaltung der Empfänglichkeit für die Signale von Botenstoffen und für die Regulierung zahlreicher Enzyme. Aus ω3-Fettsäuren werden ferner Eicosanoide gebildet, die als Immunmodulatoren und Neurotransmitter wirken. – Bei reichlichem Verzehr von ω6- und relativem Mangel an ω3-Ölen können Eicosanoide nicht mehr ausreichend gebildet werden.

Deshalb ist zur Krebsverhütung die Zufuhr von ω6-Fettsäuren auf ein gesundes Maß zu senken, am besten, indem nicht nur auf tierische fettreiche Nahrungsmittel, sondern auch auf ω6-Pflanzenöle und gehärtete Fette verzichtet wird.

Allgemein gilt: Je höher der Fettanteil in der Ernährung, desto schädlicher wirkt sich ein ungünstiges Fettsäurenprofil aus. Bemerkenswert ist das optimale Fettsäurenprofil der meisten Früchte, was gewöhnlich übersehen wird, weil Früchte mit der Ausnahme von Ölfrüchten nur wenig Fett enthalten (viele Früchte enthalten mehr ω3- als ω6-Fettsäuren). Früchte haben außerdem den Vorzug, daß ungesättigte Fettsäuren durch die reichlich enthaltenen Radikalfänger gut vor Oxidation geschützt sind. Gleiches gilt für Gemüse und Grünblattsalate. So bestehen im Salatgemüse je nach Sorte 10 bis 25 Prozent der Kalorien aus Fett, das Verhältnis von ω6- zu ω3-Fettsäuren liegt meist bei 2:5, also ein deutliches Übergewicht von ω3-Fettsäuren, die ansonsten in der üblichen Ernährung fehlen. Der antioxidative Schutz durch Vitamine, Pigmente und Flavonoide ist bestens gewährleistet. Obst und Gemüse sind also auch hinsichtlich des Fettsäureprofils und des geringen Fettgehalts die ideale Ernährung, um die Entstehung und Entwicklung von Krebserkrankungen zu verhindern. Das Hautkrebsrisiko kann bei reichlichem Gemüseverzehr ebenfalls drastisch verringert werden.

Nüsse und Ölsamen sind bis auf wenige Ausnahmen (z. B. Hanf und Leinsamen) eine unzureichende Quelle von ω3-Fettsäuren. Der antioxidative Schutz ist begrenzt und geht entsprechend des Gehalts an mehrfach ungesättigten Fettsäuren mitunter schon binnen weniger Monate selbst bei richtiger Lagerung verloren. Bei Pflanzenöl erfolgt die Oxidation noch schneller. Außerdem enthält Pflanzenöl bloß

Fett und sonst nichts, keine Mineralstoffe und in der Regel auch keine Vitamine mehr. Bereits kleine Mengen an Sonnenblumen- oder Distelöl können das Fettsäureprofil ungünstig verändern. Daher ist es besser, auf derartige Pflanzenöle ganz zu verzichten, egal ob sie kaltgepreßt sind oder nicht. Und auch Nüsse und Ölsamen sollten neben Ölfrüchten nur in Maßen gegessen werden. Auf den Verzehr alter und abgelagerter Nüsse und Ölsamen ist wegen der oxidierten Fette zu verzichten, selbst wenn sie noch nicht ranzig schmecken. Außerdem werden heutzutage zu viele gesättigte Fette über tierische Nahrungsmittel aufgenommen, während ein relativer Mangel an ω3-Fettsäuren herrscht: Fleisch, Wurst, Käse, Butter, Sahne, Milch usw. Auch fetter Fisch ist nicht unbedingt günstig zu bewerten: Relativ wenig ω3-Fettsäuren, bezogen auf den Gesamtfettgehalt (allerdings meist ein gutes Verhältnis von ω3- zu ω6-Fettsäuren), mehr oder weniger hohe Belastung durch Umweltgifte (z. B. Schwermetalle), zu wenig Radikalfänger, schnelle Oxidation der ungesättigten Fettsäuren selbst bei kühler Lagerung, vor allem aber bei höheren Temperaturen. Beim Braten des Fischs werden ω3- und ω6-Fettsäuren denaturiert (Oxidation, Veränderung der Form, Bildung von Trans-Fettsäuren, Verschiebung von Doppelbindungen, Verbindung und Vernetzung mit anderen Fettsäure-Molekülen, mit Proteinen und Zucker-Molekülen) und ihre gesundheitlich wertvollen Eigenschaften gehen verloren. Das denaturierte Fett wirkt toxisch.

Es genügt nicht, ausreichend α-Linolensäure in ihrer natürlichen Form und mit einem guten Fettsäureprofil zuzuführen. Auch die Umwandlung in Eicosapentaensäure und Docosahexaensäure muß ungestört vonstatten gehen. Dafür sind bestimmte Enzyme nötig, für deren Bildung wiederum

Magnesium, Zink, Vitamin C, B_3 und B_6 erforderlich sind. Die Versorgung mit diesen Ko-Faktoren wird am besten über Früchte und Gemüse sichergestellt. Die direkte Zufuhr von Eicosapentaensäure und Docosahexaensäure über Fischöl ist entbehrlich, zumal Fischöl meist ranzig ist und damit das Gegenteil dessen bewirkt, was beabsichtigt ist: Statt wichtiger ω3-Fettsäuren werden oxidierte Fettsäuren zugeführt, die toxisch wirken. Außerdem ist Fischöl mit den gleichen Umweltgiften belastet wie der Fisch, aus dem das Öl gewonnen wurde.

Ein optimales Fettsäurenprofil läßt sich mit Verzehr von viel Obst und Gemüse und durch Beschränkung des Fettkonsums erreichen. Das allgemeine Krebsrisiko wird minimiert, ebenso verringert sich die Häufigkeit für Hautkrebs-Erkrankungen, egal ob man sich viel oder wenig sonnt. Das Hautkrebsrisiko steigt erst, wenn die Haut übermäßig der Sonne ausgesetzt wird. Auch die Häufigkeit für Arteriosklerose, Insulinresistenz, Diabetes oder Demenz-Erkrankungen kann mit fettarmer Frischkost-Ernährung drastisch gesenkt werden.

Das Erhitzen von Ölen und Fetten geht mit starker Oxidation und Radikalbildung einher, so daß der Verzehr stark erhitzter Fette besonders schädlich ist. Je höher der Anteil der (mehrfach) ungesättigten Fettsäuren, je länger und intensiver die Erhitzung beim Braten, Frittieren oder Backen, desto stärker die toxische Wirkung des erhitzten Fettes. Allein der Geruch frittierten Fettes oder die Mühe beim Putzen der Bratpfanne sollte genügen, um eine Vorstellung zu bekommen, was man seinem Körper mit gebratenen und frittierten Speisen zumutet. Unerhitztes Fett hingegen, etwa von einer Avocado, läßt sich leicht mit lauwarmem, ja sogar mit kaltem Wasser abspülen.

Auch *gehärtete Fette* sind problematisch. Bei der Härtung werden billige und bereits denaturierte Öle durch Hydrierung verfestigt. Die Doppelbindungen der ungesättigten Fettsäuren werden unter dem Einsatz von Wasserstoff, Katalysatoren, Hitze und Druck aufgebrochen. Aus ungesättigten Fettsäuren entstehen gesättigte. Durch Hydrierung können Pflanzenöle in feste und halbfeste Fette verwandelt werden. Das Ergebnis ist Margarine – billig, haltbar und in der gewünschten Konsistenz, genau das, was die Nahrungsmittelindustrie wünscht. Deshalb werden gehärtete Fette für viele Fabriknahrungsmittel verwendet. Auch Backwaren und Kuchen enthalten vielfach Margarine und damit gehärtete Fette.

Bei der Härtung entstehen jedoch auch Trans-Fettsäuren mit einer anderen räumlichen Struktur und anderen Eigenschaften. Je mehr Trans-Fettsäuren in den Zellmembranen eingebaut werden, desto stärker verändert sich die Zellfunktion, wodurch degenerative Erkrankungen begünstigt werden: Arteriosklerose und Herz-Kreislauf-Erkrankungen mit erhöhtem Herzinfarkt- und Schlaganfallrisiko sowie Demenz-Erkrankungen. Auch Enzyme werden durch Trans-Fettsäuren verändert. Trans-Fettsäuren in gehärteten Fetten verschlechtern ferner die Sauerstoffausnutzung der Mitochondrien und begünstigen dadurch Krebs. – Aus diesem Grunde eignen sich gehärtete Fette für Tierversuche, um bei fettreicher Fütterung und wiederholter intensiver UV-Bestrahlung Hautkrebs hervorzurufen.[37]

Der Verzehr tierischer Fette ist mit den gleichen gesundheitlichen Nachteilen verbunden wie der Verzehr pflanzlicher Öle und Fette. Tierische Nahrungsmittel enthalten viel verstecktes Fett, was meist unterschätzt wird. So bestehen die Kalorien bei Kuhmilch zu 50 Prozent aus Fett, Käse hat meist 65 bis

85 Prozent Fett, Eiscreme 75 Prozent, Butter 99,5 Prozent, Sahne 95 Prozent, Wurst meist 70 bis 80 Prozent, Schweinesteak 50 Prozent und mageres Rindfleisch 20 Prozent (hinzu kommt das Fett beim Braten), Eier 65 Prozent. Außerdem sind tierische Nahrungsmittel gewöhnlich stärker mit Umweltgiften belastet, besonders häufig ist das bei Fisch der Fall. Außerdem enthalten tierische Nahrungsmittel keine Radikalfänger in nennenswerten Mengen, die zur Krebsverhütung notwendig sind.

Versuchstiere, die starker künstlicher UV-Bestrahlung ausgesetzt wurden, erkrankten bei fettreicher und vitaminarmer Fütterung in 24 Prozent der Fälle an Hautkrebs. Die Tiere der Kontrollgruppe erhielten zusätzlich Vitamin C und E und kein einziges erkrankte an Hautkrebs.[38] Demnach kann die reichliche Zufuhr von Radikalfängern wie Vitamin C und E das Hautkrebsrisiko erheblich verringern.

Bei der Gerson-Therapie mit frisch gepreßten Gemüsesäften, vor allem Karottensäften sowie Rohkost, bestehen bessere Überlebenschancen als bei der üblichen Behandlung. 100 Prozent der Melanom-Patienten (Stadium I und II) überlebten bei der Gerson-Therapie die 5-Jahres-Frist, während es in der Kontrollgruppe bei herkömmlicher Behandlung mit Operation und Bestrahlung nur 79 Prozent waren.[39]

Bei fettarmer Ernährung sinkt das Hautkrebsrisiko um 90 Prozent, so das *International Journal of Cancer*.[40] Reichlicher Verzehr mehrfach ungesättigter (zum Teil oxidierter) Fettsäuren geht mit einem erhöhten Hautkrebsrisiko einher.[41] Doch in Fachkreisen ist die Erkenntnis schon recht alt, daß fettreiche Ernährung bei einem Mangel an Obst und Gemüse in Verbindung mit übermäßiger UV-Bestrahlung das Hautkrebsrisiko erhöht.[42]

Zusammenfassung: Durch regelmäßiges und maßvolles Sonnenbaden kann das allgemeine Krebsrisiko gesenkt werden. Bei einem dauerhaft optimalen Vitamin-D-Spiegel verringert sich das Krebsrisiko auf ein Viertel (also um 75 Prozent, mehr darüber im vorhergehenden Kapitel). Das sind beeindruckende Perspektiven für die Krebsverhütung.

Selbst das Melanomrisiko kann durch regelmäßiges, aber maßvolles Sonnenbaden gesenkt werden, allerdings nur geringfügig. Gelegentliches und übermäßiges Sonnenbaden kann das Risiko jedoch auch erhöhen, vor allem bei häufigem Sonnenbrand und übermäßiger UVA-Bestrahlung, etwa wenn die Haut mit Hilfe sogenannter Sonnenschutzmittel lange der Sonne ausgesetzt wird, ohne daß das vor Krebs schützende Vitamin D gebildet werden kann. – Entscheidend zur Verringerung des Melanomrisikos ist jedoch eine Ernährung mit einem hohen Anteil an Obst und Gemüse, mit maßvollem Fettverzehr und Verzicht auf denaturierte Fette. Auch darf die Haut nicht mit toxischen Substanzen durch Sonnenschutzmittel oder falsche Kosmetik belastet werden.

Mit naturgemäßer Ernährung kann auch das Risiko für Basalzell- und Plattenepithelkarzinome erheblich gesenkt werden. Bei fettreicher Fehlernährung, bei Verzehr raffinierter Öle und denaturierter Fette, bei Mangel an Obst und Gemüse erhöht sich durch übermäßige UV-Bestrahlung der Haut mit zunehmender Lebensdauer das Risiko für Basalzell- und Plattenepithelkarzinome, wobei auch hier übermäßige UVA-Strahlung besonders kritisch ist.

85 Prozent aller Todesfälle aufgrund von Hautkrebs sind auf Melanome zurückzuführen, Basalzell- und Plattenepithelkarzinome machen lediglich die übrigen 15 Prozent aus. Wenn das Melanomrisiko durch richtiges, durch regelmäßiges und

wohldosiertes Sonnenbaden gesenkt werden kann, so kann auch das gesamte Hautkrebsrisiko mit Hilfe der Sonne reduziert werden, wenngleich sich das Risiko für Basalzell- und Plattenepithelkarzinome, vor allem bei falscher Ernährung, erhöhen kann: In weniger als 0,5 Prozent aller Krebstodesfälle könnte ausgiebiges Sonnenbaden zur Krebsentstehung beitragen, während in 99,5 Prozent der Fälle regelmäßige und wohldosierte UVB-Strahlung eine starke Verringerung des Krebsrisikos bewirkt. Deshalb ist es unsinnig, Sonnenabstinenz zu üben.

Eine drastischeVerringerung des Hautkrebsrisikos erfordert unbedingt die richtige Ernährung, zumal die Haut dann weitaus höhere UV-Dosen erträgt, ohne Schaden zu nehmen. Richtiges Sonnenbaden und Ernährungskorrektur sind zwei einander ergänzende Maßnahmen, um das Hautkrebsrisiko und auch das allgemeine Krebsrisiko zu senken. Anstatt also die Sonne zu meiden, wie es so oft unbedacht verlangt wird, ist vielmehr die Haut bei jeder Gelegenheit wohldosiert zu sonnen und die Vitamin-D-Bildung anzuregen; außerdem ist die Ernährung zu korrigieren. Mit richtiger Ernährung kann die Haut der gesundheitsfördernden Sonnenstrahlung täglich ausgesetzt werden, ohne daß Hautschäden und Hautkrebs befürchtet werden müssen.

Abschließend sei angemerkt, daß sich fast alle Todesfälle durch Basalzell- und Plattenepithelkarzinom bei frühzeitiger Diagnose und rechtzeitiger operativer Entfernung sowie durch Ernährungskorrektur und gesunde Lebensweise vermeiden lassen. Die Todesrate ist bereits heutzutage gering und könnte noch weiter gesenkt werden.

Hautkrebs durch UV-Strahler?

UV-Strahler sind bei sachgemäßer Benutzung und halbwegs vernünftiger Ernährung keine Gefahr für die Haut. Es ist sicherzustellen, daß die Vitamin-D-Bildung durch einen hinreichenden Anteil an UVB-Strahlung angeregt wird, denn eine hohe Vitamin-D-Konzentration in der Haut verringert das Hautkrebsrisiko. Reine UVA-Strahler oder Fabrikate, die nur sehr wenig UVB-Strahlung emittieren, können jedoch bei regelmäßiger Benutzung über einen langen Zeitraum und hoher UVA-Dosis durchaus das Hautkrebsrisiko erhöhen, vor allem bei fehlerhafter Ernährung.

Angesichts der Gefahren eines Vitamin-D-Mangels ist die maßvolle Benutzung von UV-Strahlern im Winter durchaus zu empfehlen, um ganzjährig einen optimalen Vitamin-D-Spiegel zu erreichen. Doch dazu bedarf es Strahler mit einem UVB-Anteil von möglichst 3 bis 5 Prozent. UVB-Strahlung in der Nähe des Wirkungsmaximums bei einer Wellenlänge von 297 nm ist für die Vitamin-D-Bildung weitaus mehr wert als eine Wellenlänge von 310 nm oder gar 320 nm.

Erhöhung des Melanomrisikos durch Sonnenschutzmittel?

Jeder Sonnenbrand erhöht das Melanomrisiko. Sollten wir, wie von den Vertretern der Kosmetikindustrie behauptet wird, Sonnenschutzmittel verwenden, um Sonnenbrand zu verhüten und um damit Melanome später im Leben zu vermeiden? Keinesfalls. Übermäßige UV-Bestrahlung der Haut ist zu vermeiden, indem man sich rechtzeitig in den Schatten zurückzieht. Wichtig ist vielmehr, durch regelmäßiges, aber maßvolles Sonnenbaden allmählich den Selbstschutz der Haut aufzubauen. Durch Hautbräunung und Verdickung der Hornhaut kann ein Lichtschutzfaktor von bis zu 40 erreicht werden, zusammen mit fettarmer Obst- und Gemüsekost sogar ein Lichtschutzfaktor von über 100. Einen besseren Sonnenschutz gibt es nicht. Keine Sonnencreme, auch wenn sie dick aufgetragen wird, gewährt solch einen Schutzeffekt.

UVB-Filter in der Sonnencreme verlangsamen ferner die tiefe Bräunung der Haut, die zu ihrem Selbstschutz erforderlich ist.

Gebräunte Haut gewährt einen wirksamen Schutz vor Sonnenbrand (Schutzfaktor 40) und bildet bei UVB-Bestrahlung trotzdem reichlich Vitamin D (Verringerung auf etwa ein Drittel gegenüber weißer, sonnenentwöhnter Haut). Sonnenschutzmittel hingegen blockieren die Vitamin-D-Bildung. Eine hohe Vitamin-D-Konzentration ist jedoch zur Verhütung von Hautkrebs notwendig. Außerdem verliert das Sonnenbad mit blockierter Vitamin-D-Bildung praktisch seinen gesundheitsfördernden Effekt. Schon allein aus diesem Grunde ist der Selbstschutz der Haut durch Bräunung allen Sonnenschutzmitteln vorzuziehen.

Die Haut verfügt über Rezeptoren, so daß bei übermäßiger UVB-Bestrahlung ein leichtes Brennen der Haut empfunden wird – ein Warnsignal, den Schatten aufzusuchen. Wird die UVB-Strahlung durch Sonnenschutzmittel ausgefiltert, so wird dieses Warnsystem ausgeschaltet: Die Haut kann länger der Sonne ausgesetzt werden, ohne Sonnenbrand zu erleiden. Doch dadurch erhält die Haut ein Vielfaches der verträglichen UVA-Strahlung. Es ist jedoch die UVA-Strahlung, die tief in die Haut eindringt und die Lederhaut erreicht, wo die

Melanozyten, die melaninbildenden Zellen liegen. Bei einer Überdosis UVA-Strahlung erschöpft sich das antioxidative Schutzsystem der Haut, so daß die Melanozyten aufgrund der massenhaften Bildung freier Radikale geschädigt werden. Wiederholt sich dies oft genug, so können sich aus den geschädigten Melanozyten Krebszellen entwickeln und Melanome entstehen. – Sonnenschutzmittel erlauben also das exzessiv lange Sonnenbaden, wodurch auch ohne Sonnenbrand das Melanomrisiko erhöht wird.

Es ist ein folgenschwerer Irrtum, in Sonnencreme einen Schutz vor übermäßiger UV-Strahlung zu sehen. Denn dieser trügerische Schutz verführt leicht dazu, die Haut länger der Sonne auszusetzen, als gut für sie ist.[43] Sonnenschutzmittel mit UVB-Filtern verhindern lediglich die Verbrennung der äußeren Schichten der Oberhaut, nicht jedoch die UVA-bedingte Schädigung der Lederhaut.

Gewiß kann auch UVA-Strahlung ausgefiltert werden. Doch diese UVA-Filter leisten gewöhnlich nicht das, was versprochen wird. Meist wird UVA-Strahlung (weitaus) weniger abgeschwächt als die UVB-Strahlung.[44]

Übermäßige UVA-Strahlung ist der eigentliche Faktor für die Erhöhung des Melanomrisikos, weil nur diese Strahlung überhaupt die Melanozyten erreicht. UVB-Strahlung kann nur bei wiederholtem Sonnenbrand das Melanomrisiko erhöhen, nicht weil diese Strahlung die Melanozyten direkt schädigen kann, sondern weil Sonnenbrand große Mengen freier Radikale in der äußeren Schicht der Oberhaut erzeugt, die in die Tiefe dringen, wo sie schließlich auch die Melanozyten schädigen können. UVB-Strahlung bewirkt bei regelmäßigen und maßvollen Sonnenbädern den Selbstschutz der Haut durch Vitamin D.

Übermäßige UV-Bestrahlung kann durch oxidativen Streß das Immunsystem besonders in der Haut schwächen, wodurch sich ebenfalls das Hautkrebsrisiko wie auch das allgemeine Krebsrisiko erhöhen.[45]

Chemische Lichtschutzfilter wie Benzophenon und seine Derivate wirken unter UV-Bestrahlung als äußerst starke freie Radikale, die den oxidativen Streß in der Haut erhöhen und dadurch Hautkrebs verursachen können. Psoralen, als Breitband-UV-Filter verschiedenen Sonnenschutzmitteln beigefügt, kann bei UV-Bestrahlung ebenfalls zu einem Generator freier Radikale werden und das Hautkrebsrisiko erhöhen.[46] Sonnenschutzmittel können weitere krebserregende und krebsfördernde Giftstoffe enthalten, welche die Entstehung von Hautkrebs begünstigen. Aber nicht nur die Haut ist gefährdet, denn etwa ein Zehntel der Inhaltsstoffe gelangt von der Haut in den Körper.[47]

Die zwischen 1966 und 2003 durchgeführten epidemiologischen Untersuchungen haben ergeben, daß die Benutzung von Sonnenschutzmitteln nicht das Melanomrisiko zu senken vermag.[48] Vielmehr scheint sogar das Gegenteil zuzutreffen: Personen, die hin und wieder Sonnenschutzmittel benutzen, haben ein 1,8fach höheres Melanomrisiko als Personen, die niemals Sonnenschutzmittel verwenden. Bei Personen, die bei jedem Sonnenbad Sonnenschutzmittel benutzen, um länger in der Sonne bleiben zu können, erhöht sich das Melanomrisiko sogar auf das 8,7fache.[49]

Die Melanomhäufigkeit hat sich seit Anfang der 1970er Jahre in den Industrieländern stark erhöht, nachdem der Gebrauch von Sonnenschutzmitteln in Mode kam. Besonders hoch ist die Melanomhäufigkeit überall dort, wo reichlich Sonnenschutzmittel verwendet werden, auch wenn diese Länder weit im Norden liegen und nur geringer Sonneneinstrahlung ausgesetzt sind. In Queensland, Australien, wo der Verbrauch von Sonnencreme aufgrund der Sonnenschutz-Kampagnen stark zugenommen hatte, hat sich von 1980 bis 1987 die Hautkrebshäufigkeit verdoppelt, obwohl sich in dieser kurzen Zeit weder die Ernährung und noch die Lebensweise wesentlich geändert haben. Mittlerweile hat Queensland mit dem höchsten Verbrauch an Sonnenschutzmitteln auch die höchste Hautkrebshäufigkeit weltweit erreicht.

In den USA hat sich von 1972 bis 2005 der Umsatz von Sonnenschutzmitteln von 18 auf 320 Millionen Dollar pro Jahr erhöht. Doch in dieser Zeit ist es nicht etwa zu einer Senkung der Melanomhäufigkeit gekommen, sondern zu einem starken Anstieg von 7,4 Fällen pro 100 000 Einwohner im Jahre 1972 auf 22,4 Fälle im Jahre 2001.[50] – Die Behauptung, Sonnenschutzmittel schützten vor Melanomen, hat sich also auch hier als falsch erwiesen.

Frank und Cedric Garland, von der amerikanischen Marine mit Untersuchungen zu den Ursachen von Hautkrebs beauftragt, schreiben: „Weltweit nahm in Ländern, in denen chemische Sonnenschutzmittel empfohlen und benutzt wurden, die Zahl der malignen Melanome am stärksten zu, gleichzeitig stieg auch die Todesrate. In den USA, in Kanada und in skandinavischen Ländern sind die Fälle von Melanomen in den letzten Jahrzehnten stark angestiegen, am stärksten nach der Einführung von Sonnenschutzmitteln. Zwischen 1950 und 1990 verdoppelte sich die Todesrate an Melanomen bei nordamerikanischen Frauen und sie verdreifachte sich bei Männern. Besonders in Queensland in Australien, wo Sonnenschutzmittel von den Ärzten am frühesten und stärksten propagiert wurden, stieg die Zahl ungewöhnlich stark an. In

Queensland sterben mittlerweile die meisten Menschen weltweit an dieser Form von Hautkrebs. Im Gegensatz dazu stieg die Häufigkeit von Melanomen überall sonst in Australien, wo Sonnenschutzmittel erst seit kurzem empfohlen werden, merklich später an." – Bei einer Untersuchung wurde ermittelt, daß diejenigen, die stets Sonnenschutzmittel benutzen, ein 3,7mal höheres Melanomrisiko hatten als diejenigen, die niemals Sonnenschutzmittel verwenden.[51]

Wirklicher Sonnenschutz ist nur im Schatten zu erreichen oder durch Bekleidung der Haut. Kann der Sonne nicht ausgewichen werden, etwa bei Rad- oder Bergtouren, sollten unbedeckte Hautpartien mit hochwertigen Sonnenschutzmitteln eingecremt werden, die gegen UVB- und UVA-Strahlung schützen, die also über mineralische Lichtschutzpartikel verfügen und auch keine bedenklichen Inhaltsstoffe enthalten.

Hautkrebs aufgrund schwindender Ozonschicht?

In aller Munde war früher das „Ozonloch" über den Polargebieten und die Abnahme der Ozonkonzentration in der oberen Atmosphäre. Es wurde befürchtet, daß vermehrt UVB-Strahlung die Erdoberfläche erreicht und zu mehr Hautkrebsfällen führen könnte. Doch diese Befürchtungen haben sich als unbegründet erwiesen. Die Dicke der Ozonschicht hat gegenüber damals nicht nennenswert abgenommen und die UVB-Einstrahlung ist praktisch unverändert geblieben – unerheblich im Vergleich zur Filterwirkung durch Luftschadstoffe. Deshalb kann der Anstieg der Hautkrebszahlen nicht darauf zurückgeführt werden. So ist in Norwegen von 1957 bis 1984 bei annähernd konstanter UVB-Einstrahlung die Zahl der jährlichen Melanom-Neuerkrankungen um 350 Prozent bei Männern und um 440 Prozent bei Frauen gestiegen.[52]

Erhöhtes Melanomrisiko durch Funkstrahlung?

Eine Studie für Großbritannien ergab, daß mit zunehmender Nähe zu Radio- und Fernsehsendern bei frequenzmodulierter Funkstrahlung (FM) das Risiko für Hautkrebs und Blasenkrebs deutlich ansteigt.[53] Örjan Hallberg und Olle Johansson überprüften und bestätigten diese Hypothese für Melanome in Schweden und vielen anderen Ländern mittels aufwendiger statistischer Erhebungen: Das Ergebnis lautet: Je intensiver die Bestrahlung durch frequenzmodulierte UKW- und Fernsehsender, desto höher ist das Risiko, an einem Melanom zu erkranken.[54]

Weltweit kamen andere Wissenschaftler zu ähnlichen Ergebnissen. Besonders kritisch scheint für Menschen das UKW-Frequenzband zwischen 87 und 108 MHz zu sein. In Japan, vielen osteuropäischen und Entwicklungsländern dagegen, wo mit etwa 70 MHz meist deutlich schwächere UKW-Programme gesendet wurden, waren die Hautkrebsraten auffällig niedrig. Wo die Frequenzen auf 87 bis 108 MHz angepaßt wurden, wie in Estland 1992, stiegen kurz darauf die Hautkrebsraten an. Gleiches konnte für westliche Industrieländer festgestellt werden, wo etwa seit 1955 oder seit 1970 bis heute FM-UKW-Programme flächendeckend abgestrahlt werden. Mit der elektromagnetischen Umweltverschmutzung durch FM-UKW-Sender stieg mit zeitlicher Verzögerung die Zahl der Hautkrebsfälle stark an.

In den USA erhöhte sich die Zahl der Melanom-Neuerkrankungen von etwa 1000 (im Jahre 1955 mit Einführung der ersten FM-UKW-Sender) auf 7500 (1977), um ab Ende der siebziger Jahre weiter nach oben zu schnellen, als vermehrt UKW-Sender installiert und die Sendeleistungen erhöht wurden. Schließlich waren 35000 neue Melanomfälle im Jahre 1996 zu verzeichnen.

In Schweden lag die Zahl der Melanomfälle 1912 im ganzen Land noch bei 25 und blieb jahrzehntelang weitgehend unverändert auf diesem niedrigen Niveau. Mit der Inbetriebnahme der ersten UKW-Sender Ende der fünfziger Jahre stieg die Zahl der Melanomfälle allmählich auf 350 im Jahre 1990. Noch auffälliger waren die Zahlen für Norwegen: 10 bis 20 pro Jahr bis etwa 1960, danach Anstieg auf 700 bis 750 im Jahre 1990. Dafür kann jedoch nicht die Sonne verantwortlich gemacht werden, denn die Norweger setzten sich nicht mehr der Sonne aus als früher. Ebenso erhöhte sich in Australien die Melanomhäufigkeit ab Anfang der sechziger Jahre erheblich, nachdem landesweit leistungsstarke FM-UKW-Sender installiert worden waren.[55]

All diese Untersuchungsergebnisse sollten Anlaß sein, die Belastung durch Funkstrahlung sicherheitshalber zu senken.

Kapitel 18

Vorsicht Sonnenschutzmittel!

Wie schütze ich meine Haut während des Sonnenbadens? Gar nicht! Saubere Haut mit klarem Wasser gewaschen ist das Beste. ZANE KIME

Die meisten Sonnenschutzmittel filtern große Teile der UVB-Strahlung heraus, lassen UVA-Strahlung jedoch weitgehend passieren. Dadurch kann die Haut längere Zeit der Sonne ausgesetzt werden, ohne zu verbrennen. Die sofortige Pigmentierung wird durch die kaum geminderte UVA-Strahlung angeregt, so daß die Haut trotzdem bräunt. Doch diese selektive Filterwirkung verspricht lediglich einen trügerischen Schutz vor der Sonne: Sonnenbrand kann zwar verhindert werden, auch wenn die Haut längere Zeit der Sonne ausgesetzt wird. Doch die UVA- und die Infrarot-Strahlendosis erhöhen sich mit verlängertem Sonnenbad, wodurch die Haut allmählich geschädigt wird, schneller altert und faltig wird, und wodurch sich auch das Hautkrebsrisiko erhöht.

Diese vermeintlichen Sonnenschutzmittel blockieren die Vitamin-D-Bildung und anhaltende UVA-Strahlung kann sogar das in der Haut befindliche Vitamin D zersetzen, so daß sich die Vitamin-D-Konzentration in der Haut verringert. Die Bildung von Vitamin D wird bei einem Lichtschutzfaktor von 8 um 97,5 Prozent verringert (auf $^{1}/_{40}$), bei LSF 15 sogar um 99,5 bis 99,9 Prozent (auf $^{1}/_{200}$ bzw. $^{1}/_{1000}$).[1]

Wenige Sonnenschutzmittel sind sowohl mit UVB- als auch UVA-Filtern versehen, so daß sie die gesamte UV-Strahlung wirksam reduzieren. Doch die UVA-Filter halten nicht immer das, was versprochen wird: Sie sind nicht selten (weitaus) schwächer als die UVB-Filter.[2] Die Haut wird bei Benutzung dieser Sonnenschutzmittel ebenfalls länger der Sonne ausgesetzt in dem irrigen Glauben, sie sei gut vor UVA-Strahlung geschützt und könne keinen Schaden nehmen. Auch die Schadwirkung übermäßiger Wärmestrahlung bleibt bestehen. Außerdem wirken viele Lichtschutzchemikalien und Zusatzstoffe in Sonnenschutzmitteln hautschädigend. Deshalb ist wirklicher Sonnenschutz nur im Schatten zu finden oder durch Bedeckung der Haut mit Kleidern, wenn man sich nicht in den Schatten zurückziehen kann.

Sonnenschutzmittel dürfen niemals zur Verlängerung des Sonnenbadens verwendet, sondern nur in Ausnahmefällen benutzt werden, wenn man übermäßiger Sonnenstrahlung nicht durch Rückzug in den Schatten entfliehen und die gefährdete Haut nicht durch Bekleidung und Sonnenhut schützen kann, etwa bei Rad- oder Bergtouren. Nur die Hautpartien sind mit Creme zu schützen, die nicht bedeckt werden können, meist sind es Gesicht und Hände. Es empfiehlt sich, Produkte mit mineralischen Lichtschutzpartikeln und einem gleichmäßigen Breitband-UV-Schutz zu verwenden, die außerdem keine bedenklichen Zusatzstoffe enthalten sollten.

Besser als die Verwendung von Sonnenschutzmitteln ist der allmähliche Aufbau des hauteigenen Selbstschutzes:

Durch Bräunung und Verdickung der Hornhaut kann ein Lichtschutzfaktor von 40 erreicht werden. Der Selbstschutz der Haut kann mit Frischkost-Ernährung, mit viel Obst und Gemüse zusätzlich um das zwei- bis dreifache verbessert und bei heller Haut sogar ein noch besserer Schutz erreicht werden. Dadurch ergibt sich in der Summe ein Lichtschutzfaktor von über 100. Das ist mit keinem Sonnenschutzmittel zu erreichen. Dieser Selbstschutz der gebräunten Haut ist kostenlos und unbedenklich, er erfordert keinen Aufwand und verbessert sich mit jedem Sonnenbad. Sonnenschutzmittel können hingegen toxische Stoffe enthalten, die Haut schädigen und sogar den Körper belasten. So durchdringt beispielsweise ein Zehntel des Oxybenzons die Haut und gelangt in den Körper.[3] Sonnenschutzmittel können Hautkrebs begünstigen, wie das vorhergehende Kapitel gezeigt hat. Sie müssen regelmäßig nachgecremt werden, weil deren Wirkung recht schnell schwindet. Außerdem wird die UVB-Strahlung herausgefiltert, wodurch die Pigmentierung und Verdickung der Hornhaut, also der Aufbau des hauteigenen Schutzes, verlangsamt wird.

Der Lichtschutzfaktor

Der Lichtschutzfaktor (LSF) drückt aus, in welchem Maße mit einem Sonnenschutzmittel der Aufenthalt in der Sonne verlängert werden kann, bis die Haut zu verbrennen beginnt. Angenommen, es würde 20 Minuten dauern, bis sich die Haut rötet, dann könnte bei einem Sonnenschutzmittel mit LSF 3 diese Frist auf eine Stunde, mit LSF 15 auf fünf Stunden ausgedehnt werden, um die gleichen Hautreaktionen zu bewirken.

Doch der Lichtschutzfaktor täuscht eine Exaktheit vor, die es nicht gibt. Die erste Hautrötung läßt sich nur schwer feststellen. Das bringt Unsicherheit. Viele Faktoren unterscheiden sich zwischen Experiment und Verwendung der Sonnenschutzmittel: UV-Strahlungsintensität, Wärmestrahlung, Lufttemperatur, Hauttyp, Vorbräunung und Anpassung der Haut an die Sonne, Ernährung und vor allem die verwendete Menge des Sonnenschutzmittels. Deshalb taugen Lichtschutzfaktoren nur als grobe Orientierungshilfe. – Manche Hersteller neigen außerdem zum Übertreiben. Das Magazin *Focus* meldet: „Der Lichtschutzfaktor, der auf dem Sonnenschutzmittel steht, stimmt oft nicht. Jedes dritte Präparat hat einen wesentlich geringeren Faktor als angegeben.“ [4]

Die meisten Leute verwenden Sonnenschutzmittel recht sparsam, wodurch ein entsprechend geringerer UV-Schutz bewirkt wird. Um den angegebenen Lichtschutzfaktor zu erreichen, müßte ein Erwachsener für den ganzen Körper etwa 30 Gramm Sonnencreme auftragen.[5] Und um den Schutz aufrechtzuerhalten, müßte die Creme alle drei bis vier Stunden und nach jedem Bad erneuert werden.

Die Verwendung einer Sonnencreme mit einem Lichtschutzfaktor von über 20 ist nicht sinnvoll, weil die Minderung der UVB-Strahlung mit der Zeit erheblich nachläßt. Es wäre besser, öfter eine Creme mit niedrigerem Lichtschutzfaktor aufzutragen.

Die Bezeichnung Lichtschutzfaktor ist irreführend. Denn es wird nicht vor dem Licht geschützt, nicht vor sichtbarem Licht, nicht vor Wärmestrahlung, sondern zumeist nur vor UVB-Strahlung. Treffender wäre die Bezeichnung UVB-Minderungsfaktor sowie die Angabe des UVA-Minderungsfaktors.

Die amerikanischen Lichtschutzwerte (SPF: Sun Protector Factor) unterscheiden sich von den deutschen, weil sie mit unterschiedlichen Methoden ermittelt werden. Der SPF 25 entspricht etwa einem LSF 10.

Chemische UV-Filter

Viele Chemikalien können aufgrund ihrer Molekülstruktur UV-Strahlungsenergie aufnehmen und eignen sich als UV-Schutz: p-Aminobenzoesäure und ihre Derivate, Salizylate, Campher-Derivate, Zimtsäure (UVB-Filter), Benzophenone, Triazole, Anthranilsäure, Dibenzoylmethane (UVA-Filter). Jede Chemikalie hat eigene Absorptionsmaxima und Bereiche mit unterschiedlichen Absorptionsintensitäten. Die Filter-Chemikalien werden so kombiniert, daß in der Summe die gewünschten Absorptionseigenschaften erreicht werden. Der Minderungsfaktor für die UV-Strahlung hängt ab von der Konzentration dieser Lichtschutzchemikalien im Sonnenschutzmittel sowie von der Menge der aufgetragenen Sonnencreme.[6]

Durch UV-Bestrahlung werden die Moleküle der Filtersubstanzen in einen angeregten Zustand versetzt, sie verändern sich chemisch, wobei freie Radikale entstehen. Dadurch erhöht sich der oxidative Streß in der Haut, was bei einem Mangel an Radikalfängern und spätestens bei Erschöpfung des antioxidativen Schutzsystems der Haut zu Schäden führt. Aufgrund dieser Zersetzungsprozesse läßt der UV-Schutz mit zunehmender Dauer der Bestrahlung nach. Eine UV-Stabilität der Lichtschutz-Chemikalien gibt es nicht. Auch Schweiß kann die Zersetzung der Filtersubstanzen beschleunigen.

Lichtschutzchemikalien sind meist giftig. Ihre toxikologische Erforschung steht erst am Anfang. Über die Zersetzungsprodukte, die bei UV-Bestrahlung entstehen, und deren Giftwirkung weiß man so gut wie nichts.

Ein Bericht der *US Food and Drug Administration* zeigt, daß 14 von 17 Sonnenschutzlotionen bei Verwendung in der Sonne krebsverursachend wirken können, weil sie die Substanz PABA (Para-Amino-Benzoic-Acid, p-Aminobenzoesäure) enthalten. Diese Substanz wird in vielen Sonnenschutzmitteln als chemischer UV-Schutz verwendet.[7] Dies dürfte dazu beitragen, daß die regelmäßige Verwendung von Sonnenschutzmitteln mit derartigen UV-Filtern das Melanomrisiko erhöht (mehr darüber im vorhergehenden Kapitel).

Chemische UV-Filter können außerdem den Hormonhaushalt stören. Sie wirken als Hormonimitate oder Hormonblokker. Sie stören im Tierversuch die normale Entwicklung von männlichen und weiblichen Ratten. MARGRET SCHLUMPF, Universität Zürich, verantwortlich für die Experimente, formulierte es zurückhaltend: Harmlos sind diese Stoffe sicher nicht.[8] Untersucht wurden die am häufigsten verwendeten UVB-Filter: 4-Methyl-Benzylidencamphor (MBC), Octyl-Methoxycinnamat (OMC), Bezophenone-3 (Oxybenzon), Homomenthylsalicylat (HMS, Homosalate), Octyl-Dimethyl-Para-Aminobenzoe-Säure (OD-PABA).[9] Einige UV-Blocker (Benzophenon, Homosalat, 3-Benzylidencampher, 4-Methyl-Benzylidencampher, Octyl-Methoxycinnamat, Para-Aminobenzoe-Säure) können hormonähnliche (östrogene) Wirkungen haben und Zellen östrogenabhängiger Tumore schneller wachsen lassen. Als diese Stoffe an junge weibliche Ratten verfüttert wurden, wuchs deren Gebärmutter, obwohl sie in ihrer Entwicklung noch gar nicht so weit waren. Das wurde auch beobachtet, nachdem der Filter 4-MBC auf die Haut der Tiere aufgetragen wurde.[10]

Chemische Lichtschutzfilter können sich im Körper anreichern und sogar in der Muttermilch enthalten sein.[11] Sie lassen sich auch im Urin nachweisen. Die Untersuchungen zeigen, daß Lichtschutzchemikalien in nicht unerheblichem Maße die Haut durchdringen, in den Körper gelangen, in den Organen und Fettgeweben gespeichert und nur allmählich wieder ausgeschieden werden.[12] – Allgemein gilt: Je höher der Lichtschutzfaktor, desto höher ist auch die Konzentration an giftigen Filtersubstanzen.

Mineralischer Lichtschutz

Mineralische Partikel (Zinkoxid, Titandioxid, Eisenoxid, Bentonit, Magnesiumoxid, Kalziumkarbonat, Kaolin) streuen und reflektieren UV-Strahlung und zum Teil auch sichtbares Licht. Titandioxid, Zinkoxid und Eisenoxid wirken ebenfalls durch Absorption. Mikropartikel mit 10 bis 50 nm Durchmesser bleiben auf der Haut praktisch unsichtbar. Sie werden in der oberen, unbelebten Hornhaut eingelagert und mit der Abschilferung der abgestorbenen Hornhautzellen wieder abgestoßen. Unverträglichkeiten von Sonnenschutzmitteln mit mineralischen Partikeln sind selten, sie sind auf toxische Zusatzstoffe oder deren Zersetzungsprodukte infolge der UV-Bestrahlung zurückzuführen, nicht auf die mineralischen Partikel.

Da die Reflexionseigenschaften in hohem Maße von der Partikelgröße abhängen, müssen winzige Nanopigmente mit Mikropigmenten in den richtigen Verhältnissen gemischt werden, um einen akzeptablen UV-Schutz zu erreichen. Nanopigmente schützen vor UVB-Strahlung, Mikropigmente eher vor UV-Strahlen mittlerer und größerer Wellenlänge. Doch Mikropigmente reflektieren auch sichtbares Licht, besonders wenn sie sich zusammenballen, so daß die Haut weißlich erscheint. Das stört viele Nutzer, so daß die Hersteller auf größere Mikropigmente verzichten, sich auf Nanopigmente beschränken und diese mit Lichtschutz-Chemikalien kombinieren, obwohl größere Mikropigmente einen guten Schutz vor UVA-Strahlung versprechen.[13]

Die UV-Stabilität der mineralischen Partikel ist gut und der UV-Schutz bleibt lange erhalten, wenngleich UV-Strahlung aus winzigen Titandioxid-Nanopartikeln aufgrund ihrer hohen spezifischen Oberfläche Elektronen herausschlagen kann, wodurch freie Radikale entstehen. Um diese Radikalbildung zu verhindern, können bei der Herstellung die Partikeloberflächen mit Siliziumdioxid und Aluminiumoxid beschichtet werden, was aufwendig und teuer ist.[14] Leider weiß der Nutzer beim Kauf eines mineralischen Sonnenschutzmittels nicht, ob und inwieweit diese Beschichtungen durchgeführt wurden.

Zinkoxid deckt ebenso wie Titandioxid die Haut weißlich ab, ein Grund, weshalb Zinkoxid sich kaum durchzusetzen vermochte. Zinkoxid ist weitgehend lichtstabil. Unter einem pH-Wert von 6, was etwa dem Säureschutzfilm der Haut entspricht, werden vermehrt Zink-Ionen aus den Partikeln gelöst und es kann zu einer unerwünschten Belastung der Haut mit Zink-Ionen kommen.[15]

Sonnenschutzmittel mit mineralischen Partikeln sind solchen mit UV-Filter-Chemikalien vorzuziehen. Die Partikel können jedoch in größeren Mengen die Hautporen verschließen, was beim Schwitzen die Wärmeregulation des Körpers beeinträchtigt.

Giftstoffe in Sonnenschutzmitteln

Sonnenschutzmittel können neben toxischen Filterchemikalien viele Zusatzstoffe und Rückstände enthalten, die zum Teil ebenfalls giftig sind:

Polyethylenglykol-Derivate (PEG) erhöhen die Durchlässigkeit der Haut, so daß Lichtschutzchemikalien und andere Giftstoffe die Haut leichter durchdringen und in den Körper gelangen können.[16]

Halogenorganische Verbindungen.[17]

Krebserregende *Nitrosamine.*[18]

Phthalate wurden bei einer Untersuchung in der Hälfte aller Sonnenschutzmittel gefunden. Diethylphthalate (DEP) stehen im Verdacht, Leber, Nieren und Fortpflanzungsorgane zu schädigen und den Hormonhaushalt zu stören.[19]

Konservierungsstoffe, zum Teil mit Formaldehyd.

Duftstoffe.

Emulgatoren, Bakterienlysate, Farbstoffe, Pflanzenauszüge. Viele dieser Stoffe können allergische Hautreaktionen hervorrufen und die Austrocknung der Haut begünstigen.

Psoralen-Verbindungen entfalten unter UVA-Bestrahlung ausgesprochen phototoxische Eigenschaften. Chronische Lichtschäden und Hautkrebs können bei Dauergebrauch die Folge sein.[20]

Gerbstoffe regen die Verdickung der Hornhaut an und fördern auch die Austrocknung der Haut.[21]

Entzündungshemmer wie Dexpanthenol, Azulen, Glyzyrrhetinsäure, Bisabolol und Allantoin sollen bei Sonnenbrand die Schmerzen lindern.[22]

Wenn es aufgrund bestimmter Inhaltsstoffe zu Hautreizung und Ausschlag kommt, so ist das keine Sonnenallergie und auch keine Mallorca-Akne, sondern vielmehr eine Sonnencremeallergie. Man unterlasse es, sich mit derartigen Sonnenschutzmitteln einzucremen und die Haut wird die Sonne wieder gut vertragen.

Richtiger Gebrauch von Sonnenschutzmitteln

Wirklicher Sonnenschutz ist nur im Schatten zu finden oder durch Bedeckung der gefährdeten Hautpartien mit Kleidern. Sonnenschutzmittel sollten niemals zur Verlängerung des Sonnenbadens verwendet werden. Die Vitamin-D-Bildung wird blockiert und die Haut auf Dauer durch zu viel UVA- und Wärmestrahlung geschädigt. Außerdem kann die Haut durch giftige Lichtschutzchemikalien und Zusatzstoffe belastet und geschädigt werden. Giftstoffe durchdringen sogar die Haut und belasten den Körper. Sonnenschutzmittel sollten nur in Ausnahmefällen verwendet werden, wenn die Haut anders nicht vor der Sonne geschützt werden kann, etwa die Gesichtshaut beim Bergsteigen. Hierbei sollten Sonnenschutzmittel mit mineralischen Pigmenten und ohne chemische Filtersubstanzen bevorzugt werden. Empfehlenswert sind Erzeugnisse, die in neutralen Untersuchungen am besten abgeschnitten haben. Abdeckende, helle Fettstifte gewähren den besten Sonnenschutz. Sie reflektieren sogar sichtbares Licht und Wärmestrahlung.

Von unsinnigen Werbesprüchen wie „bräunt ideal“ darf man sich nicht beeindrucken lassen. Nur UV-Strahlung bräunt. Wird die UV-Strahlung abgeblockt, so verlangsamt sich die Hautbräunung. – Hautpflege ist mit Sonnenschutzmitteln nicht zu erreichen, wenn diese giftige Lichtschutzchemikalien und

Zusatzstoffe enthalten, minderwertige Fette auf Erdölbasis und Silikonöle. Zur Hautpflege bedarf es guter Kosmetik, die allerdings erst nach dem Sonnenbad aufgetragen werden sollte, ansonsten besteht die Gefahr photochemischer Reaktionen und Bildung giftiger Zersetzungsprodukte.

Unsinnig ist die Verwendung von Sonnenschutzmitteln mit wasserhaltigen Emulsionen, welche die Haut durch Verdunstung kühlen sollen. Die Wirkung hält nur kurze Zeit an und ist aufgrund der geringen Wassermenge vernachlässigbar. Wer Abkühlung sucht, der gehe in den Schatten oder nehme ein Bad. Sonnenbaden in der Hitze ist ohnehin nicht gut für die Haut.

Bei Frost dürfen keine wasserhaltigen Sonnenschutzpräparate verwendet werden, sonst droht die Haut zu erfrieren. Geeignet sind bei Frost lediglich fetthaltige Lichtschutzpasten und Fettstifte, wie sie für den Lippenschutz verwendet werden.

Die Lippen, der Übergang von der Gesichtshaut zur Mundschleimhaut, sind bei UV-Bestrahlung besonders gefährdet. In der Lippenhaut befinden sich keine Talgdrüsen, daher ist deren Oberfläche praktisch fettfrei. Die Hornschicht der Lippen ist sehr dünn, so daß die rote, gut durchblutete Lederhaut durchschimmert, und aufgrund der dünnen Hornschicht gibt es auch nur wenige melaninbildende Zellen. Der Selbstschutz ist also gering. Trocknet die Lippenhaut bei trockner Winterluft aus, so reißt sie auf und wird noch empfindlicher gegenüber übermäßiger UV-Bestrahlung, bis sie schließlich verbrennt und blasenartig aufplatzt. Innen werden die Lippen vom Speichel befeuchtet und sind deshalb besser geschützt.

Einen guten Schutz versprechen Lippenstifte. Sie enthalten als Grundmasse Wachs, Fette und Öle, die die Lippen vor Feuchtigkeitsverlust schützen. Vitamin-A-Palmitat und Vitamin-E-Acetat verhindern die Oxidation dieser Fette. Pigmente dienen zur Färbung der Lippen; meist sind es Metalloxide, von denen ein Teil in den Körper gelangen kann, wenn die Lippen abgeleckt werden. Besser ist es, auf derart gefärbte Lippenstifte zu verzichten.

Kapitel 19

Falsche Beleuchtung als Krankheitsursache

> Die richtige Art des Lichtes kann das Leben um Jahre verlängern. Kunstlicht dagegen kann krank machen, und extremer Lichtstreß kann sogar den Tod herbeiführen.
>
> John Ott

Sonnenmangel schwächt und macht krank. Denn die fehlende Besonnung der Haut führt zu Vitamin-D-Mangel und einem gestörten Hormonhaushalt, woraus sich früher oder später zahlreiche Erkrankungen entwickeln sowie die Abwehr- und Lebenskraft geschwächt werden. Jedoch auch falsche Beleuchtung kann den Gesundheitszustand beeinträchtigen und zu Krankheiten führen, denn das in die Augen fallende Licht beeinflußt über den retino-hypothalamischen Trakt den Hypothalamus (ein Teil des Zwischenhirns), der über das Nervensystem und die Ausschüttung von Hormonen viele Körperfunktionen steuert: Aufrechterhaltung von Körpertemperatur, Blutdruck, Osmolarität (osmotischer Druck, Blutzuckerspiegel, Konzentration von Mineralstoffen im Blut), Regulation der Nahrungs- und Wasseraufnahme (Hunger und Durstempfinden), Steuerung der Tag-Nacht-Zyklen und des Schlafes, Steuerung des Sexual- und Fortpflanzungsverhaltens. Der Hypothalamus steuert die Ausschüttung von Schilddrüsenhormonen, von Mineral- und Glucocorticoiden, von Sexualhormonen und Streßhormonen, von Serotonin und Melatonin und beeinflußt die Ausschüttung zahlreicher weiterer Hormone. Er ist das wohl wichtigste Steuerungszentrum des vegetativen Nervensystems. Bereits geringste Störungen können zu Stoffwechselentgleisungen und schweren Erkrankungen führen.

Der Hypothalamus bedarf der Anregung durch helles Sonnenlicht und der Veränderung des Lichtes im Tagesverlauf. Schon allein die Lichtintensität des Tageslichts beeinflußt unsere Psyche. Deshalb empfinden wir sonniges Wetter als schön und wir sind heiter und froh gestimmt, während dunkle schwere Regenwolken spätestens nach einigen Tagen aufs Gemüt drücken und die Stimmung trüben. Falsche Beleuchtung stört die Funktion des Hypothalamus und kann schließlich schwere Erkrankungen herbeiführen. Mit falschem Licht kann man sogar töten – langsam und unmerklich durch andauernde und schwerwiegende Störung des Hormonhaushalts und Entgleisung des Stoffwechsels.

Zur Normalisierung des Hormonhaushalts ist es notwendig, möglichst viel Zeit im Freien zu verbringen oder zumindest in Räumen, die durch große Fenster vom Tageslicht erhellt werden. Sonnenlicht und helles Tageslicht sind durch nichts zu ersetzen. Am Abend sollten die Wohnräume nur mit hormonneutralen Lampen beleuchtet werden, also mit Glühlampen (hierzu zählen auch die stromsparenden modernen Halogenlampen). Das Licht der Leuchtstofflampen (dazu gehören auch Energiesparlampen) beeinflußt den Hypothalamus und wirkt deshalb nicht neutral; je nach Art des Lichtes kann es erheblich den Hormonhaushalt stören und mit starkem Streß verbunden sein. Falsches Kunstlicht führt zur Ausschüttung von Streßhormonen, was auf Dauer schwere Erkrankungen nach sich ziehen kann.

Auf welche Weise wird Streß durch falsches Licht ausgelöst? Einige Ganglienzellen der menschlichen Netzhaut enthalten das Pigment Melanopsin, ein Protein, das blaues Licht absorbiert. Fällt Licht mit einem hohen Blauanteil in die Augen, so wird von der Netzhaut die Botschaft ans Gehirn geleitet, daß heller Tag herrscht. Das Zwischenhirn wird auf Tagesbetrieb eingestellt, was mit der Aktivierung von Hypophysenhormonen einhergeht und mit der Unterdrückung der Melatoninausschüttung. Bei übermäßigem Blaulicht werden vermehrt Cortisol und das Streßhormon ACTH ausgeschüttet. Das Licht von Leuchtstofflampen hat einen sehr hohen Blauanteil aufgrund der extremen Strahlungsspitzen in diesem Spektralbereich. Werden abends die Wohnräume mit vermeintlichen Energiesparlampen beleuchtet, so wird der Körper über den Hormonhaushalt auf Tagesbetrieb programmiert, ohne daß er sich auf die bevorstehende Nachtruhe einstellen kann. Der Tages-Nacht-Rhythmus wird gestört. Aber auch die Hintergrundbeleuchtung von Flachbildschirmen hat einen hohen Blauanteil, weshalb es nicht zu empfehlen ist, spätabends am Bildschirm zu arbeiten oder fernzusehen.

Netzhautschäden durch blaues Licht

Nicht nur der Hormonhaushalt kann durch übermäßig blaues Licht gestört werden, auch die Netzhaut kann dadurch bleibenden Schaden nehmen. Werden Bindegewebszellen der Maus dem Fluoreszenzlicht von Leuchtstoffröhren ausgesetzt, so sind bereits nach zwanzig Stunden Belichtung deutliche Chromosomenbrüche und DNS-Schäden festzustellen.[1] Bei Ratten zeigten sich im Fluoreszenzlicht bei 1000 bis 2500 Lux schon nach vier Stunden die ersten lichtmikroskopisch nachweisbaren Schäden der Netzhaut. Dauerlicht geringerer Intensität (200 Lux) führt nach dreißig Tagen zur vollständigen Degeneration der Sehzellschicht. Vor allem Albino-Ratten sind anfällig für derartige Netzhaut-Schäden. Ein anderer Versuch führte nach drei Monaten bei 200 Lux zu deutlichen Netzhautschäden.[2] Diese Versuche verdeutlichen, zu welchen Schäden blaues Licht führen kann, wenngleich die Augen von nachtaktiven Ratten viel empfindlicher sind als die der Menschen. Außerdem sind Menschen nicht ausschließlich dem Fluoreszenzlicht von Leuchtstoffröhren ausgesetzt, so daß sich die Sehzellschicht der Netzhaut bei Sonnenlicht und im Tageslicht regenerieren kann.

Wie lassen sich diese Blaulichtschäden an der Netzhaut erklären? Das Pigment Rhodopsin, auch Sehpurpur genannt, hat ein Absorptionsmaximum bei einer Wellenlänge von 500 nm, also zwischen blauem und grünem Licht. Grünes Licht läßt Rhodopsin schnell zerfallen und die Zerfallsprodukte werden aus der lichtempfindlichen Zelle transportiert, ohne Schaden anzurichten. Anders bei blauem Licht, bei dem der Zerfall langsam erfolgt und die Zerfallsprodukte blaues Licht absorbieren, sich dadurch in rhodopsinähnliche Moleküle zurückverwandeln, wodurch der Kreislauf erneut beginnen kann. Mit der Zeit sammeln sich diese photochemischen Produkte in den lichtempfindlichen Zellen an, bis schließlich der Zelltod durch Apoptose ausgelöst wird. Dadurch können langfristig Degenerationserscheinungen der Netzhaut gefördert werden, was bei ohnehin vorgeschädigter Netzhaut aufgrund falscher Ernährung kritisch werden kann.[3] – Hierin liegt die potentielle Gefahr von Lichtquellen mit einem hohen Anteil energiereichen blauen Lichtes: Leuchtstoffröhren, Energiesparlampen, Vollspektrumlampen, weiße Leuchtdioden, Bildschirmbeleuchtung (Flachbildschirme, TFT-Bildschirme von Fernsehgeräten). Problematisch ist dabei das für diese Lampen typische nadelförmige Strahlungsmaximum bei blauem Licht.

Sonnenlicht enthält hingegen nur relativ wenig Blaulicht, dafür viel grünes Licht, so daß es nicht zu dieser Schadenskaskade kommen kann. In der Natur wird zudem überwiegend grünes Licht reflektiert, daher die grüne Farbe der Pflanzen, so daß Netzhautschäden durch blaues Licht vermieden werden. Außerdem enthält Sonnenlicht hohe Strahlungsanteile an gelb, orange und rot, wobei die höheren Wellenlängen für die Regeneration und Gesunderhaltung der Netzhaut notwendig sind. Im Licht von Bildschirmen und Leuchtstoffröhren fehlen diese wichtigen Rotanteile jedoch weitgehend. Glühlampen emittieren überwiegend orangefarbenes und rotes Licht sowie Wärmestrahlung, sie enthalten praktisch kein Blaulicht. Daher geht bei der Beleuchtung mit Glühlampen keine Gefahr für die Netzhaut der Augen aus.

Gefährlich wird die anhaltende und intensive Beleuchtung mit stark blauhaltigem Licht, wenn sich in der Netzhaut und besonders in der Makula mit zunehmendem Alter polymerisierte Moleküle wie das Alterspigment Lipofuszin ansammeln, die blaues Licht absorbieren. Dabei entstehen durch photochemische Reaktion toxische Produkte, wodurch die lichtempfindlichen Zellen geschädigt werden können.[4] Lipofuszin entsteht durch oxidativen Streß (zu viele Radikale, zu wenig Radikalfänger wie Vitamin C, Lutein und Zeaxanthin), und Lipofuszin erzeugt wiederum auch freie Radikale.

Unter Blaulicht werden vermehrt freie Radikale gebildet und die Degeneration der Makula setzt sich fort. Blaulicht beschleunigt somit den Degenerationsprozeß, der vor allem durch Fehlernährung verursacht wird, welcher es an Radikalfängern mangelt. Deshalb ist es so wichtig, die Gesundheit der Netzhaut durch Obst- und Gemüsekost zu erhalten (siehe Kapitel 6) und zugleich die Schädigung der Netzhaut durch übermäßiges Blaulicht zu vermeiden.

Verringerung der Blaulichtbelastung bei der Benutzung von Bildschirmen

Die Augen dürfen nicht mit energiereichem Blaulicht überflutet werden. Problematisch sind vor allem Flachbildschirme (Hintergrundbeleuchtung mit Quecksilberdampf-Entladungslampe und Leuchtstoffschirm) sowie Fernsehgeräte (TFT-Monitor), weil dieses Licht direkt in die Augen strahlt, ohne wie bei Leuchtstofflampen zunächst reflektiert zu werden und einen Teil des Blaulichts durch Absorption zu verlieren. Mit folgenden Maßnahmen läßt sich die Blaulichtbelastung am Bildschirm verringern:

- *Möglichst lange und häufige Erholung der Augen* im hellen Tageslicht, am besten im Freien.

- *Helles Arbeitszimmer mit großen Fenstern.* Schreibtisch und Bildschirm-Arbeitsplatz in Fensternähe, allerdings so, daß keine direkte Sonnenstrahlung auf den Bildschirm fällt und Blendung vermieden wird.
- *Bei Dunkelheit im Arbeitszimmer ausreichend helle Beleuchtung mit Halogen- oder Glühlampen.* Dadurch tritt der hohe Blauanteil des Bildschirms zurück und die potentielle Schadwirkung des blauen Lichts verringert sich.
- *Minimierung der Bildschirm-Arbeitszeit* auf das erforderliche Maß. – Das Lesen am Bildschirm streßt die Augen, während das Lesen von Büchern und Zeitungen relativ erholsam ist, zumindest bei leicht getöntem Papier und gutem Licht (Tageslicht, Glühlampenlicht).
- *Verzicht auf überflüssige Fernsehsendungen, Computer-Spiele* und dergleichen. Das ist besonders wichtig, wenn beruflich ohnehin viel Zeit vor dem Bildschirm verbracht werden muß.
- *Benutzung einer gelben Computer-Schutzbrille*, welche die Blaulichtanteile herausfiltert. Dabei werden die Kontraste geschärft, weshalb übrigens auch Skifahrer, Sportschützen und Piloten derart getönte Brillen tragen.[5] Allerdings wird das Farbunterscheidungsvermögen beeinträchtigt. – Als Alternative zu den Schutzbrillen wären Filter sinnvoll, die vor den Bildschirm geklemmt werden.

Unwirksam ist die Verringerung der Helligkeit des Bildschirms, welche nur die Pausen zwischen den Lichtimpulsen verlängert, nicht jedoch die Stärke der Impulse. Für das Auge sind Lichtimpulse mit hoher Frequenz das geringere Übel. Daher empfiehlt es sich, den Monitor mit voller Helligkeit zu betreiben und eine Computer-Schutzbrille zu benutzen.

Das hochwertige Licht der Glühlampe

Bei der *Glühlampe* wird mittels Stromfluß ein Glühdraht aufgrund seines Widerstandes zur Weißglut gebracht. Die Glühtemperatur beträgt je nach Fabrikat 2000 bis 2800 °C. Die Glühlampe kann mit Gleichstrom betrieben werden, und auch bei Wechselstrom spendet sie einen ziemlich gleichmäßigen Lichtstrom, weil der Glühdraht zu träge ist, die Netzfrequenz von 50 Hertz mitzugehen (50 Schwingungen bzw. 100 Halbschwingungen pro Sekunde, Modulationstiefe des Lichtstroms 3 bis 8 Prozent). Die Glühlampe hat eine harmonische Spektralverteilung, beinahe wie ein schwarzer Strahler[6] mit einer Farbtemperatur von 2200 bis 3000 °K, mit sehr wenig Blaulicht und zunehmender Strahlungsintensität über Grün, Gelb, Orange, Rot und Infrarot (Wärmestrahlung).

Die harmonische Spektralverteilung erlaubt einen guten Kontrast mit guter Farbwiedergabe. Aufgrund des hohen Rotanteils wird das Glühlampenlicht als angenehm empfunden. Es verursacht keinen Lichtstreß. Das Glühlampenlicht ist neutral für den Hormonhaushalt und mit keinerlei Belastung der Augen durch übermäßiges Blaulicht verbunden.

Die Ausbeute an sichtbarem Licht beträgt je nach Leistungsaufnahme bis zu 14 Lumen/ Watt. Über neunzig Prozent der Energie werden als Wärme abgestrahlt. Die Betriebsdauer beträgt in der Regel ca. 1000 Stunden. Glühlampenstrahler erreichen durch Reflektoren eine bis zu vierzig Prozent höhere Beleuchtungsstärke.

Wertung: Das Glühlampenlicht ist biologisch hochwertig, aber relativ teuer aufgrund der geringen Lichtausbeute. Praktisch keine Belastung durch Giftstoffe bei Herstellung, Betrieb und Entsorgung.

Halogenlampe, eine Glühlampe mit hoher Betriebstemperatur (2800 bis 3000 ° C), hoher Farbtemperatur und harmonischer Spektralverteilung, geringem Blaulichtanteil (etwas mehr als bei der Glühlampe) und zunehmender Strahlungsintensität mit der Wellenlänge. Angenehmes Licht aufgrund des hohen Rotanteils und des gleichmäßigen Lichtstromes. Guter Kontrast und sehr gute Farbwiedergabe.

Lange Betriebsdauer von 2000 bis 4000 Stunden und hohe Lichtausbeute von 17 bis 24 lm/W. *IRC-Halogenlampen* (Infra-Red-Coating) erreichen sogar 35 lm/W und eine Betriebsdauer von 4000 bis 5000 Stunden. Diese Lampen haben einen beschichteten Glaskolben, der sichtbares Licht passieren läßt, Wärmestrahlung jedoch zu einem beträchtlichen Teil zurück zur Glühwendel reflektiert, wodurch die Glühwendel mit weniger Energie auf Betriebstemperatur gehalten werden kann. Dadurch hohe Energieersparnis gegenüber normalen Halogenlampen und Glühlampen.

Halogenlampen, besonders IRC-Lampen, sind Punktlichtquellen, die eine gute Reflexion und damit die Erhöhung der Beleuchtungsstärke ermöglichen (besser als bei Glühlampen und weitaus besser als bei Leuchtstofflampen).

Zu bevorzugen sind geschirmte Halogenlampen mit Normalspannung (keine Verluste durch Transformator), noch besser sind IRC-Lampen mit Gleichstrom-Netzteil (gleichmäßiger Lichtstrom ohne elektromagnetische Störstrahlung, dimmbar). Herstellung und Entsorgung von Halogenlampen ist ebenso umweltfreundlich wie bei der Glühlampe.

Wertung: Biologisch hochwertiges und deutlich preiswerteres Licht als bei der Glühlampe. Als Strahler für die Lese- und Arbeitsplatzbeleuchtung hat die IRC-Halogenlampe meist eine höhere Energieeffizienz als die Energiesparlampe.

Die *Leuchtstofflampe* (Niederdruck-Gasentladungslampe) besteht aus einer Röhre, die mit Edelgas (z. B. Argon, Neon) und etwas Quecksilberdampf gefüllt ist. Wird der Heizfaden von Strom durchflossen, werden Elektronen emittiert, die auf Quecksilberatome treffen und diese zur Abgabe von UV-Strahlung anregen, welche wiederum auf die mit fluoreszierenden Leuchtstoffen beschichtete Röhrenwand trifft, wo die UV-Strahlung in sichtbares Licht umgewandelt wird. Durch Kombination verschiedener Leuchtstoffe wird je nach Mischungsverhältnis die gewünschte Lichtfarbe erreicht.

Die Spektralverteilung ist unregelmäßig und wird von nadelartigen Strahlungsspitzen unterbrochen. Das für Quecksilber typische Strahlungsmaximum liegt im Bereich des blauen Lichtes, wodurch die Netzhaut bei intensiver und andauernder Beleuchtung gefährdet wird, besonders dann, wenn die Netzhaut ohnehin schon durch oxidativen Streß vorgeschädigt ist. Dadurch kann die Makula-Degeneration beschleunigt werden, welche schließlich mit Erblindung endet. Außerdem kann intensives Blaulicht den kolloidosmotischen Zustand der Augenlinse verändern und zu ihrer Eintrübung (grauer Star) führen (siehe Kapitel 6). Neben dem für Quecksilber typischen Strahlungsmaximum gibt es weitere Maxima, die von den verwendeten Leuchtstoffen abhängig sind.

Kontrast und Farbwiedergabe von Leuchtstofflampen sind schlecht, oftmals sogar sehr schlecht, weil wesentliche Spektralanteile fehlen, während andere Farben (Blau und Grüngelb) in einem engen Spektralbereich Strahlungsmaxima aufweisen. Unter Sonnenlicht strahlend rote Farben erscheinen beim Licht der meisten Leuchtstofflampen mit einem

Graustich. Derart erhellte Räume werden als unangenehm, als grau und düster empfunden.

Der durch den hohen Blauanteil bedingte Lichtstreß beeinträchtigt am Abend die Einstimmung auf die Nachtruhe: Hirnanhangdrüse und Zirbeldrüse werden auf Tagesbetrieb programmiert, die Melatoninausschüttung der Zirbeldrüse wird beeinträchtigt und blockiert, mit der Störung des Tages-Nacht-Rhythmus kann auch die Regulation des Immun- und Hormonsystems beeinträchtigt werden. Unter dem Licht von Leuchtstoffröhren besteht auf Dauer die Gefahr, daß die Ausschüttung von Streßhormonen angeregt wird, wodurch viele Erkrankungen begünstigt und verursacht werden.

Lichtstreß geht jedoch nicht nur von der naturwidrigen Spektralverteilung aus, sondern auch von den 100 Lichtblitzen pro Sekunde (50 Hertz Netzfrequenz bedeuten 50 Schwingungen pro Sekunde, also 100 Halbwellen und damit 100 Schaltintervalle). Diese Lichtblitze werden allerdings nicht bewußt wahrgenommen, weil die Informationsweiterleitung vom Auge zum Gehirn zu träge ist. Dennoch können Hirnströme gestört, das Wohlbefinden und das Konzentrationsvermögen beeinträchtigt werden. Neben 100 Lichtblitzen pro Sekunde gibt es Oberschwingungen, so daß Leuchtstofflampen gleichsam ein flackerndes Blitzlichtgewitter und elektromagnetische Störstrahlung (Elektrosmog) abgeben. Mittels elektronischer Vorschaltgeräte (EVG) wird die Grundfrequenz auf 20 000 bis 60 000 Hertz erhöht. Bei minderwertigen Fabrikaten bleibt die Lichtqualität dennoch schlecht und die Störstrahlung selbst bei hochwertigen Fabrikaten erhalten. EVG erhöhen jedoch die Lichtausbeute und verlängern die Betriebsdauer. – Ebenso kann der Einsatz von Leuchtstoffen mit einer Abklingzeit von einer Hundertstel Sekunde den Flimmereffekt verringern.

Die Störstrahlung beim Betrieb von Leuchtstofflampen ist meistens so stark, daß die Höchstwerte überschritten werden, die bei der TCO-Zertifizierung für strahlungsarme Bildschirme vorgeschrieben sind. Werden die Richtwerte der TCO als Maßstab genommen, sollte ein Mindestabstand von 1 bis 1,5 Metern gehalten werden.[7] Der körpernahe Betrieb ist also nicht zu empfehlen. Mit zunehmendem Abstand zur Lampe verringert sich jedoch nicht nur die elektrische Feldstärke, sondern auch die Helligkeit (beides mit der Beziehung $1/r^2$).

Leuchtstoffröhren haben eine hohe Lichtausbeute, besonders bei Verwendung elektronischer Vorschaltgeräte. Die Lampen haben allerdings in der Regel nach 10 000 Betriebsstunden 35 bis 50 Prozent ihrer Helligkeit eingebüßt.[8] Es ist daher irreführend, Angaben zur Lichtausbeute auf neue Lampen zu beziehen. Vernünftiger wäre die Angabe der Helligkeit bei Erreichen der halben Lebensdauer. Die durchschnittliche Betriebsdauer beträgt 6000 bis 15 000 Stunden, bei minderwertigen Fabrikaten mitunter nur 2000 bis 3000 Stunden. Die Betriebsdauer kann durch häufiges An- und Ausschalten erheblich verkürzt werden.

Wertung: Die Lichtqualität ist abhängig vom Fabrikat, vor allem von den verwendeten Leuchtmitteln. Das Licht von Leuchtstoffröhren ist zwar billig, aber bestenfalls minderwertig, nicht selten muß es als gesundheitsschädlich eingestuft werden. Die Anschaffung hochwertiger Modelle mit guter Schalttechnik und hoher Lebensdauer ist teuer. Die Herstellung und Entsorgung ist umweltschädlich, wie wir weiter unten erfahren werden. Der Einsatz von Leuchtstoffröhren ist nur dort sinnvoll, wo Stromkosten gespart werden müssen und wo es auf die Qualität des Lichtes weniger ankommt, etwa bei der Deckenbeleuchtung in Werkhallen und Büros, in

Treppenhäusern und Kellerräumen, während bei der Arbeitsplatzbeleuchtung gute Halogenlampen vorzuziehen sind.

Um die potentiell schädigende Wirkung falscher Beleuchtung einschätzen zu können, seien einige Untersuchungen angeführt: In einem Tierversuch lebten Mäuse unter rosafarbenen Leuchtstofflampen durchschnittlich 7,5 Monate, unter weißen 8,2 Monate, unter Tageslicht jedoch 18,1 Monate – also mehr als doppelt so lange.[9] Andere Versuche mit tumoranfälligen Mäusen führten zu ähnlichen Ergebnissen: Unter dem Licht von Leuchtstoffröhren verkürzte sich die Lebensdauer und stieg die Zahl der Krebsfälle. Je naturwidriger das Licht und je länger die Einwirkung, desto kürzer die Lebensdauer und desto höher die Zahl der Krebsfälle.[10]

Im Studio einer Radiostation in den USA wurden kaltweiße Leuchtstofflampen durch solche mit wärmeren Farbtönen ersetzt. Zwei Monate später begannen die Probleme. Die Beschäftigten verloren immer öfter die Selbstbeherrschung, alle waren gereizt und es gab häufig Streit über harmlose Sachen. Zwei Mitarbeiter äußerten resigniert den Wunsch, mit der Arbeit aufzuhören. Sie seien unzufrieden mit sich selbst und ihren Kollegen. Eines Tages schrie ein Mann, „wenn nicht bald diese Lampen entfernt werden, werde ich verrückt." Das gab schließlich den Anlaß, die neuen Leuchtstofflampen zu entfernen und durch die alten zu ersetzen. Binnen einer Woche verschwanden alle Probleme wie durch ein Wunder. Niemand war mehr gereizt, es herrschte wieder Eintracht und eine Atmosphäre gegenseitiger Inspiration. Die Arbeit machte wieder Freude und wurde gut bewältigt.[11]

Beleuchtungsexperimente mit Nerzen brachten ähnliche Ergebnisse. Unter Leuchtstoffröhren mit warmen Farbtönen waren die Nerze bissig und aggressiv. Man konnte sie nur mit festen Lederhandschuhen aus den Käfigen holen. Unter Tageslicht wurden sie zahm und gelehrig. Nach einem Monat konnte man mit ihnen wie mit Hauskatzen umgehen.[12]

Energiesparlampen sind kompakte Leuchtstofflampen und mit den gleichen Eigenschaften behaftet, die Lichtausbeute ist jedoch geringer als bei Leuchtstoffröhren. Die Integration der kompakten Leuchtstofflampe in eine Glashülle von der Größe einer Glühlampe kostet 20 Prozent an Helligkeit. Je nach Röhrengeometrie strahlen Kompaktlampen unterschiedlich hell in verschiedene Richtungen. Auch läßt sich das Licht anders als bei Punktlichtquellen nur schlecht mittels Reflektoren bündeln, was von Nachteil ist, wenn gerichtetes Licht gewünscht wird, etwa beim Lesen, am Schreibtisch oder Arbeitsplatz. Gute Halogenstrahler erreichen in der Regel eine höhere Beleuchtungsstärke als sogenannte Energiesparlampen. Mitunter verbrauchen diese „Energiesparlampen" sogar mehr Strom als normale Glühlampen. Die Helligkeitsverluste im Laufe der Betriebsdauer können immens sein, so erbrachte eine Lampe nach 2000 Stunden nur noch 43 Prozent ihrer ursprünglichen Helligkeit (Verlust von 57 Prozent).[13]

Vollspektrumlampen, auch als Bio-Licht, True-Lite, Viva-Lite, Tageslicht bezeichnet, sind ebenfalls Leuchtstoffröhren und mit den gleichen Eigenschaften behaftet: Lichtstreß, schlechte Farbwiedergabe, schlechter Kontrast. Vollspektrumlampen emittieren etwas UVA-Strahlung, die jedoch nutzlos ist, weil damit keine Vitamin-D-Bildung angeregt wird und weil auch die Augen keine UVA-Strahlung brauchen. Vollspektrumlampen haben meist einen noch höheren Blaulichtanteil als normale Leuchtstofflampen.

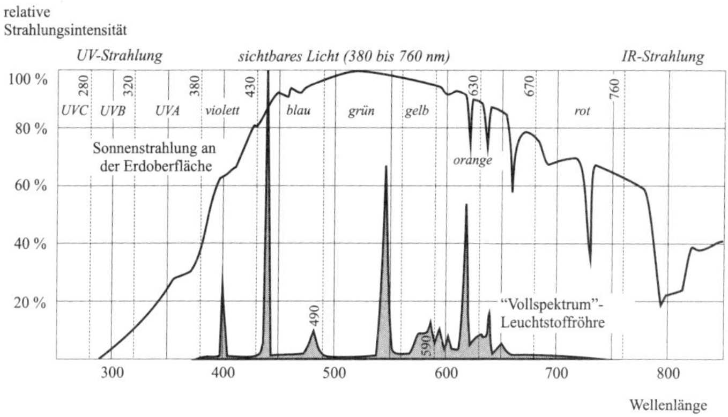

Die relative Strahlungsintensität in Abhängigkeit von der Wellenlänge einer sogenannten Vollspektrum-Leuchtstofflampe im Vergleich zum gleichmäßigen Spektralverlauf der Sonnenstrahlung an der Erdoberfläche.

Typisch für Leuchtstofflampen sind jene nadelartigen Strahlungsmaxima, die durch den Quecksilberdampf in der Röhre bestimmt sind sowie durch die verwendeten Leuchtstoffe, mit denen das Glas der Röhre beschichtet ist. Den sogenannten Vollspektrum-Leuchtstofflampen fehlt das volle und kontinuierliche Spektrum: An zahlreichen Spektralfarben mangelt es gänzlich, was zu einer minderwertigen Lichtqualität und schlechten Farbwiedergabe führt. Die irreführende Bezeichnung Vollspektrumlampe kommt daher, daß diese etwas UVA-Strahlung emittiert, was jedoch eher als Nachteil zu werten ist. – Ein volles Spektrum mit gleichmäßigem Spektralverlauf, von Blau über Grün und Gelb nach Rot und Infrarot ansteigend, haben nur Glühlampen und Halogenlampen. Somit sind diese Lampen die wahren Vollspektrumlampen und sollten in Wohnräumen gegenüber Leuchtstofflampen grundsätzlich bevorzugt werden.

Lichtquelle	Lichtausbeute [lm/W]
Kerze	0,1
Öllampe	0,2
Glühlampe (40 W)	10
Glühlampe (100 W)	14
Halogenlampe (12 V)	17 – 24
Hochtemperatur-Halogenlampe (220 V)	35
Energiesparlampe (5 W)	20
Energiesparlampe (25 W)	55
Leuchtstofflampe (normales Vorschaltgerät)	60 – 90
Leuchtstofflampe (elektron. Vorschaltgerät)	80 – 110
Leuchtdiode (weiß)	100
Leuchtdiode (weiß, Spitzenwert)	150

Lichtausbeute verschiedener Lampen (in Lumen pro Watt).

Halogenlampen stehen handelsüblichen Energiesparlampen hinsichtlich der Lichtausbeute kaum nach. Billige Energiesparlampen können bereits nach tausend Betriebsstunden stark an Leuchtkraft verloren haben, wodurch sie ihren Vorteil einbüßen. Die Beleuchtungsstärke kann bei Punktlichtstrahlern durch Reflektoren erhöht werden, bei Glühlampen durchaus um 40 Prozent, bei Halogenlampen sogar noch mehr. Bei Leuchtstofflampen sind die Helligkeitsgewinne durch Reflexion gering. Gute Halogenlampen übertreffen damit in der Regel handelsübliche Energiesparlampen. Deshalb müßten eher solche Halogenlampen als Energiesparlampen bezeichnet werden, während kompakte Leuchtstofflampen gegenüber Lampen mit hoher Lichtausbeute in Wahrheit als Energieverschwendungslampen zu benennen wären.

Lichtquelle	Lichtstrom [lm]
Glühlampe (40 W)	500
Glühlampe (60 W)	900
Glühlampe (100 W)	1500
Halogenlampe (50 W)	1500
Energiesparlampe (25 W)	1500
Leuchtdiode (2 W)	250

Der Lichtstrom verschiedener Lampen (in Lumen) im vollen Raumwinkel und ohne Reflektoren (Energiesparlampe im Neuzustand).

Der Lichtstrom entspricht der Strahlungsleistung, relativiert durch die von der Wellenlänge abhängige Empfindlichkeit des menschlichen Auges (tagsüber maximale Empfindlichkeit bei 550 nm, also bei grünem Licht, leicht zu Gelb übergehend).

Energiesparlampen und Leuchtstofflampen erzeugen starke elektrische Felder, weshalb sie nicht in Körpernähe, sondern allenfalls mit dem nötigen Abstand als Deckenbeleuchtung betrieben werden sollten. Geschirmte Halogenlampen vermeiden Elektrosmog, weshalb sie sich gut als Schreibtischleuchte, Leselampe oder Nachttischlampe eignen. Die Beleuchtungsstärke richtet sich nach dem Abstand mit der Beziehung $1/r^2$, d.h. bei Verdopplung des Abstandes fällt die Beleuchtungsstärke auf ein Viertel, bei Verdreifachung auf ein Neuntel usw. Damit übertrifft eine Halogenlampe in der Nähe eine ebenso helle Energiesparlampe an der Decke um ein Vielfaches – der Abstand entscheidet:

Abstand	0,3 m	5500 Lux	Abstand	2 m	125 Lux
Abstand	0,5 m	2000 Lux	Abstand	4 m	31 Lux
Abstand	1 m	500 Lux	Abstand	6 m	14 Lux

Vollspektrumlampen können aufgrund des hohen Blaulichtanteils bei intensiver Nutzung sogar noch stärker schädigend auf die Netzhaut und die Makula wirken als normale Leuchtstofflampen. Bei ohnehin vorgeschädigter Makula kann deren weitere Schädigung beschleunigt werden. Auch der Hormonhaushalt wird ungünstig beeinflußt.

Die Bezeichnung Vollspektrumlampe ist irreführend. Die Spektralverteilung dieser Lampen ähnelt nicht im geringsten der der Sonne. Der Spektralverlauf ist unregelmäßig, unterbrochen von extremen Strahlungsspitzen, mehrere Spektralfarben fehlen gänzlich. Man holt sich mit vermeintlichen Vollspektrumlampen keineswegs die Sonne ins Haus, wie manche Werbeaussagen den Anschein erwecken. Einen gleichmäßigen und harmonischen Spektralverlauf versprechen allein Halogen- und Glühlampen.

Die Leuchtdiode

Weißes Licht von Leuchtdioden (LED) wirkt kalt und unangenehm, es hat einen sehr hohen Blauanteil, wodurch der Hormonhaushalt gestört und Netzhautschäden verstärkt werden können. Dimmbare Leuchtdioden emittieren meist ein äußerst stark flackerndes Licht.

Betriebsdauer 10 000 bis 100 000 Stunden, allerdings bei abnehmender Helligkeit. Sehr hohe Lichtausbeute. Der hohe Anschaffungspreis hat die Verwendung von Leuchtdioden bei der Raumbeleuchtung bisher verhindert.

Wertung: Aufgrund des hohen Blauanteils ist weißes LED-Licht trotz des sehr geringen Energieverbrauches nicht für die Wohnraumbeleuchtung zu empfehlen.

Irreführende Angaben zur Farbtemperatur

Die *Farbtemperatur* ist definiert als die Temperatur eines aufgeheizten schwarzen Körpers (Planckscher Strahler) [14], die zu einer bestimmten Lichtfarbe dieser Strahlungsquelle gehört. Aber nur Wärmestrahler (Halogen- und Glühlampen) haben einen gleichmäßigen Spektralverlauf, der ungefähr dem eines schwarzen Strahlers mit der jeweiligen Temperatur entspricht (Glühlampe 2000 bis 2800° C, Halogenlampe 2800 bis 3000° C, Feuer im Kaminofen 300 bis 500° C, Kerze 900 bis 1100° C). Auch die Sonne strahlt annähernd wie ein schwarzer Strahler mit einer Oberflächentemperatur von 5600° Kelvin, wenngleich die Atmosphäre bestimmte Wellenlängen mehr oder weniger herausfiltert. – Die Angabe der Farbtemperatur ist nur bei Wärmestrahlern sinnvoll.

Kaltlicht-Strahler (Leuchtstofflampen und Leuchtdioden) haben hingegen einen unregelmäßigen Spektralverlauf, der nicht im geringsten dem eines schwarzen Strahlers ähnelt. Deshalb ist für solche Kaltlicht-Lampen die Angabe einer Farbtemperatur unsinnig. Für Kaltlicht-Lampen gilt, wie der Arzt ALEXANDER WUNSCH feststellt: Je höher die fälschlicherweise angegebene Farbtemperatur, desto stärker wird der Hormonhaushalt beeinflußt und desto schwerwiegender können die Störungen sein. Allein Wärmestrahler (Halogen- und Glühlampen) gelten als neutral für den Hormonhaushalt.[15]

Die Angabe von Farbtemperaturen gründet sich auf die Dreibereichsmessung nach dem Farbsystem CIE aus dem Jahre 1931, wonach bei den Wellenlängen 436, 546 und 700 nm die Strahlungsintensität ermittelt wird. Die ersten beiden (blau und grün) entsprechen den Spektrallinien des Quecksilbers, so daß Leuchtstoffröhren unsinnigerweise hohe Farbtemperaturen zugewiesen werden, obwohl ihr Licht nicht im geringsten einem schwarzen Strahler mit dieser Temperatur ähnelt.

Der Mensch ist in seiner *Farbwahrnehmung* an das Licht von Wärmestrahlern angepaßt. Die Evolution fand unter dem Sonnenlicht statt und die Physiologie des menschlichen Sehens ist durch das Sonnenlicht bestimmt. Beim Licht von Wärmestrahlern mit unterschiedlicher Temperatur nimmt das menschliche Auge einen Farbabgleich vor, wodurch die Farbwahrnehmung nicht gestört wird. Dennoch bestehen Farbunterschiede bei hohem und niedrigem Sonnenstand, bei der Mittagssonne im Sommer und bei Sonnenuntergang, beim Licht einer Glühlampe, einer Kerze oder dem Lichte eines Feuers. Je niedriger die Temperatur (z. B. Feuer), desto höher der Rotanteil und der Anteil der Wärmestrahlung; je höher die Temperatur (Sonne), desto höher ist der Blauanteil. Deshalb ist es ein Unterschied, ob man ein Gemälde bei Tageslicht oder Kerzenschein betrachtet. Doch dieser Unterschied ist unerheblich im Vergleich zur schlechten *Farbwiedergabe* bei Leuchtstoffröhren aufgrund ihres diskontinuierlichen Spektralverlaufs, des Fehlens bestimmter Spektralanteile und der extremen Strahlungsspitzen bei bestimmten Wellenlängen. Wenn die roten Spektralanteile weitgehend fehlen, so erscheinen die Gegenstände mit einem Graustich und das derart beleuchtete Zimmer sieht grau und düster aus, wenn es an rotem Licht mangelt. Das wird deutlich, wenn verschiedene Lampen mit gleicher Helligkeit nacheinander an- und ausgeschaltet werden.

Leuchtstoffröhren eignen sich aufgrund ihrer schlechten Farbwiedergabe nicht zur Beleuchtung von Gemälden. Tageslicht ist hierbei nicht zu ersetzen, und bei Dunkelheit spenden allein Halogenstrahler ein akzeptables Licht.

Es ist zwar möglich, durch Kombination verschiedener Leuchtstoffe ansonsten fehlende Spektralanteile zu erzeugen. Doch der Spektralverlauf bleibt diskontinuierlich und die Farbwiedergabe ist deshalb noch lange nicht zufriedenstellend, sondern lediglich weniger schlecht. Die ungünstigen Strahlungsmaxima, etwa beim blauen Licht, bleiben erhalten, egal welche Lichtfarbe gewählt wird. Dadurch beeinflussen Leuchtstofflampen mit wärmeren Lichtfarben ebenfalls das Hormonsystem, mitunter sogar noch stärker. Außerdem geht der vermehrte Einsatz von Leuchtstoffen zu Lasten der Lichtausbeute. Energiesparlampen mit weniger schlechter Farbwiedergabe haben oftmals eine um ein Drittel geringere Lichtausbeute gegenüber vergleichbaren Modellen. Hier sollte besser gleich der Einsatz hochwertiger Halogenlampen erfolgen.

Über die mögliche Energieeinsparung mittels Energiesparlampen

Seit langer Zeit wird empfohlen, Glühlampen durch Energiesparlampen zu ersetzen, um Strom bei der Beleuchtung zu sparen. Ab dem Jahre 2009 wird der Verkauf von Glühlampen nach und nach gesetzlich verboten, um auf diese Weise den Ersatz von Glühlampen zu erzwingen. Doch läßt sich mit Energiesparlampen wirklich so viel Strom sparen, wie gemeinhin angenommen wird? Zunächst fällt auf, daß für Energiesparlampen die besten Annahmen getroffen werden und für Glühlampen die schlechtesten. Mit hochwertigen Halogenlampen kann nämlich eine höhere Energieeffizienz erreicht werden als mit sogenannten Energiesparlampen.

Die Helligkeitsangaben auf der Verpackung von Energiesparlampen halten oftmals nicht das, was sie versprechen.[16] Nur wenige Energiesparlampen erreichen die Helligkeit der Glühlampen, die sie ersetzen sollen.[17] Wie oft ist es beim Ersatz einer 100-Watt-Glühbirne durch eine 20-Watt-Energiesparlampe danach weniger hell als zuvor. Dies entspricht nicht nur dem subjektiven Empfinden aufgrund der schlechten Farbwiedergabe und der düsteren Beleuchtung, dieser Sachverhalt kann auch mit einem Helligkeitsmeßgerät, einem Luxmeter, überprüft werden. Die Zeitschrift *Öko-Test* ermittelte, daß sich der auf der Verpackung angegebene Lichtstrom für alle untersuchten Lampen auf 347 bis 660 Lumen belief, während die Vergleichsglühbirne 710 Lumen hatte. Damit erreichten die Leuchtstofflampen lediglich einen Lichtstrom von 50 bis 93 Prozent der zu ersetzenden Glühlampe. In einem nicht deklarierten Fall konnte die Energiesparlampe sogar nur 34 Prozent der Glühlampen-Helligkeit erreichen. Deshalb sinkt der Stromverbrauch nicht auf 20 Prozent bei Ersatz von Glühlampen durch Energiesparlampen, wie meistens behauptet, sondern im Durchschnitt allenfalls auf 30 bis 50 Prozent (Stromersparnis 50 bis 70 Prozent).[18]

Zu berücksichtigen ist ferner der Helligkeitsverlust im Laufe der Betriebsdauer. Nach 10 000 Betriebsstunden, so die *Stiftung Warentest*, haben Energiesparlampen 36 bis 40 Prozent ihrer ursprünglichen Helligkeit verloren, in einigen Fällen sogar 50 Prozent. Bei einer Untersuchung für die Zeitschrift *ÖKO-Test* betrug bei einem Fabrikat der Helligkeitsverlust bereits nach 2000 Betriebsstunden 57 Prozent (im Durchschnitt knapp 30 Prozent nach 2000 Stunden). Wird dieser Helligkeitsverlust über die Betriebsdauer gemittelt, so beläuft sich der Stromverbrauch einer Energiesparlampe gegenüber einer

Glühlampe immerhin auf 40 bis 70 Prozent. Zum Vergleich: Eine hochwertige Halogenlampe mit Wärmerückgewinnung verbraucht lediglich 30 bis 40 Prozent des Stromes einer normalen Glühlampe. Derartige Halogenlampen haben also eine deutlich höhere Energieeffizienz als gewöhnliche Energiesparlampen, wenn deren geringere Helligkeit sowie die Helligkeitsverluste im Laufe der Betriebsdauer berücksichtigt werden. Außerdem haben Halogenlampen eine gute Lichtqualität und Farbwiedergabe, das Licht wird als angenehmer und heller empfunden. Die Bezeichnung Energiesparlampe ist daher irreführend und falsch. Man sollte der Korrektheit halber von kompakten Leuchtstofflampen sprechen. Die wahren Energiesparlampen sind vielmehr IRC-Halogenlampen mit Wärmerückgewinnung.

Kompakte Leuchtstofflampen, die mit ihrer gewundenen Röhre nicht gerade schön aussehen, werden mitunter in matte Glaskugeln integriert, um die Röhre zu verbergen. Das kostet weitere 20 Prozent an Helligkeit. Energieverbrauch im Vergleich zu normalen Glühlampen: 50 bis 85 Prozent – etwa doppelt so viel wie für eine gute Halogenlampe.

Die vermeintlichen Energiesparlampen erreichen auch nicht sofort ihre Helligkeit nach dem Einschalten, wie es bei Glühlampen der Fall ist. Je nach Fabrikat dauerte es bei 22 ° C 15 Sekunden bis 5 Minuten.[19] Durch einen höheren Gehalt an Quecksilberdampf kann diese Frist verkürzt werden, was jedoch hinsichtlich der Umweltbelastung bei der Herstellung und Entsorgung nicht erstrebenswert ist.

Die Haltbarkeit der kompakten Leuchtstofflampen erwies sich bei den Versuchen von *Öko-Test* geringer als erwartet. Zehn Lampen überlebten nicht die Testzeit von 3100 Stunden, drei Fabrikate fielen sogar bereits nach 1500 Stunden aus.

Auch verkürzt sich die Betriebsdauer bei zahlreichen Lampen durch häufiges An- und Ausschalten drastisch. Bei zwanzig Schaltvorgängen täglich, was auf Toilette, im Flur und im Treppenhaus schnell erreicht wird, beträgt die Lebensdauer in vielen Fällen höchstens ein Jahr, also weniger als 1000 Stunden.[20] Mit jedem Zündvorgang altert eine Energiesparlampe, als ob sie für zwei bis fünf Stunden leuchten würde.

Bei vielen Schaltzyklen sind Energiesparlampen mit Vorheizung zu verwenden. Diese sind schaltfest und erlauben bei einer Lebensdauer von 10 000 Stunden über 100 000 Schaltzyklen. Das Problem bei diesen Lampen besteht jedoch in der verzögerten Zündung, was besonders bei der Treppenhausbeleuchtung lästig ist. Deshalb sind Halogen- bzw. normale Glühlampen in Treppenhäusern die bessere Wahl. Auch gibt es Hybridlampen, bei denen eine Halogenlampe sofort für Helligkeit sorgt und allmählich erlischt, wenn die Leuchtstofflampe ihre normale Helligkeit erreicht.

In vielen Fällen wird weniger die Erhellung des Raumes gewünscht, sondern gerichtetes Licht: Bei der Lese- und Schreibtischlampe, bei der Beleuchtung des Arbeitsplatzes oder des Eßtischs. Bei Punktlichtquellen kann mittels Reflektoren die Beleuchtungsstärke erhöht werden: Bei Glühlampenstrahlern um 40 Prozent, bei Halogenlampen aufgrund ihrer kleinen Bauweise sogar noch mehr. Das Licht der großen Leuchtstofflampen läßt sich nur schlecht reflektieren und damit nicht in einem Strahler fokussieren. Das bedeutet, daß sich der Stromverbrauch einer normalen Energiesparlampe (ohne lichtschluckende Glaskugel) lediglich auf 55 bis 95 Prozent beläuft gegenüber dem gerichteten Licht eines Glühlampenstrahlers bei gleicher Beleuchtungsstärke des Arbeitsplatzes. Bei einer IRC-Halogenlampe mit guten Reflektoren werden

30 bis 40 Prozent gegenüber dem Glühlampenstrahler erreicht. Eine IRC-Halogenlampe verbraucht unter diesen Bedingungen also nur 35 bis 70 Prozent des Stromes einer kompakten Leuchtstofflampe (unter Berücksichtigung der durchschnittlichen Helligkeitsverluste während der Lebensdauer). Auch in dieser Hinsicht sind hochwertige Halogenstrahler zu bevorzugen, wenn gerichtetes Licht erwünscht ist. Am Leseplatz oder Schreibtisch erweisen sich also vermeintliche Energiesparlampen als Energieverschwendungslampen.

Energiesparlampen erzeugen außerdem starke elektrische Felder, weshalb es nicht empfehlenswert ist, diese in Körpernähe zu betreiben. Gemäß der baubiologischen Richtwerte sollten diese Lampen allenfalls in einem Abstand von zwei bis drei Metern betrieben werden.[21] Legt man die TCO-Norm für strahlungsarme Bildschirme zugrunde, so sollte der Sicherheitsabstand mindestens einen Meter betragen. Denn was nützt der strahlungsarme Bildschirm, wenn die Energiesparlampe auf dem Schreibtisch diese Werte weit überschreitet. Deshalb ist der körpernahe Betrieb von Energiesparlampen nicht zu empfehlen.[22] Mit der Verdopplung des Abstandes fällt die Beleuchtungsstärke jedoch auf ein Viertel, mit der Verdreifachung auf ein Neuntel, mit der Verzehnfachung auf ein Hundertstel (Beziehung $1/r^2$).

Abgeschirmte Halogen- und Glühlampen können hingegen unbedenklich in Körpernähe betrieben werden, etwa als Lese- oder Schreibtischlampe, wodurch selbst normale Glühlampen die effizientesten Leuchtstofflampen an der Decke und erst recht Energiesparlampen um ein Vielfaches übertreffen (siehe Tabelle auf der folgenden Seite). Deshalb ist es unsinnig, den Verkauf von Glühlampen zu verbieten und diese durch vermeintliche Energiesparlampen zu ersetzen.

Abstand	0,5 m	1 m	2 m	5 m
Glühlampe (100 W)	100			
Glühlampenstrahler (100 W)	140			
Halogenlampe (50 W)	250			
Halogenstrahler (50 W)	350			
Energiesparlampe (25 W)	390	100	25	4
– Helligkeitsverlust 20 %	310	80	20	3
– Helligkeitsverlust 40 %	240	60	15	2
Energiesparlampe (70 W)	570	143	36	6
– Helligkeitsverlust 20 %	460	114	30	5
– Helligkeitsverlust 40 %	340	86	20	3
Leuchtstoffröhre (mit EVG)	790	200	50	8
– Helligkeitsverlust 20 %	630	157	40	6
– Helligkeitsverlust 40 %	470	120	30	5

Relative Beleuchtungsstärke in Abhängigkeit vom Abstand der Lichtquelle (Lux pro Watt, Angaben gerundet in Prozent und bezogen auf die Beleuchtungsstärke einer 100-W-Glühlampe im Abstand von einem halben Meter).

Die Beleuchtungsstärke schwindet stark mit zunehmendem Abstand. Da Energiesparlampen und Leuchtstoffröhren nicht in Körpernähe betrieben werden sollten, ist selbst eine einfache Glühlampe am Arbeitsplatz um ein Vielfaches besser als Leuchtstoffröhren an der Decke, auch wenn diese eine hohe Lichtausbeute haben (Spitzenwerte bei hochwertigen Fabrikaten bis 110 lm/W). Noch besser sind Hochtemperatur-Halogenlampen, wobei durch Reflektoren etwa 40 bis 50 Prozent mehr Licht in die gewünschte Richtung gestrahlt wird. Wirkliche Energieersparnis wird also weniger durch den Einsatz von sogenannten Energiesparlampen erreicht, sondern durch Halogenstrahler in der Nähe des Lese- oder Arbeitsplatzes.

Zusammenfassung. Leuchtstofflampen wirken hormonaktiv, sie sollten nicht in Wohnräumen oder am Arbeitsplatz verwendet werden, sondern allenfalls als Grundbeleuchtung in Büros und Werkhallen, in Treppenhäusern, Gängen und Toiletten. Es sollten stets hochwertige Fabrikate mit elektronischen Vorschaltgeräten (EVG) benutzt werden (lange Betriebsdauer, hohe Lichtausbeute). Wo das Licht oft an- und ausgeschaltet wird, sind Glühlampen oder schaltfeste Leuchtstofflampen einzusetzen, sofern der allmähliche Helligkeitsgewinn beim Einschalten hingenommen wird. Ansonsten müssen Hybridlampen eingesetzt werden, bei denen eine Halogenlampe für sofortige Helligkeit sorgt und allmählich erlischt, wenn die Leuchtstofflampe an Helligkeit gewinnt. – Ist gerichtetes Licht erwünscht, versprechen hochwertige Halogenstrahler die effizienteste Beleuchtung, denn allein Punktlichtquellen eignen sich zur wirksamen Fokussierung des Lichtes durch Reflektoren. Besonders effizient ist die Beleuchtung in der Nähe. Zu bevorzugen sind geschirmte Halogenlampen mit Netzspannung (keine elektrischen Wechselfelder, geringe magnetische Feldstärke) sowie IRC-Halogenlampen mit Gleichstrom-Netzteil (dimmbar, gleichmäßiger Lichtstrom, keine elektromagnetische Störstrahlung – Bezugsquellen im Anhang). Handelsübliche Niedervolt-Halogenlampen mit induktiv arbeitendem Transformator sind wegen der elektrischen und magnetischen Wechselfelder abzulehnen, jedoch immer noch besser als Energiesparlampen.

Tagsüber ist beim Lesen und Arbeiten eine Beleuchtungsstärke von mindestens 1000 bis 1500 Lux anzustreben. Tageslicht und das Licht von Halogenlampen helfen dabei, das vom Bildschirm reichlich emittierte Blaulicht zu überlagern und in seiner möglichen Schadwirkung zu mindern.

Allein Halogen- und Glühlampen spenden biologisch hochwertiges Licht. Und nur mit diesen Lampen sollten abends die Wohnräume beleuchtet werden. Ansonsten wird die hormonelle Einstimmung auf die Nachtruhe gestört. Leuchtstofflampen können hingegen je nach Fabrikat mit erheblichem Lichtstreß verbunden sein und zu einer Beeinträchtigung der nächtlichen Melatoninausschüttung und der hormonellen Rhythmen zwischen Tag und Nacht führen. Das gilt auch für Leuchtstofflampen mit vermeintlich hoher Farbtemperatur sowie für sogenannte Vollspektrumlampen. – Das biologisch hochwertige Licht von Halogen- und Glühlampen sollte in Wohnräumen nicht durch minderwertiges Licht von Leuchtstofflampen ersetzt werden, nur um vielleicht etwas Strom zu sparen. Die vorhergehenden Seiten haben gezeigt, daß sich mit vernünftigen Beleuchtungskonzepten und hochwertigen Halogenlampen in vielen Fällen mehr Strom sparen läßt als mit sogenannten Energiesparlampen.

Die höchste Energieersparnis wird erreicht, wenn das Tageslicht genutzt wird – das biologisch hochwertigste Licht überhaupt, das außerdem nichts kostet. Viel Strom ließe sich außerdem sparen, wenn nicht benötigte Lampen ausgeschaltet werden. Achtsamkeit beim Umgang mit dem Licht bringt größere Energieersparnis als das Glühlampenverbot.

Weiterhin ist zu bedenken, daß die Glühlampe zwar wenig Licht emittiert, aber viel Wärme abstrahlt und damit die Raumheizung im Winter entlastet (Wärmeersatzeffekt). Diese Wärmegewinne dürfen nicht vergessen werden, schließlich ist die Beleuchtung überwiegend während der Heizperiode erforderlich. Die Energiebilanz der normalen Glühlampe verbessert sich dadurch und die wahre Energieersparnis der Energiesparlampen fällt noch geringer aus.

Übrigens schlucken auch Lampenschirme recht viel Licht und können die Beleuchtungseffizienz erheblich verringern. Das scheinen jedoch die EU-Bürokraten und ihre Helfershelfer im Bundestag noch nicht bemerkt zu haben, sonst hätten sie inzwischen auch den Verkauf und die Benutzung von Lampenschirmen verboten und eine gesetzliche Verordnung erlassen, wonach Energiesparlampen nur noch nackt zu betreiben sind. Denn was nützt die effizienteste Energiesparlampe, wenn der Lampenschirm einen Großteil des flimmernden Sparlichts schluckt. Zur Kontrolle und Stärkung des Überwachungsstaates müßten nur noch Blockwarte ernannt werden, die abends durch die Straßen schleichen und Anzeige erstatten, wenn jemand ohne Erlaubnis der zuständigen Behörden Lampenschirme benutzt. Lampenschirme sind doch gemäß der Sparlicht-Doktrin ebenso überflüssig wie Glühlampen; Gemütlichkeit und Ästhetik, Wohlbefinden und Gesundheit zählen da nicht.

Außerdem sei daran erinnert, daß dunkle Wandfarben und Einrichtungsgegenstände ebenfalls die Helligkeit im Zimmer mindern, weil weniger Licht reflektiert wird. Zur Beleuchtung eines hell tapezierten und eingerichteten Zimmers mit normalen Glühlampen kann durchaus weniger Energie erforderlich sein als zur Beleuchtung eines dunkel eingerichteten Zimmers mit Energiesparlampen.

Die energetische Effizienz bei der Beleuchtung hängt also von vielen Umständen ab und es ist verfehlt, kompakte Leuchtstofflampen als Energiesparlampen zu bezeichnen. Das ist lediglich ein Trick zur besseren Vermarktung. Diese Bezeichnung ist auch deshalb falsch und irreführend, weil Leuchtdioden und Leuchtstofflampen mit elektronischem Vorschaltgerät (EVG) eine höhere Lichtausbeute aufweisen, auch hochwertige Halogenstrahler versprechen oftmals eine höhere Beleuchtungsstärke. Außerdem sind viele Leuchtstofflampen nicht dimmbar und in dieser Hinsicht kein vollwertiger Ersatz für Glühlampen.

Abschätzung der gesamten Energieeinsparung bei Benutzung von Leuchtstofflampen

Wenn infolge des Glühlampenverbots nur noch Energiesparlampen verwendet würden, so wäre die mögliche Energieeinsparung vernachlässigbar. Denn die Privathaushalte in Deutschland wenden nur 0,39 bis 0,50 Prozent des Primärenergieverbrauchs für die Beleuchtung auf.[23] Etwa vier Fünftel dieses Energieverbrauchs dürften durch Halogen- und Glühlampen verursacht sein, also höchstens 0,3 bis 0,4 Prozent. Würden alle Glühlampen durch Energiesparlampen ersetzt, könnten allenfalls 0,2 Prozent des Primärenergieverbrauchs eingespart werden, allerdings bei schlechterer Ausleuchtung. Der Ersatz von Glühlampen durch hochwertige Halogenlampen würde eine etwa ebenso hohe Energieersparnis bringen, ja in vielen Fällen würden Halogenstrahler sogar eine noch höhere Energieersparnis versprechen als der Einsatz vermeintlicher Energiesparlampen. Gegenüber hochwertigen Halogenlampen und -strahlern beträgt die Energieersparnis durch vermeintliche Energiesparlampen also ungefähr Null.

Doch der Energieverbrauch zur Beleuchtung ist noch nicht alles. Auch bei der Herstellung der Lampen und aller Komponenten wird Energie verbraucht. Die Herstellung von Energiesparlampen ist schon allein wegen der vielen elektronischen Bauelemente recht aufwendig, und die vielen

Transporte, meist mit dem Flugzeug und nicht selten um die ganze Erde, fressen viel Energie. Hinzu kommt der Transport, meist aus den asiatischen Herstellungsländern nach Europa. Halogenlampen und Glühlampen werden hingegen hier in Europa und mit heimischen Rohstoffen hergestellt. Der Transportaufwand, auch bei der Produktion, ist gering. Hinzu kommt der Energieverbrauch bei der Entsorgung. Glühlampen können in die Mülltonne geworfen werden, Energiesparlampen müssen wie alle Leuchtstofflampen wegen des enthaltenen Quecksilbers aufwendig entsorgt werden. Zu berücksichtigen sind dabei die langen Transportwege zu den Entsorgungszentren. Leider liegen bisher keine verläßlichen Energiebilanzen vor, um über den gesamten Energieverbrauch von der Rohstoffgewinnung bis zur Entsorgung Aussagen treffen zu können. Weder die EU-Bürokraten noch die hiesigen Politiker, die das Glühlampenverbot zu verantworten haben, sind dazu bisher in der Lage gewesen.[24] Die Befürworter des Glühlampenverbotes sind also bis heute nicht in der Lage, dieses Verbot zu begründen.

Angesichts der Unklarheit hinsichtlich der Energiebilanz ist davon auszugehen, daß die Kohlendioxid-Emissionen durch ein Glühlampenverbot auch im besten Falle nicht nennenswert gesenkt werden können. Die Energiesparlampen-Diktatur ist also gemessen an den erklärten Zielen unwirksam und sinnlos. Wir werden somit sinnlos und ungerechtfertigt unserer Freiheit beraubt, hochwertiges Glühlampenlicht zu nutzen. Nach dem geplanten Verbot von Halogenlampen sind wir genötigt, kompakte Leuchtstofflampen zu nutzen, die bei Dauergebrauch erhebliche gesundheitliche Schäden nach sich ziehen können. Über die möglichen Folgen machen sich die Energiesparlampen-Diktatoren keine Gedanken.

Übrigens ist die dem Glühlampenverbot zugrundeliegende Theorie höchst fraglich, wonach Kohlendioxid-Emissionen durch Verbrennung von Kohle, Erdöl und Erdgas zur Erwärmung der Erde führten. Diese Theorie ist sogar als falsch zurückzuweisen. In diesem Zusammenhang empfiehlt es sich, der Mahnung LICHTENBERGS zu folgen: „Was jedermann für ausgemacht hält, verdient am meisten, untersucht zu werden." Wir begnügen uns damit, einige Hinweise auf die Literatur zu geben.[25] – Und selbst wenn diese falsche Hypothese akzeptiert wird und die Hinweise auf Irrtümer und Trugschlüsse ignoriert werden, sind die bisherigen und künftig geplanten klimapolitischen Maßnahmen ökonomisch destruktiv: Sie bringen kaum oder überhaupt keine Verringerung bei der Emission von Treibhausgasen wie Kohlendioxid, aber sie kosten viel.[26]

Wirksame Maßnahmen zur Senkung des Energieverbrauchs

Das Bestreben, Energie zu sparen, ist lobenswert und macht sich auch bezahlt. Das Verbot von Glühlampen und Halogenlampen ist jedoch der falsche Weg, weil sich damit praktisch nichts erreichen läßt und lediglich eine minderwertige, gesundheitsgefährdende Beleuchtung erzwungen wird. Wenn das Verbot schließlich sogar auf Halogenlampen ausgedehnt wird, wie in manchen westlichen Industrieländern bereits gesetzlich beschlossen, so werden Lampen verboten, die in vielen Fällen die energiesparendste Beleuchtung ermöglichen. Damit wird das Gegenteil dessen erreicht, was beabsichtigt ist.

Energie bei der Beleuchtung kann nur durch kluges Verhalten gespart werden. Dazu gehört erstens, das Licht in Räumen zu löschen, wo sich niemand aufhält; zweitens hochwertige Halogenstrahler zu nutzen, wo gerichtetes Licht erwünscht ist; drittens beim Lesen, bei der Schreibtisch- und Arbeitsplatzbeleuchtung die Lampe in der Nähe zu plazieren, um eine möglichst hohe Beleuchtungsstärke zu erzielen (es sei an die Beziehung $1/r^2$ erinnert). Viertens kann viel Energie gespart werden, wenn das Tageslicht genutzt wird, wenn Lesesofa und Schreibtisch in der Nähe eines großen Fensters stehen, wenn Architekten bei der Gestaltung ihrer Häuser auf große Fenster achten, wenn die Zeit des Schlafengehens und Aufstehens so gewählt werden, daß das Licht des Tages in seiner vollen Länge genutzt wird, anstatt die Nacht zum Tage zu machen. Fünftens kann auch bei der Straßen- und Werbebeleuchtung viel Energie gespart werden.

Das Energiesparen muß stets dort beginnen, wo die meiste Energie verbraucht wird und das größte Sparpotential besteht, nämlich bei der Heizung, beim Warmwasser, beim Autofahren und bei der Flugreise in ferne Länder. Auch konnten uns die EU-Bürokraten bis heute nicht erklären, weshalb sie harmlose Glühlampen verbieten, aber keine Stromfresser wie Gefriertruhen, Klimaanlagen oder Kochherde. Übrigens verbrauchen deutsche Privathaushalte doppelt so viel Strom für Fernsehen, Radio, Musik und Computer wie für Beleuchtung. Oder man denke an die immense Naturzerstörung, an die Umweltverschmutzung und die Emission von Treibhausgasen aufgrund der Viehhaltung. Doch dieselben EU-Bürokraten, welche die harmlosen Glühlampen verbieten, subventionieren die Massentierhaltung und den Futteranbau mit gigantischen Zahlungen an die Agrarindustrie.

Quecksilber ist hochgiftig. Deshalb ist jede Belastung zu minimieren und jede Gefährdung auszuschließen. In der EU wurde deshalb ein Quecksilberminimierungsprogramm beschlossen: Seit 2009 ist der Verkauf quecksilberhaltiger Meßgeräte wie Fieberthermometer verboten. Doch quecksilberhaltige Energiesparlampen und Leuchtstoffröhren werden nicht verboten. Die Politik ist vielmehr darauf gerichtet, die Glühlampen zu verbieten und durch Leuchtstofflampen zu ersetzen, wodurch der Quecksilberverbrauch und die Quecksilberbelastung der Umwelt zunehmen werden. Leuchtstofflampen enthalten nämlich bis zu 15 mg und Energiesparlampen bis 5 mg Quecksilberdampf. Das summiert sich bei den vielen Lampen, die in jedem der über dreißig Millionen Haushalte in Deutschland gebraucht werden. Gelangen ausgediente Leuchtstofflampen in den Müll, werden sie zerbrochen und es wird Quecksilber in die Umwelt freigesetzt. Die Filter von Müllverbrennungsanlagen können nicht die kleinen Quecksilberatome im Abgas zurückhalten.

Deshalb ist es erforderlich, ausgediente Leuchtstofflampen bei den Rücknahmestellen abzugeben. Privathaushalte geben hierzulande lediglich 10 bis 20 Prozent, Gewerbe und Industrie immerhin 50 Prozent ihrer Leuchtstofflampen zurück. Auf diese Weise gelangen jährlich allein in Deutschland einige hundert Kilogramm Quecksilber in die Umwelt. Diese Belastung erhöht sich, sobald aufgrund des Verbots keine Glühlampen mehr gekauft und stattdessen Energiesparlampen verwendet werden.

Aber auch die Rückgabe ausgedienter Energiesparlampen ist keineswegs so problemlos, wie der Anschein erweckt wird.

Viele Lampen gehen nämlich bereits in den Sammelcontainern und beim Transport zu Bruch: Das Quecksilber verdampft und gelangt in die Umwelt. Auch wissen wir nicht, wie es in den Verwertungsfabriken tatsächlich zugeht, ob die Trennarbeiten wirklich nur bei Unterdruck erfolgen und die abgesaugte Luft mit intakten Aktivkohlefiltern zufriedenstellend vom Quecksilberdampf gereinigt wird und die quecksilberbelasteten Filter wirklich in stillgelegten Bergwerken deponiert werden. Die Belastungen sind höher als gemeinhin angenommen.[27]

Unklar ist außerdem, wie viel Quecksilber beim Bergbau, bei der Anreicherung und bei der Lampenherstellung in die Umwelt gelangt und wie sehr die dort beschäftigten Arbeiter belastet werden. Die meisten Leuchtstofflampen, auch von Markenherstellern, werden in Asien, vor allem in China, produziert. Dort nimmt man es mit dem Umweltschutz und dem Schutz der Arbeiter bekanntlich nicht so genau. Die Schwermetallbelastung, besonders in China, ist mittlerweile so hoch, daß selbst der chinesische Umweltminister Alarm schlagen und die bisherige Bagatellisierung von Umweltbelastungen aufgeben mußte. Dort sind nämlich inzwischen bei vielen Millionen Menschen sehr hohe Schwermetallbelastungen festzustellen, die zu bleibenden Hirnschäden führen. Auch Millionen von Kindern sind betroffen.

Die Steigerung der Produktion von Energiesparlampen infolge des Glühlampenverbots würde diese Belastungen erhöhen – in welchem Umfang, das müßte durch gründliche Untersuchungen noch ermittelt werden. Auf jeden Fall ist es unsinnig und unverantwortlich, um vielleicht ein bißchen die Emissionen des harmlosen Kohlendioxids zu senken (höchstens um 0,1 bis 0,2 Prozent des Primärenergieverbrauchs), dafür jedoch die Umwelt mit dem hochgiftigen Quecksilber stärker zu belasten sowie Tausende von Arbeitern im Bergbau, bei der Anreicherung des Quecksilbers und bei der Herstellung von Energiesparlampen. Auch das Schreddern der ausgedienten Energiesparlampen ist für die dort beschäftigten Arbeiter bestimmt nicht immer so harmlos, wie der Anschein erweckt wird.

Die Quecksilberbelastung kann verringert werden durch Benutzung von Glüh- und Halogenlampen, die kein Quecksilber enthalten, sowie durch den Kauf schaltfester Leuchtstofflampen mit elektronischen Vorschaltgeräten. Dadurch wird eine lange Betriebsdauer erreicht und es reduziert sich die Zahl der benötigten Lampen, damit verringert sich der Verbrauch und schließlich die Freisetzung von Quecksilber. Außerdem ist eine hohe Rückgabequote anzustreben, notfalls mit Hilfe eines Pfandsystems, und das gesamte Entsorgungssystem ist dahingehend zu optimieren und zu kontrollieren, daß Leuchtstofflampen nicht in großer Zahl vorzeitig zu Bruch gehen, wie es leider heutzutage noch der Fall ist.

Das Argument, daß der erhöhte Stromverbrauch durch Glühlampen zu erhöhten Quecksilber-Emissionen bei der Kohleverbrennung im Kraftwerk führe, ist hinfällig, weil Kohlekraftwerke die Grundlast abdecken, die Beleuchtung jedoch durch Spitzenlast-Kraftwerke getragen wird – Strom, der vor allem durch das Verbrennen von Erdgas und in geringerem Umfang durch Erdöl gewonnen wird. Erdgas und Erdöl enthalten im Gegensatz zu Kohle nur vernachlässigbare Mengen an Quecksilber.

Neben Quecksilber werden für Leuchtstofflampen auch andere toxische Stoffe gebraucht, etwa bromierte Flammschutzmittel im Gehäuse – ein zusätzlicher Grund, ausgediente Leuchtstofflampen bei den Rücknahmestellen abzugeben.

Lichtüberflutung während der Nacht

In der Nacht sollte es dunkel sein. Straßenlaternen, Flutlicht und Reklametafeln können mit ihrem grellen und unnatürlichen Licht ins Schlafzimmer scheinen, den Schlaf stören und ihn verkürzen sowie die Melatoninausschüttung hemmen und blockieren. Das kann auf Dauer zu Erkrankungen führen. Um Schlafstörungen durch grelles Licht zu vermeiden, ist das Schlafzimmerfenster gut abzudunkeln. Sinnvoll wäre es, auf sinnlose und störende Beleuchtung wenigstens ab Mitternacht zu verzichten, bei der Straßenbeleuchtung, vor allem in den Nebenstraßen, zur Schlafenszeit wenigstens jede zweite Lampe abzustellen.

Die Lichtüberflutung während der Nacht ist nicht nur für Menschen ein Problem, die sich durch Verdunklung ihrer Fenster schützen können, sondern auch für Tiere. Jede Straßenlaterne ist eine Insektenfalle und tötet in jeder Sommernacht Hunderte von Insekten. Große Reklametafeln können während eines Jahres sogar Hunderttausende von Insekten anziehen und vernichten, wodurch lichtempfindliche Arten dezimiert werden. Auch der Tag-Nacht-Rhythmus höherer Tiere kann beeinflußt werden, Zugvögel können durch Flutlicht am Himmel irritiert werden und die Orientierung verlieren. So sind einmal bei Ulrichstein in Hessen zweitausend Kraniche verwirrt und erschöpft notgelandet, weil sie von einem Himmelsstrahler irritiert worden sind.

Die Überflutung mit Kunstlicht kann sogar bei empfindli chen Pflanzen die Entwicklung der Blüten verhindern.[28] Außerdem wird mit dieser Lichtüberflutung in der Nacht viel Energie verschwendet, die sich mit durchdachten Beleuchtungskonzepten sparen ließe.[29]

Der Einfluß der Spektralverteilung auf den Menschen, auf Tiere und Pflanzen ist erst in Ansätzen erforscht. So stellte John Ott bei seinen Untersuchungen fest, daß Äpfel ohne UV-Strahlung nicht voll ausreifen, während Tomaten und Paprikapflanzen bei Tageslicht, aber ohne UV-Strahlung trotzdem reifen.[30] Mangel an UV-Licht erhöht jedoch die Krankheitsanfälligkeit der Tomatenpflanzen. Sie brauchen viel Sonne und intensive UV-Bestrahlung, um sich gut zu entwickeln und hochwertige Früchte hervorzubringen.[31] Auch andere Pflanzen benötigen intensive UV-Bestrahlung, um resistent gegenüber Viren- und Pilzbefall zu werden.[32] Fehl- und Mangelbelichtung kann zu den gleichen Symptomen führen wie der Mangel an Mineralstoffen. Es ist also nicht allein die Feuchte, welche die empfindlichen Tomatenpflanzen bei längerem Regenwetter durch Begünstigung des Pilzbefalls gefährdet, sondern auch die fehlende UV-Strahlung.

Bei einem älteren Experiment wurde an Bohnenpflanzen untersucht, inwieweit Sonnenlicht das Wachstum beeinflußt: die eine Hälfte wurde direkter Sonnenstrahlung ausgesetzt und die andere Hälfte wuchs im Schatten. Die besonnten Bohnenpflanzen gediehen besser und die Schoten waren dreimal größer als die der Pflanzen im Schatten. Die Samen wurden im Folgejahr ausgesät und fortan beide Gruppen vollem Sonnenlicht ausgesetzt. In der zweiten Generation halbierte sich der Ertrag der Bohnenpflanzen, die von den Schattenpflanzen stammten. In der dritten Generation war eine weitere Verschlechterung zu verzeichnen und in der vierten Generation vermochten die Bohnenpflanzen, die von den Schattenpflanzen abstammten, nur noch Blüten hervorzubringen, ohne Samen auszubilden. Demzufolge wurden die Schattenbohnen in der ersten Generation genetisch derart geschwächt, daß diese nach vier Generationen ausgestorben sind. Sonnenlicht ab der zweiten Generation vermochte diese Schäden aufgrund fehlender Sonne in der ersten Generation nicht wieder auszugleichen.[33]

Kürbispflanzen wuchsen unter dem Licht von Leuchtstofflampen wie gewöhnlich, die männlichen pollentragenden Blüten öffneten sich normal, aber die weiblichen starben ab und konnten deshalb keine Früchte entwickeln. Weitere Untersuchungen mit anderen Leuchtstofflampen ergaben, daß die männlichen Blüten vertrockneten und verwelkten, während die weiblichen normal blühten, aber nicht befruchtet werden konnten, da die Pollenspender fehlten. Unter Tageslicht entwickeln sich männliche und weibliche Blüten normal.[34]

Bei einem Versuch mit Fischen wurden Aquarien mit jeweils zwei 40-Watt-Leuchtstofflampen beleuchtet, und zwar in drei Gruppen: kaltweiß, warmweiß und rosa. Die Aquarien waren vom normalen Tageslicht völlig abgeschirmt. In allen drei Experimentalanordnungen hörten die Fische unter den Leuchtstoffröhren gänzlich auf, Eier zu legen. Daraufhin wurde die Lichtintensität halbiert, indem je eine Leuchtstoffröhre entfernt wurde. Die Fische verweigerten immer noch das Laichen. Also wurden die Belichtungszeiten nach und nach verkürzt. Die Fische begannen erst mit dem Laichen, als die Leuchtstoffröhren lediglich acht Stunden täglich brannten. Aber aus der Brut entwickelten sich kleine Fischlein, die alle wie Weibchen aussahen. Nach einem Monat wurden die Fische genau untersucht: Unter den rosafarbenen Leuchtstoffröhren waren alle jungen Fische definitiv Weibchen. Unter den anderen Leuchtstofflampen bestanden die jungen Fische zu

80 Prozent aus Weibchen, während die restlichen 20 Prozent wie Männchen aussahen, deren sekundäre Geschlechtsmerkmale jedoch unklar blieben, weil sich diese nicht entwickelten.[35] Diese Experimente zeigen, welch schwerwiegenden Einfluß Kunstlicht auf den Hormonhaushalt haben kann.

Diese Untersuchungen mit den Fischen gaben Anlaß, mit Chinchillas zu experimentieren, eine aus Südamerika stammende Nagetierart, die mit Meerschweinchen verwandt ist. Ziel der Chinchilla-Tierhalter in der Pelztierzucht war es, möglichst schnell die Zahl der Chinchillas zu erhöhen, indem sich in jedem Wurf möglichst viele Weibchen befinden sollten. Nachdem normale Glühlampen gegen Vollspektrumlampen (hoher Blaulichtanteil) ausgetauscht worden waren, erhöhte sich in den Würfen von da an die Anzahl der Weibchen.[36] Bei normaler Glühlampenbeleuchtung bestanden die Würfe zu 60 bis 75 Prozent aus Männchen, bei Vollspektrumbeleuchtung kehrte sich dieses Verhältnis zugunsten der Weibchen um.[37]

Kaulquappen können sich ohne Sonnenlicht nicht in Frösche verwandeln, anscheinend weil ihr Hormonhaushalt gestört ist. Sie leben einfach als Kaulquappen weiter. Hühner, die im Freien unter Sonnenlicht leben, legen Eier mit härterer Schale als Hühner in geschlossenen Ställen, was auf den besseren Vitamin-D-Status und die bessere Kalziumverwertung der Freiluft-Hühner zurückzuführen ist.[38]

Die Art des Lichts bestimmt maßgeblich die Lebensdauer. Versuche mit Mäusen ergaben folgende Überlebensquoten bis zur Geschlechtsreife (bei 536 bis 679 Tieren pro Gruppe):

- unter Tageslicht und UV-durchlässigem Glas: 97 % ;
- unter Leuchtstoffröhren, kaltweiß und warmweiß: 94 % ;
- unter Leuchtstoffröhren, mit warmen Farben: 88 % ;
- unter Leuchtstoffröhren, rosa: 61 % .

Diese Versuche zeigen, welche Wirkung Lichtstreß mittels Leuchtstofflampen haben kann und wie sehr die Lebensdauer verkürzt werden kann, wenn es dauernd an Sonnenlicht und hellem Tageslicht fehlt und die Räume Tag für Tag mit naturwidrigem Licht erhellt werden.[39]

In einem anderen Versuch entwickelten speziell gezüchtete Mäuse im Verlauf von drei Monaten Wunden und Entzündungen am Schwanz, wenn sie täglich für zwölf Stunden rosafarbenen Leuchtstofflampen ausgesetzt wurden. Nach weiteren 30 Tagen unter Tageslicht heilten die Wunden und Entzündungen bei allen Mäusen wieder ab. Bei den Mäusen der anderen Gruppe, die weiterhin dem rosafarbenen Kunstlicht ausgesetzt wurden, verschlimmerten sich die Wunden und Entzündungen, bis die Schwänze infolge großer Nekrosen abstarben. Die offenen Wunden konnten sich von den Schwanzstummeln bis in den Darm hinziehen. Bei den Nekrosen handelte es sich um bleibende Schäden, die sich unter Tageslicht nicht mehr zurückbilden konnten. Nach sechs Monaten unter rosafarbenem Licht hatten die Mäuse fast gänzlich ihr Fell verloren. Sie waren völlig geschwächt und ohne Abwehrkraft. Schließlich sind sie durch die Fehlbelichtung zugrunde gegangen.[40]

Diese Untersuchungen zeigen, welche Risiken bei fehlendem Sonnenlicht und falscher Beleuchtung bestehen. Statt jedoch die lichtbiologische Forschung voranzutreiben, um Klarheit zu gewinnen, auf welche Weise das Licht der verschiedenen Leuchtstofflampen auf uns wirkt und welche Risiken sich daraus ergeben, werden einfach Glühlampenverbote erlassen und die Beleuchtung mit dem hochwertigen hormonneutralen Licht von Glühlampen und Halogenlampen unterbunden.

Gönnen wir uns also den Luxus und erleuchten abends unsere Wohnräume hell mit dem angenehmen und gesunden Licht von Halogen- und Glühlampen. – *Lux*, die Maßeinheit der Beleuchtungsstärke, heißt auf Lateinisch Licht und findet sich auch in dem Wort *Luxus*. Schon die alten Römer wußten also, daß man am Licht nicht sparen sollte.

Kapitel 20

Sonnengerechte Stadtplanung und Architektur

Der Bauende soll nicht herumtasten und versuchen.
Was stehen bleiben soll, muß recht stehen
und wo nicht für die Ewigkeit,
doch für geraume Zeit genügen.
Man mag doch immer Fehler begehen,
bauen darf man keine.

GOETHE

Stadtplaner entscheiden mit ihren Entwürfen, wieviel Sonnenlicht die Bewohner der Siedlungen und Stadtviertel erhalten werden. Bei Fehlern der Stadtplaner, bei zu dichter Bebauung, können Architekten nur noch wenig retten.

Gute Stadtplaner wissen um die Bedeutung des Sonnenlichtes und werden die zu planenden Siedlungsgebiete in lockerer Bebauung konzipieren – am besten, indem sie dem Ideal der Gartenstadt folgen und darauf achten, daß sich die Häuser nicht gegenseitig beschatten. Auch die niedrig stehende Wintersonne sollte möglichst viele Stunden in alle Wohnungen scheinen, damit das helle und wohltuende Sonnenlicht genutzt werden kann.

Die Grundsätze sonnengerechter Stadtplanung bestehen in folgenden Punkten:

1. Die Häuser dürfen sich nicht in Nord-Süd-Richtung gegenseitig beschatten, sondern sind versetzt in Nordwest/Südost- sowie Südwest/Nordost-Richtung anzuordnen, damit der Süden frei und unverbaut bleibt und die niedrigstehende Wintersonne die Südfenster aller Wohnungen erreicht.
2. Lockere Bebauung.
3. Beschränkung der Gebäudehöhe. Hochhäuser werfen lange Schatten.
4. Garagen, Nebengebäude, Wege und Straßen sind bevorzugt auf der beschatteten Nordseite anzulegen.
5. Ausreichend große Gärten an der Südseite der Häuser.
6. Platz für Gartenanlagen in der Nähe von dichtbebauten Wohngebieten.
7. Die Anlage von Parks, Spielplätzen, Streuobstwiesen, von Luft- und Freibädern, um den Bewohnern dichtbebauter Stadtviertel die Möglichkeit zu gewähren, sich in der Nähe ihrer Wohnung zu sonnen.

Sinnvoll ist es, das Recht auf Sonnenlicht in den Nachbarschaftsgesetzen festzuhalten, damit jeder Grundstückskäufer im voraus weiß, ob ihm die Sonne erhalten bleibt und inwieweit ihm der Nachbar auf der Südseite die Sonne mit Gebäuden und hohen Bäumen nehmen darf.

Neben der sonnengerechten Stadtplanung ist eine sonnenorientierte Architektur erforderlich. Dazu gehören vor allem große Fenster von Südost bis Südwest, damit die Wohnungen gut erhellt, die Energie der Sonnenstrahlung eingefangen und auf diese Weise Kosten für Heizung und Beleuchtung gespart werden können. Die Solararchitektur erfordert jedoch eine durchdachte Wärmedämmung der großen Fenster, vor allem während kalter Winternächte, sowie Wärmeschutz im Sommer, damit das Haus nicht überhitzt wird.

Angesichts langfristig steigender Energiepreise lohnt sich die sonnengerechte Architektur. Höhere Investitionen rentieren sich bei steigenden Energiepreisen. Ein Bürohochhaus kann für Heizung, Klimatisierung, Beleuchtung und Fahrstuhl durchaus 500 bis 1100 Kilowattstunden pro Jahr und Quadratmeter benötigen, während man in einem Solarhaus oftmals mit nur 15 bis 40 Kilowattstunden auskommt – ein Unterschied, der bei hohen Energiekosten empfindlich zu Buche schlägt.

Helle, mit Tageslicht durchflutete Arbeitsräume verschaffen Arbeitsfreude und Zufriedenheit, die Büroangestellten bleiben länger leistungsfähig und sind belastbar. Künstlich beleuchtete Büroräume hingegen können die Arbeitsproduktivität der Mitarbeiter langfristig beeinträchtigen, bei falscher Beleuchtung mit Leuchtstofflampen und Energiesparlampen sogar erheblich: Lichtstreß führt zu innerer Unruhe, zu Reizbarkeit, Unleidlichkeit und sogar zu Aggressivität. Falsche Beleuchtung kann außerdem Persönlichkeitsveränderungen und Verhaltensstörungen bewirken. Kein Wunder, wenn die Krankenzahlen steigen und die Leistungskraft der Mitarbeiter nachläßt, wenn die Kreativität schwindet und sich Fehler bei der Arbeit häufen. Da hilft auch das beste Motivationstraining nichts, und hohe Prämien können fehlendes Sonnenlicht nicht ersetzen. Helles Tageslicht hingegen kann bei der Arbeit Wunder wirken.

Die Fenster von Büroräumen und Schulzimmern sind am besten nach Südosten auszurichten. Zum Lernen brauchen Kinder helle und sonnige Zimmer. Auch die Zimmer in Krankenhäusern benötigen große Südfenster, denn die

Heilung wird durch helles Tageslicht gefördert. Die Insassen von Alters- und Pflegeheimen brauchen ebenfalls helles Tageslicht.

Die Verglasung darf die Spektralverteilung des Sonnenlichtes nicht wesentlich verändern. UVB-Strahlung wird zwar praktisch stets ausgefiltert, das sichtbare Licht sollte jedoch weitgehend unverändert bleiben. Dies ist auch mit Wärmeschutzverglasung zu erreichen. Auf getönte Fensterscheiben ist zu verzichten. Selbst eine schwache Tönung verändert das Tageslicht wesentlich.

Wohnungen sollten möglichst über Fenster nach Osten, Süden und Westen verfügen, damit zu jeder Tageszeit das helle Licht der Sonne genutzt und auch an kalten Tagen ein Sonnenbad in der schützenden Wärme des Hauses genommen werden kann. Schlafräume, Nebenräume, Badezimmer, Treppenhaus und Abstellkammern sollten auf der Nordseite plaziert werden.

Leider werden diese Grundsätze der sonnenorientierten und lichtgerechten Architektur zu selten beachtet. So ist THOMAS BERNHARD recht zu geben: „Unsere heutige Baukunst ist verkommen. Sie ist nicht nur geschmacklos, sondern auch zum größten Teil unbrauchbar.“ Derart unbrauchbare Häuser sind in den vergangenen Jahrzehnten in Massen gebaut worden. Und so verurteilt uns die moderne Architektur zu „lebenslanger Wohnhaft“, wie LUDWIG FIENHOLD feststellt.

Kapitel 21

Eine kurze Geschichte der Heliotherapie und Heliohygiene

Alles Gescheite ist schon gedacht worden.
Man muß nur versuchen, es noch einmal zu denken.
GOETHE

Griechenland. Der Geschichtsschreiber HERODOT (ca. 490 bis 425 v. Chr.) gilt als Vater der Heliotherapie, der Sonnenbehandlung. Er empfahl Sonnenlicht bei vielen Krankheiten und zur Erhaltung der Gesundheit: „Sonnenbäder sind in hohem Maße notwendig für Menschen, die von chronischen Krankheiten genesen wollen, wie auch für Menschen, die an Gewicht zu gewinnen suchen. Im Winter, im Frühjahr und Herbst sollte der Patient die Strahlen der Sonne voll auf sich scheinen lassen, im Sommer jedoch ist diese Methode wegen der großen Hitze nicht für schwache Patienten zu empfehlen." Für die Griechen gehörte regelmäßiges und ausgiebiges Sonnenbaden zur Körperhygiene; sie nannten es *heliosis*. Die Griechen schätzten Licht und Sonne, sie wußten um die Folgen von Licht- und Sonnenmangel.

Helios, der Sonnengott, führt in der griechischen Mythologie den Sonnenwagen am Himmel. Der strahlende *Apollo*, Sohn des Zeus, trug den Beinamen *Phoibos*, der Leuchtende, was seine Nähe zur Sonne ausdrückt. *Phoibos Apollo*, dem Gott des Lichts, und *Helios*, dem Sonnengott, wurden Genialität und Macht zugeschrieben, Leben zu schaffen oder zu zerstören, die Menschen mit Gesundheit zu segnen oder mit Krankheit zu schlagen. Im Altertum galten Licht und Sonne als Quell für Leben und Gesundheit, die Finsternis als Sinnbild des Todes. Deshalb wanderten in der griechischen Mythologie die Toten in den dunklen Hades, in das Reich der Unterwelt.

HIPPOKRATES (ca. 460 bis 360 v. Chr.) empfahl eine naturgemäße Lebensweise. Dazu gehört, sich viel an der frischen Luft und in der freien Natur zu bewegen. Er forderte, von der Natur zu lernen und ihren Gesetzen zu folgen. Er empfahl den Bau von Häusern an Osthängen und die Ausrichtung zur Morgensonne, eine Erkenntnis, zu der auch die Heliotherapeuten des 19. und 20. Jahrhunderts kamen. HIPPOKRATES verordnete seinen Patienten Luftbäder und Sonnenbäder. Sein Sanatorium auf der Insel Kos verfügte über ein großes Solarium. Viele griechische Ärzte sahen in der Sonne die beste Medizin.

Die griechischen Athleten und Olympiakämpfer trainierten nackt, wie es viele antike Statuen und Reliefs zeigen. Vor und nach dem Training legten sie sich in die Sonne, um Kraft zu schöpfen. Denn sie hatten erkannt, daß bei regelmäßiger Sonnenbestrahlung die Muskeln schneller wachsen und sich die Ausdauer verbessert. – Zur griechischen Kultur gehörte das *gymnasion*, der Freiplatz, wo die Männer ihren Körper trainierten – daher auch das eingedeutschte Wort Gymnastik für Körperübungen. Das *gymnasion* war zudem der Ort, wo die Griechen Luftbäder und Sonnenbäder nahmen und dabei Gespräch und geistigen Austausch pflegten. Im *gymnasion* wurde musiziert, wurden Vorträge und Unterricht gehalten. Diese Bedeutung des Ortes für den Unterricht hat sich bis zu unserem heutigen Gymnasium erhalten, allerdings wird heute nicht mehr auf Unterricht im Freien geachtet. Dieses geistige Erbe ist verlorengegangen und das Wort Gymnasium seines eigentlichen Inhaltes beraubt.

Römisches Reich. Viele der alten Römer verehrten ebenso wie die Griechen die Sonne. Aus *Phoibos Apollo* wurde *Phöbus Appolon.* Kaiser AURELIAN empfahl das Sonnenbaden bei vielen Krankheiten und erhob *Mithra* zur Staatsgottheit, als *Sol invictus*, die unbesiegbare Sonne. Der Jahreswechsel wurde im Jahre 276 auf den 25. Dezember gelegt, die Wintersonnenwende, wie man damals glaubte.

Die Römer waren von der Heilkraft der Sonne überzeugt. Die gebildeten Römer standen der damaligen Medizin skeptisch gegenüber, Ärzte waren nicht gut angesehen. Die Römer setzten vielmehr auf Bäder und Hygiene, auf Sport und Sonnenbaden. Die Fresken in Pompeji zeigen Menschen, die auf den flachen Dächern ausgestreckt in der Sonne liegen. Die besseren römischen Häuser hatten zu diesem Zwecke ein *Solarium.* Nur die Plebejer lebten in den dicht bebauten und verschatteten Vierteln Roms mit seinen engen Gassen und sechsstöckigen Mietskasernen.

PLINIUS der Ältere (23 bis 79 n. Chr.) kritisierte die Ärzte und empfahl das Sonnenbaden „als die beste aller selbst durchführbaren Maßnahmen". Er ließ sich ein Haus bauen, in dem er den ganzen Tag Sonne hatte und jeden Sonnenstrahl im Winter nutzen konnte, ohne dem kalten Wind ausgesetzt zu sein. Er ließ sich seinen Schreibtisch im Tagesverlauf nachrücken, so daß er ganztags der wärmenden Wintersonne ausgesetzt war.

Plinius der Jüngere (61 bis 113) bezeichnete Sonnenlicht als das beste aller Heilmittel. Er berichtet, daß Vestricus Spurina vor dem Bad vollkommen nackt spazieren ging oder Ball spielte. Diese Überlieferung zeigt die damalige Wertschätzung der Römer für die Sonne und ihre Vorliebe für die Freikörperkultur.[1]

Vom römischen Philosophen Aurelius Cornelius Celsius stammt der Satz: „Niemand wird Krankheiten heilen können, der nicht die wirklichen Ursachen kennt." Und zu den Ursachen zählte er den Mangel an Sonnenlicht. Daher empfahl er das Sonnenbaden für Gesunde und Kranke, jedoch mit dem Hinweis, es nicht zu übertreiben. Besonders Kranke müssen sich vorsehen. „Lebe in Räumen voll Licht. Meide schweres Essen. ... Ändere deine Umgebung und unternimm Reisen. Meide ängstigende Gedanken. Ergehe dich in heiteren Gesprächen. Lausche der Musik."

Philostratus schrieb in einer Anleitung für Athleten, daß sich bei regelmäßigem Sonnenbaden die gesundheitliche Verfassung verbessert, daß Kraft und Ausdauer zunehmen. Antyllus, der römisch-griechische Arzt und Sonnenverehrer, verordnete seinen Patienten die Sonne: „Sonnenbaden verhindert Übergewicht, stärkt die Muskeln, läßt Fettpolster schwinden und Ödeme zurückgehen." [2] Der griechische Arzt Soranus von Ephesus verordnete Sonnenbäder bei verschiedenen chronischen Erkrankungen wie Epilepsie, Lähmungen, Blutungen, Asthma, Gelbsucht, Elephantiasis (Lymphstau), Übergewicht. Soranus kombinierte die Sonnenbäder mit Baden im Meer und im kalten Wasser von Quellen. Und Aretaeus verlangte: „Lethargische Menschen müssen ans Licht und den Sonnenstrahlen ausgesetzt werden, denn ihre Krankheit ist Trübsinn." [3]

Im alten *Ägypten* wurde Sonnengott *Re* als oberste Gottheit verehrt, mehr als die Lichtgötter neben ihm. Das Symbol Res war die rote Sonnenscheibe, Re galt als Schöpfer und Bewahrer allen Lebens. Pharao AMENOPHIS IV. nannte sich *Echnaton* (Sonnengott) und führte einen neuen Sonnenkult ein (ca. 1350 v. Chr.). Er gründete eine neue Hauptstadt, die Sonnenstadt Achet-Aton, später Heliopolis genannt, nahe dem heutigen Tel-Amarna. Überall in Ägypten wurden Sonnentempel gebaut, die nicht nur dem Sonnengott geweiht waren, sondern auch der Lichtbehandlung von Kranken dienten.

Sumer, Babylon, Phönizien, Assyrien, Persien. Sonnengötter wurden in vielen Kulturen des Altertums verehrt. Vielfach galten sie als die höchsten Götter, wie *Schamasch* in Sumer und *Sippar* in Babylon. In Phönizien wurde *Baal*, der Gott der brennenden Sonne, auch als Gott der Gesundheit verehrt. *Gibil*, der Sohn von Baal und Gott der Mittagssonne, wurde von den Menschen angerufen, um vor Seuchen zu schützen. In Assyrien wurde *Assur* als Sonnengott angebetet. In Persien gründete *Zoroaster* (Zarathustra) im zweiten Jahrtausend v. Chr. eine neue Religion. Zarathustra verstand sich als „Sonnengestalt". Und im babylonischen Talmud heißt es: „Sonnenlicht heilt."

Maya-Reich. Der oberste Maya-Priester nannte sich *Ah Kin Mai*, der von der Sonne. Die religiöse Autorität wurde von der lebensspendenden Sonne abgeleitet.

Inka-Reich. Der König der Inkas, *Sapa Inka*, der Einzige Inka, galt als Sohn der Sonne. *Inti*, der eigentliche Sonnengott, wurde als allgegenwärtige Quelle von Licht und Leben angebetet.

Indien. Die alten Hindus verehrten die Morgensonne als Gott *Vivasat*. Später wurde Surya-Yoga (Sonnen-Yoga) praktiziert. Dabei wird das Gesicht mit geschlossenen Augen der Morgensonne zugewendet und in Dankbarkeit gegenüber der Sonne meditiert. Das Ziel besteht darin, jeden Tag Dankbarkeit zu kultivieren für die lebensspendende Kraft der Sonne, ebenso Achtsamkeit und Rücksicht gegenüber der natürlichen Ordnung.

Auch im alten *Japan* wurde die Sonne verehrt; der Sonnengott hieß *Amaterasu*. Die Flagge Japans mit der aufgehenden Sonne zeugt noch heute vom alten Sonnenkult.

Aus *China* ist ein alter taoistischer Text überliefert: „Die Augen dem direkten Sonnenlicht auszusetzen bringt dem Gehirn große Vorteile, denn so wird dort die Ausschüttung der lebenswichtigen Essenzen stimuliert.“ [4]

Auch die *Germanen* hatten ihre Sonnengötter. Die Kranken wurden zur Heilung in die Sonne gebracht. Ähnliches wird von den *keltischen Völkern* berichtet.

Die *Essener* lebten an den Ufern des Toten Meeres und des Mareotis-Sees in Ägypten, abgeschieden in den Halbwüsten Palästinas. Die Mitglieder dieser Bruderschaft waren im ganzen Orient als *Therapeutae*, als Heiler bekannt und sie wurden gern konsultiert. Erstaunen erregte ihre robuste Gesundheit und das hohe Alter, das sie erreichten. 100 bis 120 Lebensjahre sollen nicht selten gewesen sein. Plinius der Ältere, Flavius Josephus und Philo von Alexandria berichteten darüber. Solanius beschrieb die Essener sogar als eine eigene „Menschenrasse, welche mehr Beachtung verdient als jede andere der Welt.“ – Worin bestand das Gesundheitsgeheimnis der Essener? Sie verehrten die Sonne und das Licht, sie lebten den ganzen Tag im Freien und arbeiteten im Garten. Sie verzehrten das, was ihre Gärten hervorbrachten, also hauptsächlich Obst und Gemüse. Die einfache vegetarische Kost, die körperliche Arbeit als Gärtner sowie frische Luft und Sonne verhalfen ihnen zu ihrer robusten Gesundheit. Ansonsten wurde auf Hygiene und saubere Wohnstätten geachtet. Täglich wurden Bäder genommen. Auch das Studium und der geistige Austausch kamen nicht zu kurz.[5]

Mit der Verbreitung des Christentums wurde die antike Sonnenverehrung unterdrückt, ebenso wie der Sonnenkult der nordischen Völker ausgemerzt wurde. Damit wurde auch das Wissen der Heliotherapie und Heliohygiene zunehmend verdrängt, allerdings nicht vollständig, wie die alte englische Spruchweisheit belegt: „Wo die Sonne nicht hinkommt, da hat der Arzt viel zu tun." Im Orient gab es Ärzte, die das antike Erbe pflegten und ihren Patienten Sonnenbäder verordneten. So empfahl Ibn Sina, genannt Avicenna aus Buchara (980 bis 1037), Sonnenbaden bei Asthma und Ischiasschmerzen, bei Schwellungen, Wassersucht und Blähungen.

Die Wiederentdeckung der Heliotherapie und Heliohygiene

In der Renaissance, der Wiedergeburt der Klassik, wurde auch das Wissen des Altertums wiederentdeckt. Theodore Tronchin, im 18. Jahrhundert Arzt am französischen Hofe, drängte seine Patienten zu langen Spaziergängen an frischer Luft. Tronchin inspirierte Rousseau, der seinen Zeitgenossen die Rückkehr zur Natur, frische Luft und Sonnenschein empfahl. Der französische Arzt Cauvin empfahl 1815 Sonnenlicht bei vielen Krankheiten. Lachaise schrieb 1820: „Es gibt kaum einen Arzt in einer der großen Städte, der nicht beobachtet hat, daß Menschen, die in dunklen, stickigen Verhältnissen arbeiten und leben, keine Energie haben und an Rheumatismus und ähnlichen Krankheiten leiden. Dies trifft besonders auf Kinder zu. Sonnenlicht verschafft bei Skorbut und Rachitis große Erleichterung."[6] Madame DUHAMEL ließ 1857 in Berck ein Kurheim für tuberkulosekranke Kinder errichten. Sonnenlicht wurde als Teil der Therapie genutzt.[7]

Der deutsche Arzt VON EBERMAIEN kam 1796 zu ähnlichen Erkenntnissen. WALDVOGEL in Böhmen empfahl bereits 1755 das Sonnenbaden. CHRISTOPH WILHELM HUFELAND (1762-1838) veröffentlichte 1797 sein Buch *Die Kunst, das menschliche Leben zu verlängern*, das in viele Sprachen, sogar ins Chinesische übersetzt wurde, und das ihn weltberühmt werden ließ. HUFELAND sagte stets: Vorbeugen ist besser als Heilen. In seinem Buch heißt es: „Der Mensch wird blaß, schlaff und apathisch, wenn man ihm das Licht entzieht, und verliert schließlich alle Lebensenergie – wie das traurige Beispiel von Menschen beweist, die man über längere Zeit in einen dunklen Kerker gesperrt hat." An anderer Stelle heißt es: „Obenan steht das Licht, ohnstreitig der nächste Freund und Verwandte des Lebens, und gewiß in dieser Rücksicht von weit wesentlicher Einwirkung, als man gewöhnlich glaubt. Ein jedes Geschöpf hat ein um so vollkommneres Leben, je mehr es den Einfluß des Lichts genießt." ANTON LUDWIG ERNST HORN (1774-1848), ärztlicher Direktor der Berliner Charité, verfaßte 1797 eine Schrift über *die Wirkungen des Lichts*.

Der polnische Arzt JEDZREJ SNIADECKI stellte 1820 fest, daß viele Kinder in Warschau an Rachitis litten, während dies auf dem Lande nicht der Fall war. Er machte den Sonnenmangel im dicht bebauten Warschau dafür verantwortlich und schickte die Kinder aufs sonnige Land, wo sie wieder gesund wurden.[8]

Lebert gewann 1849 den Preis der französischen Akademie der Medizin für seine Abhandlung über die Behandlung von Hautgeschwüren und Tuberkulose, worin er das Sonnenlicht als heilenden Faktor erwähnte. Turck gibt 1852 genaue Anweisungen über die Anwendung des Sonnenlichts bei Alterskrankheiten. Ollier und Poncet behandelten ihre Tuberkulose-Patienten mit Sonnenlicht. Sie eröffneten ein Sonnensanatorium an der Riviera. Die Schüler dieser beiden Ärzte erweiterten die Sonnenbehandlung auf eine ganze Reihe chronischer Erkrankungen. Arthur Downes und Thomas Blunt wiesen 1877 die bakterientötende Wirkung des Sonnenlichts nach. Marshall Ward erbrachte 1892 den Nachweis, daß diese bakterientötende Wirkung vor allem von der UV-Strahlung ausgeht. Wise schrieb 1885: „Die vorteilhaften Einflüsse der Sonnenstrahlen auf die Gesundheit sprechen für sich selbst und zeigen, daß das Licht ein therapeutisches Mittel von großem Wert ist.“ [9]

Der Physiologe Jacob Moleschott (1822-1893) gilt als Begründer der wissenschaftlichen Lichtbiologie. Seine Experimente zeigten, wie wichtig das Licht für die Erhaltung der Gesundheit ist. Der dänische Arzt Niels Finsen (1860-1904), im Jahre 1890 schwer erkrankt, wurde Invalide. Später fiel ihm auf, daß er in sonnigen Räumen besser arbeiten konnte. Schließlich beobachtete er seine Katze, wie sie sich stets in die Sonne legte und den Platz wechselte, sobald sie der Schatten einholte. Das brachte ihn auf die Idee, die Wirkungen des Sonnenlichts zu studieren und zu untersuchen, wie sich mit Sonnenbädern und UV-Strahlung die Heilung verschiedener Krankheiten verbessern ließ. 1903 erhielt Finsen für seine Forschungen den Nobelpreis für Medizin. Er entwickelte eine Therapie mit UV-Strahlung bei Pocken und Hauttuberkulose.

Allerdings bestrahlte er die Haut seiner Patienten manchmal mit solcher Intensität, daß es zu schweren Verbrennungen kam.

1903 konstruierte Richard Küch die erste Quarzglas-Quecksilberdampflampe, wodurch die Entwicklung von Höhensonnen-Strahlern und damit die künstliche UV-Bestrahlung ermöglicht wurde. Carl Dorno (1865-1942) erforschte die biologische Wirkung der UVB-Strahlung, die ihm zu Ehren auch Dorno-Strahlung genannt wurde. Prof. Albert Jesionek (1870-1935) war einer der bedeutendsten Lichtforscher. Er gründete in Gießen die erste Lupus-Heilstätte in Deutschland, die spätere Universitäts-Hautklinik.

Bereits im 19. Jahrhundert gewann in Amerika und Europa die Heliotherapie an Popularität. Johnson schrieb 1827 ironisch: „Wenn wir Männern und Frauen zu Bleichheit verhelfen wollen, müssen wir sie nur in Städten einsperren, wo sie ziemlich sicher von der Sonne ferngehalten werden und wo sie weiß, zart und wäßrig werden wie der beste Rettich." Sylvester Graham (1794-1851) bemerkte in seinen *Lectures on the Science of Human Life* (Vorlesungen über die Gesundheitslehre): „Mein Ziel ist nicht, Nacktheit in der Öffentlichkeit zu befürworten, obwohl Nacktheit im Laufe von zwei, drei Generationen die Moral bessern dürfte, jedenfalls wenn sich die Menschheit der Natur zuwenden würde. ... wenn der Mensch immer gänzlich nackt sein könnte, so würde seine Haut in einem gesünderen und kräftigeren Zustand sein, die allgemeine Widerstandskraft würde gestärkt, der Stoffwechsel angeregt, der Kreislauf stimuliert, besonders in den feinen Blutgefäßen unter der Haut. Das Atmen fiele leichter, die Beweglichkeit wäre besser. Die Knochen wären fester und weniger von Deformationen betroffen. Die Muskeln wären wohltrainiert und kräftig, die Körperproportionen würden gewinnen und die Entwicklung eines kräftigen und schön aussehenden, vollkommenen Menschen fördern. Die Sinne würden geschärft, der instinktive Appetit auf natürliche Nahrung zunehmen. Auch Geist und Phantasie würden profitieren und dürften weniger von üblen und sündhaften Gedanken beherrscht werden.“ [10] GRAHAM erkannte die Ursache für Rachitis im Sonnenmangel, hundert Jahre bevor diese Erkenntnis allgemein akzeptiert wurde.

Dr. RUSSELL T. TRALL (1812-1877) empfahl ebenfalls das Sonnenbaden für Gesunde und Kranke: „Reichlich Sonnenschein sollte bei der Therapie höchste Bedeutung zugemessen werden.“ Er sprach sich für Sonnenbäder bei Rachitis und zahlreichen anderen Erkrankungen aus. In seinem Buch *Water-Cure for the Millions* (Wasserbehandlung für das Volk) aus dem Jahre 1860 schrieb er: „Die Bedeutung der gesundheitsfördernden Eigenschaften des Sonnenlichts wird nicht genügend gewürdigt. Viele Menschen leben in dunklen Zimmern, was sich auf ihr Gemüt schlägt. Kranke sollten die Sonne suchen wie die Blumen, sich möglichst nackt sonnen und ihre Haut oft der Luft aussetzen – eine äußerst stärkende Praxis.“ TRALL erklärte, daß beinahe alle Krankheiten ernster verlaufen und mitunter kaum zu beeinflussen sind, wenn es den Patienten an Licht fehlt. Leukämie und Anämie folgen oft dem Sonnenmangel. Er führte die hohe Kindersterblichkeit in den eng bebauten Arbeitervierteln mit seinen engen Gassen auf Sonnenmangel zurück. Er beobachtete, daß in dunklen und schattigen Vierteln und bei anhaltend trübem Winterwetter viele Leute wegen Lungenentzündung darniederlagen und daß fehlendes Sonnenlicht die Empfänglichkeit für Cholera erhöhte.[11]

Dr. G. H. Taylor veröffentlichte 1883 ein Buch mit dem Titel *Health by Exercise* (Gesund durch Bewegung), in welchem er den Wert des Sonnenlichts beschreibt. „Es ist großartig und erhebend anzusehen, wie schnell bleiche verkümmerte Kinder gesunden und sich zu entwickeln beginnen, wenn sie nur für mehrere Stunden jeden Tag der Sonne ausgesetzt werden. Die Krankheiten verschwinden geradezu unter dem magischen Einfluß von Sonne und frischer Luft.“ [12]

Dr. Dio Lewis schrieb in seinem Buch *Weak Lungs and How to make them strong* (Die Überwindung von Lungenkrankheiten) aus dem Jahre 1863: „Ich habe vielen Magenkranken, Schmerz- und Rheumakranken geholfen, zur Gesundheit zurückzufinden und zwar allein mittels Sonnenlicht. Ich habe so viele Heilungen erlebt, welche die wunderbare Kraft der Sonnenstrahlen bei vielen Krankheiten belegen, daß ich mich ernsthaft mit dem Gedanken trage, ein Buch zu schreiben mit dem Titel *Die Sonnenkur*, welches all die Heilberichte darlegt. ... Ein Leben in Dunkelheit, abgeschieden vom Sonnenlicht, ist eines der Mißgeschicke unseres Lebens in der Zivilisation. Deshalb sind unsere Kinder so bleich und krank, wenn sie in Zimmern aufgezogen werden. Setze sie der Sonne aus und ihre Haut bekommt Farbe, sie werden gesund und kräftig.“ [13]

Dr. James Jackson schrieb 1868 in *How to Treat the Sick without Drugs* (Heilung ohne Medikamente): Sonnenlicht kräftigt und fördert die Genesung, die Sonnenkur ist als eine der besten Therapien anzusehen. „Jedes Wirbeltier entwickelt sich besser, wenn es sich sonnen kann und nicht ständig im Schatten leben muß. Das gilt ebenso für den Menschen. Wer viel Zeit seines Lebens in der Sonne verbringt, wird stark und kräftig. ... Auch die geistigen Fähigkeiten bessern sich.“ [14]

Bei George Wharton James heißt es in *What the White Man May Learn from the Indian* (Was die Weißen von den Indianern lernen können): „Die unzivilisierten und unbekleideten Indianer leiden nur ganz selten an Hautkrankheiten. Ich habe dreißig Jahre bei Indianern im Südwesten der Staaten gelebt und kann bezeugen, daß Hautkrankheiten bei ihnen praktisch nicht vorgekommen sind. Erstaunlich war, wie schnell bei ihnen Wunden verheilten. Wenn ich mir die Haut aufgerissen hatte, dann schmerzte es und es dauerte eine Weile, bis die Wunde heilte, und ich war gewiß gesünder als die meisten weißen Männer. Was für mich eine ernste Verletzung bedeutete, war für sie eine banale Sache, die keiner Beachtung bedurfte. Sie lachten nur, wenn ich sie auf ihre Wunde hinwies in meiner Sorge, daß sie sich verschlimmern könne. ... Ich habe auch nie einen Indianer mit schwachem und ungesundem Haarschopf gesehen, mit Haarschuppen oder anderen derartigen Krankheiten.“ [15] Die Gesundheit und Widerstandsfähigkeit der Indianer war zum großen Teil auf ihr Leben unter freiem Himmel zurückzuführen, auf die alltäglichen Luftbäder und ausgiebigen Sonnenbäder.

Zu den Begründern der Heliotherapie in Europa zählt der Schweizer Arnold Rikli (1823-1906), der im Jahre 1854 in Veldes an der slowenischen Adriaküste ein Luft- und Sonnensanatorium eröffnete, das sich dank seiner Tätigkeit zu einem bedeutenden Kurort entwickelte. Aus der ganzen Welt kamen die Kurgäste. Im Winter behandelte er in Laibach, Triest und Gries bei Bozen. Sein Motto lautete: „Wasser wirkt Wunder, Luft vermag noch mehr, am wirksamsten aber ist das Licht.“ [16] „Der Mensch ist für ein Leben im Freien geschaffen. Sein Element sind Sonne und Luft. Wasser ist weniger wichtig als Sonne und Luft. Der Sinn von Luftbädern besteht in der

Stärkung der Haut und ihren natürlichen Funktionen. Ihre Elastizität und Vitalität erfordert, sie dauernd der Luft auszusetzen." RIKLI schrieb 1877 in der Zeitschrift *Naturarzt*: „Das Heilsystem der Medizin besteht darin, Krankheitssymptome zu unterdrücken, was oft auch gelingt, wobei dann meistens bleibende Funktionsstörungen die Folge sind. Wir Naturärzte dagegen suchen nicht die äußeren Symptome, sondern die Ursachen zu korrigieren." [17] Seine Schriften verbreiteten sich in ganz Europa, besonders in Deutschland, Österreich, der Schweiz, in Italien, Spanien, Frankreich, England. – Jährlich wird der Arnold-Rikli-Preis von der *Light Foundation* in Atlanta (USA) vergeben. RIKLI inspirierte zahlreiche Luft- und Heliotherapeuten wie BILZ, LAHMANN, JUST, LIEK, THEDERING in Deutschland, BIRCHER-BENNER in der Schweiz, VIDAL, JAUBERT, REVELLIET, GRINDA, CHENAIS, MONTEUNIS, MALGAT, ARMANGAUT, REBOUL in Frankreich, LAURASON BROWN in Saranack Lake, New York.

In Deutschland wurden zunehmend Luft- und Sonnensanatorien gegründet. FRIEDRICH EDUARD BILZ (1842-1922) gründete in Radebeul bei Dresden ein großes Sanatorium. Er legte großen Wert darauf, daß seine Patienten den ganzen Tag im Freien verbrachten und sich der Jahreszeit gemäß nur leicht bekleideten. Der wohlhabende BILZ schlief selbst im Freien. Er widmete sich der Gartenarbeit und wanderte jeden Tag mehrere Stunden. Bilz pflanzte eigenhändig über dreitausend Obst- und Nußbäume entlang seiner Wanderwege, um auf diese Weise allen Bedürftigen und Wanderern Früchte und Nüsse zu schenken.

Weltbekannt wurde der Arzt Dr. HEINRICH LAHMANN (1860-1905), der den Kurgästen in seinen Sanatorien am Weißen Hirsch in Dresden Luftbäder verordnete. Die Patienten mußten sich bei Wind und Wetter der Luft und Sonne aussetzen. LAHMANN lehnte Kaltwasseranwendungen nach SEBASTIAN KNEIPP, VINZENZ PRIESSNITZ oder LOUIS KUHNE mit der Begründung ab, daß kaltes Wasser dem Körper zu viel Energie raubt.

MAXIMILIAN BIRCHER-BENNER verlangte täglich von allen arbeitsfähigen Kurgästen seines Sanatoriums Gartenarbeit als Bestandteil der Therapie.

Der Leipziger Arzt DANIEL GOTTLOB MORITZ SCHREBER (1808-1861) verordnete Kindern mit Anämie und Tuberkulose Sonnenbäder. Er setzte sich dafür ein, den Arbeitern in den dicht bebauten Fabrikvierteln und vor allem ihren Kindern zu mehr Licht, Luft und Sonne zu verhelfen. So entstand die erste Kleingartenkolonie 1864 in Leipzig. Ihm zu Ehren wurden sie Schreber-Gärten genannt. Das Beispiel machte Schule und bald entstanden unzählige Kleingartenanlagen in Sachsen und ganz Deutschland sowie später auch im Ausland.

RICHARD UNGEWITTER (1869-1959), beeinflußt von den Schriften Riklis und Lahmanns und angeregt durch die Vorbilder des Altertums, popularisierte die Freikörperkultur. Anfangs erregte die FKK-Bewegung Anstoß, weil einige Anhänger demonstrativ nackt in die Öffentlichkeit gingen und nackt wanderten. Bald erkannte man jedoch, daß es auf das Sonnenbad ohne Bekleidung ankommt und nicht auf die Provokation der Öffentlichkeit. Gesundheits- und Luftbadvereine wurden vielerorts gegründet. Bald entstanden in zahlreichen Freibädern und Luftbädern abgezäunte Bereiche, in denen sich die Badegäste, meist Männer und Frauen getrennt, nackt sonnen konnten. FKK-Strände wurden später eingeführt.

Dr. OSKAR BERNHARD (1861-1939) arbeitete als chirurgischer Chefarzt ab 1898 in einem Sanatorium in Samedan im Oberengadin. Zunächst setzte er Sonnenlicht bei der Wundheilung ein, später auch bei Tuberkulose. 1902 hatte er einen schwer mit Stich- und Schnittwunden verletzten Italiener zu behandeln. Der Brustkorb war einmal durchbohrt, der Bauchraum zweimal, Leber und Milz waren verletzt. Eine Operationsnarbe brach auf, klaffte weit auseinander und ließ sich nicht mehr nähen. Der Zustand verschlimmerte sich. Dr. BERNHARD ließ die Verbände abnehmen und den Verletzten ans offene Fenster bringen. Die Sonne desinfizierte und trocknete die Wunde. Schon nach 90 Minuten war eine deutliche Besserung festzustellen und die Wunde verheilte danach zufriedenstellend. Daraufhin behandelte Bernhard alle granulierenden und infektiösen Wunden mit Sonnenlicht. Die Wunden wurden offen gelassen oder mit dünner Gaze abgedeckt, um Fliegen fernzuhalten. Die Kranken lagen an offenen Fenstern oder auf der Veranda. Die Bestrahlungsdosis wurde allmählich gesteigert. Dr. BERNHARD setzte die Heliotherapie auch zur Behandlung von Geschwüren ein. Er beobachtete, daß Sonnenlicht die Heilung von Knochenbrüchen beschleunigte und sich vor allem bei komplizierten Brüchen bewährte. Außerdem linderte Sonnenlicht die Schmerzen.[18]

Während des Krieges arbeitete Dr. BERNHARD als Lazarettarzt. Er behandelte deutsche, französische und englische Kriegsverletzte. Frische, nicht infizierte Wunden und primäre Operationswunden wurden verbunden, eiternde Wunden hingegen und solche mit blutig-eitrigem Ausfluß der Sonne und frischen Luft ausgesetzt. Sie heilten in vielen Fällen sauber und trocken, weitaus besser als bei der üblichen Behandlung. Die Heilerfolge waren bemerkenswert. 1915 richtete Dr. BERNHARD im Auftrage der deutschen Armeeführung eine Sonnenklinik zur Behandlung schwerverletzter Soldaten in Bad Dürrheim im Schwarzwald ein.

In den Jahren 1916 und 1917 bereiste Dr. BERNHARD die Lazarette auf beiden Seiten. Er stellte fest, daß die Feldärzte die Heliotherapie ausgiebig nutzten und viele Militärkrankenhäuser mit Erfolg die Heliotherapie bei Kriegsverletzungen anwandten.[19] OSKAR BERNHARD erwarb sich während des Krieges den Ruf, schwer verletzte Gliedmaßen retten zu können, die andere Chirurgen amputiert hätten. Keiner seiner Patienten starb an Tetanus oder Gangrän. Dr. BERNHARDS großer Verdienst war es, die Sonnen- und Frischluftbehandlung von Kriegsverletzten populär gemacht zu haben. Die Lazarette wurden zunehmend im Sinne der Heliotherapie eingerichtet, eiternde Wunden wurden offen gelassen und der Sonne ausgesetzt. Der britische Feldarzt Oberstleutnant Sir BERKLEY MOYNIHAN berichtete 1916 im British Medical Journal: „Bei der Behandlung aller Schußwunden, bei denen massive Eiterungen auftreten und die Temperatur um einige Grade schwankt, ist es äußerst vorteilhaft, die Patienten ins Freie zu bringen. In Frankreich entwickelte ich eine ausgesprochene Vorliebe für in Zelten untergebrachte Lazarette.“ [20] Ohne Antibiotika und nur mit primitiven Desinfektionsmitteln half das Sonnenlicht wirksam, Wunden zu reinigen und die Heilung zu beschleunigen.

Prof. Dr. AUGUSTE ROLLIER (1874–1954) verlor schon früh seine Illusionen, daß mit der Medizin die Tuberkulose geheilt werden könne. Er wandte sich von der Chirurgie ab und eröffnete eine Praxis in Leysin, Kanton Waadt. Dort begann er im Jahre 1903 mit der Heliotherapie und stellte fest, daß Sonnenbäder die Heilung von Haut- und Knochentuberkulose fördern. Zudem achtete er auf Ruhe, frische Luft, gute Ernährung und Bewegung. Die ROLLIER-Methode beim Sonnenbaden bestand darin, bei eher kühlen Temperaturen eine sehr langsame Bräunung in Gang zu setzen und dabei schwerkranken Patienten nicht zu viel Sonnenlicht zuzumuten. Vor allem die Morgensonne wurde genutzt. ROLLIER betrachtete das Sonnen bei einer Schattentemperatur über 18 °C als Heißluftbad und nicht als Sonnenbad. Er war nicht auf schnelle Heilung, sondern auf durchgreifende Gesundung aus. Unter seiner Leitung wurden aus schwachen und kränkelnden Tuberkulosepatienten starke tiefgebräunte Menschen. Bemerkenswert war der Muskeltonus der ehemaligen Tuberkulosepatienten am Ende ihrer Kur. Obwohl sie sich während der Kur nur wenig bewegten, kräftigten sich bei täglichen Sonnenbädern die Muskeln. Auch Rachitis, Krampfadergeschwüre, Blutarmut und Knochenbrüche konnten mit Hilfe der Sonne geheilt werden. Diese Methode wurde schließlich in aller Welt kopiert. ROLLIER, der Großmeister der Heliotherapie, entfachte eine geradezu religiöse Begeisterung und wurde als „Hohepriester“ eines neuen Sonnenkults verehrt. ROLLIER, inzwischen zum Professor berufen, hat in Leysin bis zu Beginn des Zweiten Weltkrieges 36 Sonnensanatorien mit insgesamt über tausend Betten eingerichtet. ROLLIER vertrat eine ganzheitliche Behandlung, zu der auch die Beschäftigungstherapie während des langen Kuraufenthaltes gehörte.

Die Heliotherapie wurde jedoch von den meisten Ärzten abgelehnt. Schließlich konnte mit ihr kein Geld verdient werden. So konnte sich die Heliotherapie nicht in der Breite durchsetzen. Außerdem neideten viele Ärzte ROLLIER seine großen Erfolge und konnten ihm seine Ablehnung der Chirurgie und Medizin nicht verzeihen. ROLLIER sprach sich für Operationen nur in begründeten Notfällen aus. Als er 1905 auf einer Konferenz in Paris seine Erfahrungen mit der Heliotherapie vorstellen wollte, haben die anwesenden Ärzte aufgrund seiner ablehnenden Haltung gegenüber der etablierten Arzneimittel-Medizin aus Protest geschlossen den Saal verlassen.

Sir HENRY GAUVAIN (1878-1945) galt als der führende Sonnenarzt Englands. Während ROLLIER seine Erfolge in den Höhenlagen der Schweizer Alpen erzielte, erreichte GAUVAIN ähnliches in seiner Klinik an der englischen Südküste. Sonnenbaden wurde mit Meerbädern kombiniert.

Dr. HERBERT SHELTON (1887-1986) sorgte in Amerika für eine erneute Renaissance der Heliotherapie. In seinem Sanatorium bei San Antonio, Texas, gesundeten im Laufe der Jahrzehnte über vierzigtausend, zum Teil schwerkranke und vermeintlich unheilbare Patienten. Wohldosierte Sonnenbäder waren Teil eines umfassenden Kurprogramms, das sich je nach Erkrankung und Zustand des Patienten auf Fasten gründete, auf Frischkost-Ernährung mit Obst und Gemüse, auf Ruhe und Erholung, viel Schlaf, auf Licht, Sonne und frische Luft, bei zunehmender Besserung auf moderate Bewegung – alle Lebensbedürfnisse wurden erfüllt, um die Selbstheilung der Kranken zu ermöglichen.

SHELTON beschränkte sich nicht auf die Heliotherapie der Kranken, ebenso empfahl er den Gesunden die Heliohygiene, regelmäßige und maßvolle Sonnenbäder, um einen guten Gesundheitszustand zu erhalten und Krankheiten vorbeugend zu vermeiden. SHELTON war in Amerika einer der wenigen Verfechter der Freikörperkultur, er propagierte den langen Aufenthalt im Freien und das tägliche Luftbad gemäß den antiken und indianischen Vorbildern. SHELTON schrieb: „Sonnenbäder und Luftbäder machen die Haut widerstandsfähig gegenüber Infektionen, gegenüber Kälte und Hitze.“ An anderer Stelle heißt es: „Kleider schwächen die Haut und machen sie anfällig für Entzündungen, Infektionen, Hypertrophie, Atrophie, Pilz- und Parasitenbefall.“

Zahlreiche Wissenschaftler, Ärzte und Buchautoren haben im Laufe der letzten Jahrzehnte das Sonnenbaden erneut popularisiert und gezeigt, weshalb die Sonne zur Erhaltung und Wiedergewinnung der Gesundheit notwendig ist. Dank gebührt besonders dem kalifornischen Arzt ZANE R. KIME, der mit seinem Buch *Sonnenlicht und Gesundheit* den Verfasser dieses Buches angeregt hat, sich mit diesem Thema gründlich zu befassen. Leider ist Dr. KIME 1992 beim Bergsteigen tödlich verunglückt und konnte seine wichtige Arbeit nicht mehr fortführen.

Seit etwa 1990 setzte eine intensive Forschungs- und Publikationstätigkeit ein, besonders über Vitamin D. Die bisher gewonnenen Ergebnisse sind beeindruckend und die künftige Forschung weckt große Erwartungen.

Im Gegensatz dazu steht die Lichtbiologie noch im Schatten, dabei hat auch die Qualität des Lichtes großen Einfluß auf unsere Augen, auf den Hormonhaushalt und das Nervensystem, auf Stimmung und Wohlbefinden, auf die körperliche und geistige Gesundheit. Zu den Pionieren der modernen Lichtbiologie zählen Prof. FRITZ HOLLWICH (1909-1991), Chefarzt der Universitäts-Augenklinik in Münster, und JOHN NASH OTT (1909-2000).

Sonnenschein – für gute Gesundheit und ein langes Leben

Wasser wirkt Wunder, Luft vermag noch mehr,
am wirksamsten aber ist das Licht.

ARNOLD RIKLI

Sonnenlicht ist eines unserer wichtigsten Lebensbedürfnisse und durch nichts zu ersetzen. Wir müssen möglichst viel Zeit im Freien verbringen, auch in der Wohnung und bei der Arbeit das helle Tageslicht nutzen, und auch unsere Haut der Sonnenstrahlung aussetzen. Sonnenbäder sind täglich zu nehmen, wann immer das Wetter es zuläßt, am besten mittags bei Sonnenhöchststand. Denn nur bei einem Sonnenstand von über 45 ° gelangt im Flachland genügend UVB-Strahlung zur Erdoberfläche, um die Vitamin-D-Bildung in der Haut anzuregen. Dabei ist möglichst der ganze Körper der Sonne auszusetzen.

Wer gesund bleiben und sich wohlfühlen, wer seine geistige und körperliche Leistungsfähigkeit bewahren möchte, nehme bei jeder Gelegenheit ein Sonnenbad. Sonnenschein ist auch notwendig, um seelisch ausgeglichen zu bleiben und um mit Freude durchs Leben zu gehen. Regelmäßige Sonnenbäder gehören zur Kunst, alt zu werden und dabei jung zu bleiben. In der Tat vermag regelmäßiges und wohldosiertes Sonnenbaden das Leben zu verlängern. Schon allein mit einem optimalen Vitamin-D-Spiegel verringert sich das allgemeine Krebsrisiko um drei Viertel, was mit einer entsprechenden Erhöhung der durchschnittlichen Lebenserwartung einhergeht. Doch die Sonne leistet noch weitaus mehr: Viele degenerative Erkrankungen, die so oft zum vorzeitigen Tode führen, können mit Hilfe der Sonne vermieden werden. Die körperliche und gesundheitliche Verfassung wird durch regelmäßiges Sonnenbaden verbessert, wodurch eine beachtliche Lebensverlängerung bewirkt werden kann. Zahlreiche Studien bestätigen dies: Je besser der Vitamin-D-Status, desto geringer das Risiko, frühzeitig an Herzinfarkt, Schlaganfall, Krebs oder anderen degenerativen Erkrankungen zu sterben.[1] Diese Erhöhung der Lebensdauer führt nicht etwa zu einem verlängerten Leiden, sondern ganz im Gegenteil zu einer Verlängerung des gesunden Lebensphase: Mit der Sonne sinkt nicht nur die Sterberate, sondern auch die Erkrankungsquote und die Schwere der Erkrankungen. Die Sonne hilft also dabei, auch im Alter gesund und fit zu bleiben und sich eine gewisse jugendliche Frische zu erhalten.

So wichtig das regelmäßige Sonnenbaden für die Erhaltung und Wiedergewinnung einer robusten Gesundheit ist, es darf jedoch auch nicht übertrieben werden. Die Haut darf nicht durch zu viel UVB- oder UVA-Strahlung geschädigt werden. Sonnenbrand ist ebenso zu vermeiden wie das ausgedehnte Sonnenbad mit Hilfe von Sonnenschutzmitteln. Sicherheitshalber sollte die Haut höchstens der halben Sonnenbranddosis ausgesetzt werden. Spätestens dann ist der Schatten aufzusuchen. Denn nur im Schatten oder durch Bedeckung der Haut mit Kleidung wird diese vor übermäßiger UV-Bestrahlung geschützt.

Sonnenschutzmittel leisten gewöhnlich nicht das, was in der Werbung und auf der Verpackung versprochen wird. Sie filtern zwar UVB-Strahlung aus, wodurch die Haut länger der Sonne ausgesetzt werden kann, ohne zu verbrennen, doch dabei wird auch die Vitamin-D-Bildung blockiert und es fehlt schließlich dieses essentielle Antikrebshormon, das zur Verhütung von Krebs und auch von Hautkrebs notwendig ist. Mit Sonnenschutzmitteln, welche die Vitamin-D-Bildung verhindern, werden die entscheidenden gesundheitlichen Vorteile des Sonnenbadens zunichte gemacht und es wird sogar das Gegenteil bewirkt: Das längere Sonnenbad und die dadurch erhöhte UVA-Dosis lassen die Haut schneller altern und gefährden sie durch degenerative Schäden bis hin zum Hautkrebs. Außerdem nimmt der oxidative Streß im ganzen Körper zu. Sonnenschutzmittel sind deshalb nur dann sinnvoll, wenn man der Sonne nicht ausweichen kann, etwa bei Rad- oder Bergtouren. Es sollten indessen nur jene Fabrikate verwendet werden, die frei von giftigen Inhaltsstoffen sind.

Der beste Sonnenschutz wird allerdings durch die allmähliche Anpassung der Haut an die Sonne erreicht, durch Hautbräunung und Verdickung der Hornhaut, wodurch ein Lichtschutzfaktor von bis zu 40 aufgebaut werden kann. Ebenso wichtig ist es, viel Obst und Gemüse und wenig Fett zu essen. Je höher der Anteil an Obst und Gemüse, desto besser ist die Versorgung der Haut mit Vitaminen, Mineralstoffen und Radikalfängern, und somit ist ihr antioxidatives Schutzsystem um so wirksamer. Durch Anpassung der Haut sowie fettarme Frischkost-Ernährung kann insgesamt ein Lichtschutzfaktor von über 100 bewirkt werden. Dies erlaubt es, die gesundheitlichen Vorteile des Sonnenbadens voll zu nutzen, ohne Hautschäden befürchten zu müssen.

Demokrit sagte einmal: „Gesundheit erflehen sich die Menschen von den Göttern. Daß es in ihrer Macht liegt, sie zu bewahren, daran denken sie nicht.“ – Heutzutage erflehen sich die Menschen die Erhaltung ihrer Gesundheit zwar nicht mehr von den Göttern, aber nur wenige haben erkannt, daß allein durch richtige Ernährung und Lebensweise die Gesundheit erhalten und wiedergewonnen werden kann. Dazu bedarf es des regelmäßigen, maßvollen Sonnenbadens, und ebenso des möglichst langen Aufenthalts im hellen Tageslicht. Sonnenmangel schwächt die Lebenskraft und erhöht die Krankheitsanfälligkeit, fördert degenerative Erkrankungen und führt schließlich zu Verfall, Siechtum und vorzeitigem Tod. – Sonnenlicht ist unersetzlich und eines unserer wichtigsten Lebensbedürfnisse. – „Die Sehnsucht zum Licht ist des Lebens Gebot.“ (Henrik Ibsen)

Bleibe der Natur nahe,
und die ewigen Gesetze werden dich beschützen.

Max Gerson

Die Welt ist wie ein Schachspiel;
die Figuren sind die Phänomene des Universums,
die Spielregeln nennen wir Naturgesetze.
Den Spieler auf der anderen Seite sehen wir nicht.
Wir wissen, sein Spiel ist immer fair,
immer gerecht und geduldig.
Wir wissen auch, er übersieht keinen Fehler,
sie gehen auf unsere Kosten,
bei Unwissenheit und Ignoranz
übt er nicht die geringste Nachsicht.

Thomas Henry Huxley

Anhang A

Die Sonne – Quelle allen Lebens

Alles Leben auf der Erde kommt vom Licht der Sonne.
ALBERT VON SZENT-GYÖRGYI

Ohne Sonne kein Leben. Pflanzen bauen mit Hilfe des Sonnenlichts Biomasse auf; die Photosynthese ist die Grundlage für alles Leben auf der Erde. Würde die Sonne plötzlich erlöschen, so kühlte die Erde schnell aus. Schon am zweiten Tage käme es zum Zusammenbruch der gesamten Versorgung mit Nahrung und Kraftstoffen. Der Frost wäre so stark, daß sämtliche Heizbrenner versagten. Wasserleitungen würden vom Eis gesprengt. Jegliches Leben müßte erfrieren. Bereits am dritten Tage wären auch am Äquator die Ozeane mit einer Eisschicht bedeckt und würden binnen weniger Tage bis in die Tiefsee durchfrieren. Bald darauf würde sich sogar die Luft verflüssigen und die gesamte Erde in Eis hüllen.

Die Sonne strahlt zehnmillionenmal mehr Energie auf die Erde als das gesamte übrige Universum. In der Sonne, diesem gigantischen Fusionsreaktor, herrschen 15 Millionen Grad, an der Sonnenoberfläche dagegen „nur" 6000 Grad Kelvin. Jedes Metall würde dabei sofort verflüssigt und verdampfen. Im Innern der Sonne ist es stockdunkel. Durchschnittlich zehntausend Jahre benötigen die Photonen auf ihrem Weg vom Inneren der Sonne bis an deren Oberfläche, wo sie schließlich abgestrahlt werden. Und dieser Fusionsreaktor droht nicht wie eine gigantische Wasserstoffbombe zu explodieren, sondern er feuert gleichmäßig vor sich hin: Jede Sekunde werden 657 Millionen Tonnen Wasserstoff zu 652 Millionen Tonnen Helium verschmolzen. Die Differenz von 5 Millionen Tonnen wird als Strahlung abgegeben. Bei der Verschmelzung von nur einem Gramm Wasserstoff zu Helium wird eine Strahlungsenergie frei, die der Energie von zehn Tonnen Steinkohle entspricht. Die Sonne strahlt in nur einer Sekunde so viel Energie ab, wie die Menschheit beim gegenwärtigen Verbrauch 30 000 Jahre lang benötigen würde.

Während nur ein winziger Teil der gesamten Sonnenstrahlung auf die Erde trifft, strahlt die Sonne immerhin noch 14 000 mal soviel Energie zur Erde, wie von der Menschheit verbraucht wird. Allerdings kann von dieser Sonnenenergie nur ein kleiner Teil genutzt werden.

Die Sonne ist zwar die Energiequelle für alles Leben, aber auch ein Höllenfeuer, das jegliches Leben in seiner Nähe vernichtet. Das Band des Lebens ist schmal. Der amerikanische Astrophysiker MICHAEL HART hat berechnet, daß die Erde in dieser hauchdünnen „Lebenssphäre“ um die Sonne kreist. Schon eine geringe Änderung der Umlaufbahn würde das Leben auslöschen. Ein um fünf Prozent geringerer mittlerer Abstand zur Sonne würde eine Hitzekatastrophe auslösen, und ein um nur ein Prozent größerer Abstand würde die Erde in Eis erstarren lassen.[1]

Bemerkenswert ist auch die Rotationsdauer der Erde von 24 Stunden, weder zu schnell noch zu langsam. Würde die Erde für eine Drehung drei oder vier Tage brauchen, so würde sie auf der Nachtseite zu stark abkühlen und sich auf der

Tagseite stark überhitzen. Höheres Leben hätte sich in diesem steten Wechsel von Wüstenhitze und sibirischem Frost kaum entwickeln können.[2]

Auch der Mond hat zur Entwicklung des Lebens beigetragen, weil er als Gravitationsanker die Erde fesselt und deren Rotationsachse stabilisiert. Andernfalls würde die Rotationsachse der Erde vielleicht wie die des Mars chaotisch hin- und hertaumeln: Wo heute tropische Vegetation blüht, könnten in ein paar hundert Jahren arktische Fröste herrschen. Es gäbe unablässig Wetterstürze, extreme Orkane und Temperaturschwankungen, der Tod für alles höhere Leben. Auch die Achse der Venus kippte vor zwanzig Millionen Jahren um. Stellen wir uns vor, die Rotationsachse der Erde würde in die Nähe der Ekliptik (die Ebene der Erdumlaufbahn) kippen: Wir hätten monatelang Tag und eine alles versengende Hitze. Dieser ununterbrochenen Hitze folgte eine mehrmonatige Polarnacht mit starkem Frost wie auf der Antarktis.

Die Sonne sendet einen tödlichen Teilchenstrom aus, der dauernd auf die Erde prasselt, aber größtenteils vom Erdmagnetfeld abgeschirmt wird und deshalb nur geringfügig zur Erdoberfläche gelangt. Dieser Sonnenwind schwankt mit der Zeit und wird manchmal zum Sonnensturm, mitunter sogar zu einem Sonnenorkan.

Die Intensität des Sonnenwindes schwankt neben anderen Zyklen in einem 27-Tages-Rhythmus, solange braucht die Sonne für die Drehung um die eigene Achse. Die Stärke des Sonnenwindes beeinflußt das Leben auf der Erde. Forschungen mit Termiten und Hausbockkäfern unter Laborbedingungen (Dunkelheit, konstante Temperatur und Luftfeuchte) erbrachten das Ergebnis, daß sich Sauerstoffverbrauch und Nahrungsaufnahme in diesem 27-Tagesrhythmus verändern.

Statistische Vergleiche zeigen, daß sich die Sterbehäufigkeit in Berlin, vor allem bei kreislaufbedingten Todesfällen, ebenfalls in diesem Rhythmus ändert.[3]

Hunde, Kaninchen und Fische wurden im Labor unterschiedlichen Magnetfeldern und elektromagnetischer Strahlung ausgesetzt, um den Sonnenwind zu simulieren. Das Ergebnis: Bei bestimmten Feldstärken und Frequenzen wurden die Lebensfunktionen gestört: Beeinflussung des Herzschlages, der Nervensignale und Gehirnströme sowie veränderte Eiweißzusammensetzung des Blutes und Leukozytenzahl (weiße Blutkörperchen).[4]

Auch das Erdmagnetfeld ist keineswegs stabil. Das magnetische Schutzschild ändert allmählich seine Feldstärke, und die magnetischen Pole verschieben sich im Laufe vieler Jahrtausende. Dadurch kann sich die Intensität des Sonnenwindes ändern und je nach Gebiet verstärken oder abschwächen. In diesem Zusammenhang sei von einem Experiment berichtet: Bestimmte Arten von Cereus-Kakteen (Säulen-Kakteen) öffnen ihre Blüten in der Abenddämmerung, blühen während der Nacht und lassen ihre Blüten verwelken, sobald die Sonne am nächsten Morgen aufgeht. Cereus-Kakteen blühen auch in geschlossenen Räumen im gleichen Rhythmus, egal, ob es dort 24 Stunden lang stockdunkel ist oder die Zimmer mit Lampen hell erleuchtet werden. Die Kakteen lassen sich nicht beeinflussen, selbst wenn die Beleuchtungszyklen vom äußeren Tag-Nacht-Rhythmus abweichen. Wenn im Versuch sichtbares Licht, UV-Licht und Wärmestrahlung der Sonne völlig abgeschirmt werden, folgen die Cereus-Kakteen trotzdem ihren Zyklen, als ob sie spürten, wann es abends dämmert und morgens die Sonne aufgeht. Werden neben die Cereus-Kakteen andere Kakteen gestellt, die umgekehrt nur am Tage blühen, so blühen sie wechselseitig selbst in der absoluten Dunkelheit der Versuchsräume. Diese Zyklen lassen sich nicht durch Kunstlicht beeinflussen. Weitere Versuche zeigten, daß die Kakteen der Stimulation durch den Sonnenwind bedürfen, einem Teilchenstrom, der ständig auf die Tagseite der Erde prasselt. Der Unterschied zwischen der kosmischen Hintergrundstrahlung und dem zusätzlichen Teilchenstrom tagsüber seitens der Sonne synchronisiert diese Kakteen mit den solaren Zyklen. Kakteen, die zweihundert Meter unter die Erde in ein Kohlebergwerk gebracht und vom Sonnenwind abgeschirmt wurden, verhielten sich die ganze Zeit so, als wäre Nacht.[5]

Der Sonnenwind kann auch das Leben von Tieren beeinflussen. Wissenschaftlern, die mit Nagetieren experimentierten, fiel auf, daß sich die Tiere in zwei verschiedenen Gebäuden unterschiedlich verhielten. Man suchte vergeblich nach den Gründen und achtete darauf, die Tiere unter gleichen Bedingungen zu halten. Auch eventueller Lärm konnte als Ursache ausgeschlossen werden. In beiden Gebäuden war es ruhig. Später fiel der Unterschied auf: Das eine Gebäude bestand aus massiven Betonwänden und Betondecken. Die Versuchsräume lagen im Erdgeschoß des vierstöckigen Gebäudes, während die anderen Versuchsräume in einer Leichtbau-Baracke lagen. Im Betonbau wurde die kosmische Strahlung gut abgeschirmt, ebenso tagsüber der Sonnenwind. Die eigentlich nachtaktiven Nager waren nachts vergleichsweise träge. In der Baracke hingegen waren die Nager nachtaktiv, weil sich am Tage aufgrund des Sonnenwindes die Strahlungsverhältnisse gegenüber der Nacht veränderten.[6] Das zeigt, auf welch vielseitige Weise die Sonne unser Leben beeinflußt. Selbst der Sonnenwind wirkt auf uns.

In unserer Milchstraße gibt es über zweihundert Milliarden Sonnen. Unsere Sonne ist jedoch von einer ganz seltenen Sorte; sie ist aus einer Supernova entstanden, aus der Explosion eines Riesensterns. Denn nur solche gigantischen Sterne können größere Atome als Helium durch Kernverschmelzung bilden: Kohlenstoff, Stickstoff, Sauerstoff, Eisen, Kupfer, Jod, Kobalt, Magnesium, Kalzium und das ganze Periodensystem der Elemente. Ohne diese Vielfalt von Elementen gäbe es kein Leben. Im Weltall existieren nur relativ wenige Sonnensysteme, die chemisch unserem Sonnensystem gleichen.[7]

Im Kosmos gibt es unter den über zweihundert Milliarden Sonnen nur wenige, die so groß sind wie unsere. Aufgrund ihrer optimalen Größe brennt unsere Sonne viele Milliarden Jahre lang relativ gleichmäßig. Nur so konnte sich allmählich Leben auf der Erde entwickeln. Mit unserer Sonne, unserem Sonnensystem und der Erde trafen so viele äußerst seltene Umstände zusammen, daß unsere Existenz einem Wunder gleichkommt.

Seien wir dankbar und erweisen wir der Sonne unsere Ehrerbietung, wann immer sie sich zeigt. Die alten Inder nannten es Surya-Yoga, die Kultivierung der Dankbarkeit und Achtsamkeit gegenüber der Sonne. – Nutzen auch wir unser Leben in Dankbarkeit, statt es sinnlos in Nichtigkeiten zu verschwenden und zu vertrödeln. Wenden wir unser Gesicht der Sonne zu, dann fallen die Sorgen hinter uns!

Anhang B

Nahrungsmittel-Tabellen

Alles ist gut, wie es aus den Händen der Natur kommt.

GOETHE

Zu einem guten Selbstschutz der Haut bei UV-Bestrahlung verhelfen Karotin und Karotinoide, die als Radikalfänger die bei der Bestrahlung entstehenden freien Radikale unschädlich machen. Sie müssen jeden Tag reichlich mit der Nahrung aufgenommen werden (siehe Kapitel 5). Je höher die Zufuhr in den Tagen und Wochen vor der UV-Bestrahlung der Haut, desto besser ist die Schutzwirkung.

Weiterhin ist eine Vitamin-C-reiche Ernährung notwendig, um die Haut bei UV-Bestrahlung wirksam vor oxidativem Streß zu schützen. Auch die Hornhaut der Augen und die Augenlinse brauchen viel Vitamin C, während die Augennetzhaut durch Vitamin C und E, durch Lutein, Zeaxanthin und andere Karotinoide geschützt wird (Kapitel 6).

Erforderlich für den Schutz der Haut ist überdies die ausreichende Zufuhr des fettlöslichen Radikalfängers Vitamin E. Je höher der Fettanteil der Nahrung, desto höher sollte die Vitamin-E-Zufuhr sein. Besonders die oxidationsempfindlichen mehrfach ungesättigten Fettsäuren bedürfen des antioxidativen Schutzes durch Vitamin E. Zur Regeneration von Vitamin E ist Vitamin C erforderlich.

Die beste Versorgung mit all diesen Radikalfängern wird über Obst und Gemüse erreicht. Je höher der Frischkost-Anteil, desto wirksamer ist das antioxidative Schutzsystem.

(µg/100g)	β-Karotin	α-Karotin	Lykopin	Lutein und Zeaxanthin
Aprikose	3500	–	5	–
Grapefrucht, rot	1130	–	3362	–
Guave	812	–	5400	–
Kantelup-Melone	1600	27	0	40
Mango	445	17	–	–
Nektarine	103	0	–	0
Orange	50	16	0	187
Papaya	276	0	0	70
Pfirsich	99	1	–	14
Wassermelone	230	1	4100	14
Blattsalat	1200	1	0	2000
Bohnen, grün	–	–	–	1140
Broccoli	700	1	0	1900
Eisbergsalat	200	–	–	350
Erbse	350	16	0	1700
Gemüsepaprika, rot	2360	60	–	–
Grünkohl	4700	–	–	22000
Kürbis	3100	3800	0	1500
Mais	–	–	–	1230
Möhre	7900	3600	0	260
Petersilie	–	–	–	10000
Romanosalat	1270	0	0	2635
Rosenkohl	480	0	0	1300
Spinat	4100	0	0	10200
Tomate	520	–	3100	100
Weißkohl	80	0	0	150

Karotingehalt von Obst und unerhitztem Gemüse. [1]

Über 650 Karotinoide sind bekannt. β- und α-Karotin sowie Lykopin, Lutein und Zeaxanthin sind nebenstehend aufgeführt. Der Gehalt kann bei verschiedenen Proben durchaus um Faktor 10 variieren. Auch die Angaben in der Literatur fallen zum Teil recht unterschiedlich aus. So gibt die amerikanische Ernährungsbehörde für Möhren einen Gehalt an β-Karotin mit 18 250 µg/100g und den Gehalt an α-Karotin mit 10 650 µg/100g an, also weitaus mehr als in dieser Tabelle. Vollreife und sonnengereifte Früchte haben in der Regel den höchsten Gehalt an Karotin und Karotinoiden – je dunkler, je stärker die orangefarbene, rote oder gelbe Färbung, desto höher ist der Karotingehalt. Bei Salat und Blattgemüse wird Karotin durch das grüne Chlorophyll überdeckt.

Nur farbige Gemüse und Früchte sowie grüne Blätter enthalten nennenswerte Mengen an Karotin und Karotinoiden. Für eine reichliche Zufuhr sollten mindestens neunzig Prozent des Kalorienbedarfs über Obst und Gemüse gedeckt werden. Frei von Karotin sind Brot, Back- und Teigwaren, Wurst, Fisch, Pflanzenöl, Käse, Quark, Joghurt, Butter, Süßwaren.

Karotin und Karotinoide werden besonders in der Haut eingelagert. Sie sind wirksame Radikalfänger und machen freie Radikale, die bei UV-Bestrahlung der Haut zwangsläufig entstehen, sofort unschädlich. Dadurch verspricht eine karotinreiche Ernährung einen guten Schutz vor Sonnenbrand und Hautschäden (mehr darüber in Kapitel 5).

Lutein und Zeaxanthin werden vor allem in der Netzhaut der Augen eingelagert und schützen diese vor Oxidationsschäden, unter anderem vor Makula-Degeneration. Lutein und Zeaxanthin sind reichlich in Salat und Grünblattgemüse enthalten, weshalb der tägliche Verzehr von ein bis zwei Salatmahlzeiten zu empfehlen ist (mehr darüber in Kapitel 6).

Vitamin C	Dichte mg/MJ	Gehalt mg/100g	Vitamin C	Dichte mg/MJ	Gehalt mg/100g
Blattsellerie	71	7	Romanosalat	360	24
Bleichsellerie	110	7	Rosenkohl	720	112
Blumenkohl	750	69	Rote Rübe	57	10
Bohnen, grün	140	19	Rotkohl	580	50
Brennessel	4000	200	Schnittlauch	420	47
Broccoli	1020	110	Schwarzwurzel	60	4
Chicoree	150	10	Spargel	270	20
Chinakohl	480	26	Spinat	800	51
Endiviensalat	240	10	Tomate	340	25
Erbsen, grün	86	25	Topinambur	31	4
Feldsalat	610	35	Wegerich	40	20
Fenchel	950	93	Weißkohl	460	47
Grünkohl	690	105	Winterkürbis	125	14
Gurke	160	8	Wirsingkohl	480	50
Knollensellerie	104	8	Zucchini	200	16
Kohlrabi	620	63	Zuckermais	33	12
Kopfsalat	200	13	Zwiebel	85	10
Kürbis	110	12	Champignon	57	4
Löwenzahn	150	33	Kartoffel, gekocht	48	14
Möhre	60	7	Nüsse, Ölsamen	0	0
Okra	430	36	Pflanzenöl	0	0
Paprika	1670	140	Sojasprossen	34	7
Pastinake	200	18	Brot	0	0
Petersilie	790	166	Fleisch, Wurst	0	0
Porree	250	26	Fisch	0	0
Portulak	200	22	Käse	0	0
Radieschen	470	27	Milch, roh	7	2
Rettich	510	29	Sahne, Butter	0	0

Vitamin C	Dichte mg/MJ	Gehalt mg/100g	Vitamin C	Dichte mg/MJ	Gehalt mg/100g
Acerolakirsche	25760	1700	Kaktusfeige	150	23
Ananas	87	20	Kantelup-Melone	300	33
Apfel	58	12	Kirsche	57	15
Apfelsine	280	50	Kiwi	340	71
Aprikose	56	10	Mandarine	170	32
Avocado	14	13	Mango	150	37
Banane	28	11	Maulbeere	54	10
Birne	22	5	Melone	240	25
Brombeere	93	17	Mirabelle	25	7
Cherimoya	95	25	Nektarine	36	8
Dattel, getrocknet	2	2	Pampelmuse	316	61
Erdbeere	460	62	Papaya	1450	80
Feige	12	3	Pfirsich	56	10
Guave	660	180	Pflaume	24	5
Hagebutte	3380	1250	Reineclaude	25	6
Heidelbeere	140	22	Sanddornbeere	1145	450
Himbeere	180	25	Stachelbeere	220	34
Honigmelone	140	32	Wassermelone	38	6
Johannisbeere	1150	189	Weintraube	14	4
Kaki	53	16	Zitrone	360	53

Vitamin-C-Dichte und -Gehalt ausgewählter Nahrungsmittel. [2]
Maßgebend ist die Vitamin-C-Dichte, also die linke Spalte. Um einen guten antioxidativen Schutz der Haut und auch der Augen bei UV-Bestrahlung zu erlangen (Kapitel 5 und 6), muß viel Vitamin C zugeführt werden, was jedoch nur zu erreichen ist, wenn die Ernährung zu einem sehr großen Teil aus Obst und Gemüse besteht.

	Vitamin-E-Gehalt [µg/100 g]	Fettdichte [%]	Vit.-E-Dichte [µg/mg FSI]
Nüsse und Ölsamen			
Cashewnuß	2000	65,4 %	58
Haselnuß	1350	85,5 %	22
Kokosnuß, frisch	380	90,0 %	114
Kokosmilch	100	14,3 %	2780
Macadamianuß	1500	95,4 %	24
Paranuß	200	89,3 %	3
Pecannuß	2000	91,9 %	25
Walnuß	1000	84,3 %	10
Marone	560	39,8 %	40
Mandel	4180	83,8 %	73
Pistazie	1450	79,2 %	29
Leinsamen	1150	73,1 %	18
Mohnsamen	990	78,8 %	15
Sesam	4900	79,5 %	76
Sonnenblumenkerne	4100	75,2 %	57
Pflanzliche Öle und Fette			
Sesamöl	100	100,0 %	0,8
Sonnenblumenöl	0	100,0 %	0
Margarine	20	99,7 %	0,2
Tierische Fette und Öle			
Butter	34	99,3 %	1
Saure Sahne, 40 % Fett	90	95,7 %	6
Schlagsahne, 40 % Fett	70	94,0 %	5
Schweineschmalz	0	100,0 %	0
Fischöl	0	100,0 %	0

Vitamin-E-Gehalt, Fettdichte und die Menge an Vitamin E, bezogen auf die Oxidationsempfindlichkeit der Fettsäuren.[3] – Die Fettdichte bezeichnet den Anteil des Fetts am Brennwert des jeweiligen Nahrungsmittels (Anteil der Fettkalorien an den Gesamtkalorien). In der rechten Spalte ist die Vitamin-E-Dichte aufgeführt: Die Masse an Vitamin E, bezogen auf die Masse des Fetts und gewichtet mit der Oxidationsempfindlichkeit der enthaltenen Fettsäuren (Fettsäuren-Index, FSI), wobei die einfach ungesättigten Fettsäuren mit 1 multipliziert werden, die zweifach ungesättigten mit 2, die dreifach ungesättigten mit 3 usw. Die gesättigten Fettsäuren bleiben unberücksichtigt. Dieser Wert in der rechte Spalte sollte möglichst hoch sein (viel Vitamin E und damit ein guter antioxidativer Schutz, bezogen auf die Oxidationsempfindlichkeit des enthaltenen Fettes).

Fett ist maßvoll zu essen (durchschnittliche Fettdichte höchstens 15 bis 20 Prozent[4]) und dennoch ist eine gute Versorgung mit essentiellen Fettsäuren und Vitamin E sicherzustellen. So kann die Haut gut die UV-Strahlung vertragen, ohne Schaden zu nehmen (mehr darüber in Kapitel 5 und 17).

Bei *Nüssen und Ölsamen* ist der Vitamin-E-Gehalt von der Dauer und den Bedingungen der Lagerung abhängig. Mit der allmählichen Erschöpfung des antioxidativen Schutzsystems oxidieren die ungesättigten Fettsäuren zunehmend: Nüsse und Ölsamen werden ranzig. Nüsse sollten maßvoll gegessen werden, sie dürfen nicht überlagert und ranzig sein.

Der Vitamin-E-Gehalt von *Pflanzenölen* ist davon abhängig, wie schonend die Samen ausgepreßt werden sowie von der Dauer und den Bedingungen der Lagerung. Bei den handelsüblichen Ölen ist der Vitamin-E-Gehalt meist gleich Null.

Hoch ist hingegen die Vitamin-E-Dichte in *Früchten* (siehe folgende Seite). Die antioxidative Wirkung von Vitamin E wird außerdem durch den hohen Vitamin-C-Gehalt verstärkt.

	Vitamin-E-Gehalt [µg/100 g]	Fettdichte [%]	Vit.-E-Dichte [µg/mg FSI]
Ananas	220	2,3 %	1010
Apfel	200	6,8 %	430
Apfelsine	300	4,1 %	360
Aprikose	700	2,2 %	2170
Banane	650	1,7 %	4090
Birne	200	4,8 %	610
Brombeere	400	35,5 %	830
Cherimoya	1100	4,2 %	3540
Clementine	200	6,2 %	590
Dattel, getrocknet	1627	1,6 %	3140
Eierpflaume	440	3,8 %	1700
Erdbeere	500	12,0 %	800
Feige	420	7,0 %	800
Grapefrucht	240	3,3 %	1510
Guave	1100	12,4 %	2090
Hagebutte	480	5,3 %	500
Heidelbeere	400	13,9 %	410
Himbeere	300	9,6 %	600
Jakfrucht	600	5,6 %	1290
Johannisbeere, schwarz	300	3,6 %	1100
Kaki	189	3,7 %	580
Kaktusfeige	380	9,6 %	920
Kantelup-Melone	550	3,3 %	5560
Kapstachelbeere	2000	13,2 %	1750
Kiwi	410	10,3 %	630
Litchi	530	3,5 %	1700

	Vitamin-E-Gehalt [µg/100 g]	Fettdichte [%]	Vit.-E-Dichte [µg/mg FSI]
Mango	700	6,7 %	1760
Mirabelle	600	2,8 %	2320
Nektarine	1000	1,6 %	8930
Pampelmuse	220	0,8 %	4780
Papaya	300	6,2 %	3660
Passionsfrucht	2100	5,2 %	5085
Pfirsich	900	2,2 %	8040
Pflaume	440	3,8 %	1700
Purpurgrenadilla	1500	6,0 %	2070
Rambutan	400	1,3 %	3810
Reineclaude	400	1,5 %	3050
Sapote	1600	4,6 %	3090
Satsuma	220	0,8 %	4780
Stachelannona	900	3,8 %	2890
Stachelbeere	250	4,4 %	880
Süßkirsche	270	4,3 %	870
Tamarinde	1500	1,1 %	17200
Wassermelone	150	4,6 %	725
Weintrauben	230	3,8 %	910
Zibetfrucht/ Durian	1200	18,8 %	640
Zitrone	170	12,8 %	230
Zuckermelone	550	3,3 %	5560
Zwetschge	400	2,2 %	3050
Ölfrüchte			
Avocado	1100	95,6 %	52
Olive	100	91,6 %	3

	Vitamin-E-Gehalt [µg/100 g]	Fettdichte [%]	Vit.-E-Dichte [µg/mg FSI]
Bleichsellerie	550	11,3 %	1740
Blumenkohl	600	11,1 %	1340
Bohnen, grün	570	8,5 %	1620
Broccoli	1000	6,9 %	3135
Chicoree	500	11,2 %	1520
Chinakohl	400	21,3 %	1030
Eisbergsalat	200	14,3 %	600
Endiviensalat	200	17,3 %	890
Feldsalat	380	23,4 %	665
Fenchel	200	10,9 %	525
Gartenmelde	550	11,0 %	1165
Grünkohl	2100	22,1 %	1470
Gurke	200	15,1 %	890
Knollensellerie	900	14,0 %	2680
Kohlrabi	1800	3,6 %	11610
Kopfsalat	400	17,0 %	1080
Kürbis, Pumkin	500	4,7 %	2920
Kürbis, Wintersquash	1600	6,7 %	6015
Möhre	580	6,9 %	2340
Okra	800	9,1 %	4910
Paprika, gelb	700	9,0 %	1830
Paprika, grün	333	13,7 %	870
Paprika, rot	1600	12,3 %	2520
Pastinake	940	16,9 %	1810
Petersilie	1350	6,8 %	2060
Porree	356	13,4 %	680

	Vitamin-E-Gehalt [µg/100 g]	Fettdichte [%]	Vit.-E-Dichte [µg/mg FSI]
Portulak	500	11,3 %	1 150
Radieschen	250	8,7 %	1440
Rettich	400	9,9 %	1 880
Romanosalat	600	11,5 %	1 770
Rosenkohl	670	8,6 %	1 230
Rote Rübe	230	2,1 %	1 950
Rotkohl	400	7,1 %	1 575
Schalotte	600	8,2 %	2 900
Schnittlauch	600	19,9 %	590
Schwarzwurzel	350	22,1 %	620
Spargel	1 000	7,1 %	6 540
Spinat	620	17,4 %	1 160
Tomate	530	11,3 %	2 250
Topinambur	1 300	12,0 %	2 770
Weißkohl	300	7,2 %	965
Wurzelpetersilie	2 000	10,9 %	3 470
Zucchini	400	19,1 %	745
Zuckererbsen	2 700	3,0 %	11 900
Zuckermais	1 700	12,2 %	1 270
Zwiebel	300	7,9 %	1 070
Champignon	5 200	13,5 %	14 020

Viel Vitamin E enthalten auch Gemüse, Salate und Pilze. Beim Dämpfen geht nur wenig davon verloren, beim langen Kochen können die Verluste allerdings 50 Prozent betragen, bei milchsaurer Gärung 40 bis 70 Prozent. Da in Gemüse viel Vitamin C enthalten ist, erhöht sich entsprechend die antioxidative Schutzwirkung von Vitamin E.

	Vitamin-E-Gehalt [µg/100 g]	Fettdichte [%]	Vit.-E-Dichte [µg/mg FSI]
Brot, Nudeln und Getreide			
Roggen-Vollkornbrot	1330	4,5 %	1250
Grahambrot	3460	6,0 %	2230
Weißbrot (Weizen)	765	6,0 %	580
Eierteigwaren, gegart	465	6,9 %	440
Haferflocken	1000	16,6 %	120
Hirse, gegart	530	10,6 %	350
Mais, gegart	440	11,0 %	300
Reis, gegart	320	1,7 %	1770
Stärkehaltige Knollen			
Kartoffeln, gegart	864	1,3 %	7450
Hülsenfrüchte			
Limabohnen, gegart	466	2,7 %	1600
Sojabohnen, gegart	823	57,2 %	58
Kichererbsen, gegart	543	11,2 %	330
Linsen, gegart	648	4,0 %	1055
Erbsen, grün gegart	1135	4,6 %	1270
Milch und Käse			
Kuhmilch	90	50,2 %	61
Ziegenmilch	300	53,7 %	190
Appenzeller Käse	100	72,8 %	8
Bavaria Blu	1200	79,2 %	100
Camembert (60 % Fett i.T.)	1100	70,0 %	120
Emmentaler Käse	100	69,2 %	9
Gouda	100	71,1 %	9
Roquefort	730	76,1 %	64

	Vitamin-E-Gehalt [μg/100 g]	Fettdichte [%]	Vit.-E-Dichte [μg/mg FSI]
Hühnerei			
Ei, gegart	70	64,0 %	9
Fisch und Fleisch			
Aal, geräuchert	2005	77,8 %	86
Hering, gegart	3090	64,6 %	135
Makrele, gegart	6132	58,1 %	280
Thunfisch, Konserve	4987	36,7 %	420
Weißlachs, gegart	4106	42,4 %	390
Rindfleisch, gegart	3532	47,7 %	550
Schweinefleisch, gegart	3145	50,8 %	350

Eine sehr hohe Vitamin-E-Dichte haben gegarte Kartoffeln, hoch ist sie auch bei Hülsenfrüchten (mit Ausnahme der fettreichen Sojabohnen), recht hoch ist ebenfalls die Vitamin-E-Dichte in Vollkornbrot und gekochtem Reis, weniger hoch in Weißbrot. Allerdings verringert sich die Vitamin-E-Dichte einer Brotmahlzeit durch Butter, Margarine, Käse und Wurst. Außerdem fehlt es diesen Nahrungsmitteln an Vitamin C, das für die Regeneration von Vitamin E gebraucht wird.

Roher Fisch enthält viel Vitamin E, jedoch auch reichlich oxidationsempfindliche Fettsäuren, weshalb die Vitamin-E-Dichte teils ziemlich gering ausfällt. Außerdem werden beim Braten, Grillen und Frittieren aufgrund der hohen Temperaturen Fettsäuren denaturiert und oxidiert, wogegen auch Vitamin E nicht helfen kann. Fleisch und Fisch sind außerdem reich an Fett, was bei regelmäßigem Verzehr die Haut UV-empfindlich werden läßt: Für einen Sonnenbrand genügt dann eine geringere UV-Dosis und langfristig erhöht sich das Hautkrebsrisiko (siehe Kapitel 17).

Neben Karotin und Karotinoiden sowie Vitamin C und E wirken Polyphenole ebenfalls als Radikalfänger und schützen die Haut vor Schäden bei UV-Bestrahlung. Zu den Polyphenolen gehören Tausende von unterschiedlichen Molekülen, die in verschiedenen Obst- und Gemüsesorten, zumeist in der Schale vorkommen. Nur wenige dieser Verbindungen sind hinsichtlich ihrer Wirkungen bisher genauer erforscht worden. Resveratrol und Quercetrin beispielsweise, die in Weintrauben, Äpfeln, Zwiebeln, Broccoli und grünen Bohnen vorhanden sind, verringern das Krebsrisiko sowie das Hautkrebsrisiko.[5] – Wer also viel Obst und Gemüse, möglichst im rohen Zustand, ißt, liegt auch bei der reichlichen Zufuhr von bekannten und unbekannten Polyphenolen auf der sicheren Seite.

Anmerkungen

Kapitel 1
Sonnenlicht und seelische Gesundheit (S. 15 – 26)

1. Hobday: *Sonnenlicht heilt*. S. 49.
2. Kime: *Sonnenlicht und Gesundheit*. S. 288.
3. Holick: *Schützendes Sonnenlicht*. S. 93.
4. Sidhwa: *The Quintessence of Natural Living*.
5. Holick: *Schützendes Sonnenlicht*. S. 89.
6. Holick: *Schützendes Sonnenlicht*. S. 25.
7. *Wandmaker aktuell*, Nr. 37/2006.
8. Coleman: *Wie Sie Ihren Arzt daran hindern, Sie umzubringen*.
9. Hobday: *Sonnenlicht heilt*. S. 48.
10. *Living Nutrition* 16/2004.
11. Ott: *Health and Light*.
12. Hans Selye: *Stress*. 1956. Zitiert nach Kime. S. 39.
13. Kenneth Cooper: *Aerobic*. 1968. Zitiert nach Kime. S. 40.
Cooper: *Die neuen Gesundmacher: Antioxidantien*.
14. Kime: *Sonnenlicht und Gesundheit*. S. 39 ff.
15. Liberman: *Die heilende Kraft des Lichts*. S. 161.

Kapitel 2
Sonnenlicht und körperliche Fitneß (S. 27 – 33)

1. Kime: *Sonnenlicht und Gesundheit*.
2. Hobday: *Sonnenlicht heilt*.
3. Bei den untersuchten Personen konnte eine durchschnittliche Steigerung des vom Herzen gepumpten Blutvolumens um 39 % festgestellt werden. Siehe Johnson, J. R.: The Effect of Carbon Arc Radiation on Blood Pressure and Cardiac Output. *Amer. J. Physiol.* 114: 594, 1935.

4. Kime: *Sonnenlicht und Gesundheit*. S. 32.
5. Skinner/ Hollszy/ Cureton: Effects of a Programm of Endurance Exercises on Physical Work. *Amer. J. Cardiol.* 14:747, 1964.
Lehmann/ Szakall: Der Einfluß der Ultraviolettbestrahlung auf den Arbeitsstoffwechsel und die Arbeitsfähigkeit des Menschen, *Arbeitsphysiologie* 5:278, 1932.
6. Laurens, H.: The Physiologic Effect of Ultraviolet Radiation, *JAMA*. 11:2385, 1939.
Kime: *Sonnenlicht und Gesundheit*. S. 32.
7. Seidel, et al: Preliminary Report Observed in Eighty Cases of Intractable Bronchial Asthma, *Arch Phys Ther* 24:533, 1943.
Kime: *Sonnenlicht und Gesundheit*. S. 33.
8. Miley, G.: Ultraviolet Blood Irradiation: Studies in Oxygen Absorption, *Amer. J. Med. Sci.* 197:873, 1939.
Kime: *Sonnenlicht und Gesundheit*. S. 33.
Miley, G.: The present Status of Ultraviolet Blood Irradiation, *Arch. Phys. Ther.* 25:357. 1944.
Wiesner: The Influence of Ultraviolet Light on the Oxygen Uptake of the Tissues in Arterial Occlusive Diseases. *Radiobiol. Radiother.* Vol. 14. 1973.
Kime: *Sonnenlicht und Gesundheit*. S. 56 f.
9. Parade, G. W./ Otto, H.: Alkalireserve und Leistung. *Z .Klin. Med.* 137:7, 1939.
Zitiert nach Kime: *Sonnenlicht und Gesundheit*. S. 32.
10. Michailow, V. A.: Influence of Graduated Sunlight Baths on Patients with Coronary Atherosclerosis, *Sovet Med* 29:76, 1966. Zitiert nach Kime: *Sonnenlicht und Gesundheit*. S. 34.
11. Kabat, J. et al.: Effect of UV-Irradiation of Shifts of Energy-rich Phosphate Compounds, *zabl Bakt. Hyg. I Abt. Orig. B* 162:393. 1976. – Kime: *Sonnenlicht und Gesundheit.* S. 45.
12. Pincussen, L.: The Effect of Ultraviolet and Visible Rays on Carbohydrate Metabolism, *Arch Phys Ther* 18:750, 1937.
Zitiert nach Kime: *Sonnenlicht und Gesundheit*. S. 34.

13. ALLAN/ CURETON: Effect of Ultraviolet Radiation on Physical Fitness. *Arch. Phys. Med.* 26:641, 1945.
Zitiert nach KIME: *Sonnenlicht und Gesundheit*. S. 42 ff.
14. RONGE: Ultraviolet Irradiation with Artificial Illumination. *Acta Physiol. Scand.* 15, suppl. 49:1,1948.
Zitiert nach KIME: *Sonnenlicht und Gesundheit.* S. 43.
15. LEVY, M.: Der Einfluß ultravioletter Strahlen auf die inneren Organe der Maus. *Strahlentherapie*: 618, 1919.
BING, H. I.: Effects of Ultraviolet Rays in Depth and Duration, *Acta Med. Scand.* 114:217, 1943.
Zitiert nach Kime: *Sonnenlicht und Gesundheit.* S. 34.
16. BIKLE, D. D.: Work-induced Muscle Hypertrophy in Vitamin-D-deficient Rats, *Amer. J. Clin. Nutr.* 32:515, 1979.
Zitiert nach KIME: *Sonnenlicht und Gesundheit.* S. 43.
17. WORM: *Heilkraft D.* S. 63.
18. Zitiert nach KIME: *Sonnenlicht und Gesundheit*. S. 35.

Kapitel 3
Sonnenlicht und geistige Klarheit (S. 35 – 45)

1. LIBERMAN: *Die heilende Kraft des Lichts.*
2. LIBERMAN: *Die heilende Kraft des Lichts.* S. 81-85.
3. OTT: *Health and Light*. S. 120 f.
4. HENNER ERTEL: *Kinder-Farbstudien*. München 1978.
Zitiert nach LIBERMAN: *Die heilende Kraft des Lichts.* S. 131.
5. LIBERMAN: *Die heilende Kraft des Lichts.* S. 130 f.
6. LIBERMAN: *Die heilende Kraft des Lichts.* S. 270.
7. SHELTON: *Fasting and Sun Bathing.*
8. LIBERMAN: *Die heilende Kraft des Lichts.* S. 136.

Kapitel 4
Melatonin (S. 47 – 64)

1. Pollmer, Warmuth: *Pillen, Pulver, Powerstoffe.*
2. Pollmer, Warmuth: *Pillen, Pulver, Powerstoffe.*
3. *Wikipedia:* Melatonin, Zirbeldrüse (2009).
4. Reiter, Robinson: *Melatonin.* S. 100.
5. Reiter, Robinson: *Melatonin.* S. 106 ff.
6. Reiter, Robinson: *Melatonin.* S. 95 ff.
7. Reiter, Robinson: *Melatonin.* S. 232 ff.
8. Reiter, Robinson: *Melatonin.* S. 225 f.
9. Reiter, Robinson: *Melatonin.* Eine Helligkeit von 3 000 Lux ist vergleichsweise gering. An einem Sommertag herrschen im Schatten immerhin 20 000 bis 30 000 Lux.
10. Reiter, Robinson: *Melatonin.* S. 226 f.
11. Reiter, Robinson: *Melatonin.* S. 229 ff.
12. Reiter, Robinson: *Melatonin.* S. 229 ff.
13. *Wikipedia:* Melatonin (2009).
14. Bock, Boyette: *Wunderhormon Melatonin.* S. 100.
15. Reiter, Robinson: *Melatonin.* S. 213 f.
16. Maes: *Streß durch Strom und Strahlung.* S. 209 und 319.
17. Maes: *Streß durch Strom und Strahlung.* Zu Meßgeräten siehe www.gigahertz-solutions.de.
18. Scheiner, Scheiner: *Mobilfunk, die verkaufte Gesundheit.*
19. Scheiner, Scheiner: *Mobilfunk, die verkaufte Gesundheit.*
20. Scheiner, Scheiner: *Mobilfunk, die verkaufte Gesundheit.*
21. Maes: *Streß durch Strom und Strahlung.*
22. Reiter, Robinson: *Melatonin.* S. 243 ff. Scheppach: *Am Himmel ist die Hölle los.*
23. Reiter, Robinson: *Melatonin.* S. 243 ff.
24. Reiter, Robinson: *Melatonin.* S. 257 ff. und 268 ff. Wikipedia: *Melatonin* (2009).
25. Reiter, Robinson: *Melatonin.* S. 265.
26. Reiter, Robinson: *Melatonin.* S. 188 ff. und 195 f.

27. Reiter, Robinson: *Melatonin.* S. 266 ff.
28. Reiter, Robinson: *Melatonin.* S. 269.
29. Reiter, Robinson: *Melatonin.* S. 270.
30. Reiter, Robinson: *Melatonin.* S. 198 f.
31. Reiter, Robinson: *Melatonin.* S. 175 ff.
Pollmer, Warmuth: *Pillen, Pulver, Powerstoffe.*

Kapitel 5
Licht und Strahlung der Sonne (S. 65 – 104)

1. Nach Liberman: *Die heilende Kraft des Lichts.* S. 186 f.
2. Kindl, Raab: *Licht und Haut.* S. 52.
3. Achey, Woodhead, Setlow: Photoreactivation of Pyrimidine Dimers in DNA, from Thyroid Cells of the Teleost Poccilia Formosa. *Photochem. Pbotobiol.* 1979 (29); 305-310.
Sutherland, Harbor, Kochevar: Pyrimidine Dimer Formation and Repair in Human Skin. *Cancer Research* 1980 (40); 3181-3185.
Sutherland, Blackett, Feng, Freeman, Sutherland: Photoreactivation and Other Ultraviolet/Visible Light Effects on DNA in Human Skin. *Ann. N. Y. Acad. Sci.* 1985 (453); 73-79. Downing: *Daylight Robbery.*
4. Pathak: Activation of the Melanocyte System by Ultraviolet-Radiation and Cell Transformation. *Ann. N. Y. Acad. Sci.* 1985 (453); 328-339.
Smith-Sonneborn: DNA Repair and Longevity Assurance in Paramecium tetraurelia. *Science* 1979 (203); 1115-1117.
Smith-Sonneborn: Genetics and aging in protozoa. *Int. Rev. Cytol.* 1981 (73), 319-354.
Liberman: *Die heilende Kraft des Lichts.* S. 140 ff.
5. Kindl, Raab: *Licht und Haut.* S. 48 ff.
6. Hoffmann, Meffert: Apparent contradiction between negative effects of UV radiation and positive effects of sun exposure. *Ger. Med. Sci.* 2005 (3).

7. HOFFMANN, MEFFERT: Apparent contradiction between negative effects of UV radiation and positive effects of sun exposure. *Ger. Med. Sci.* 2005 (3).
8. KINDL, RAAB: *Licht und Haut.* S. 73 ff.
9. KINDL, RAAB: *Licht und Haut.* S. 83 und 127.
10. SCHEPPACH: *Am Himmel ist die Hölle los.* S. 180.
11. OTT, REIDENBACH, SIEKMANN, STEINMETZ, VÖLKER: *Sonnenstrahlung.* Fachverband für Strahlenschutz. Köln 2006.
12. KINDL, RAAB: *Licht und Haut.* S. 127.
13. KINDL, RAAB: *Licht und Haut.* S. 128 f.
14. KINDL, RAAB: *Licht und Haut.* S. 133 f.
15. KINDL, RAAB: *Licht und Haut.* S. 305.
16. KINDL, RAAB: *Licht und Haut.* S. 267 f. sowie 315.
17. Der Margarine wird etwas Karotin zugesetzt. Olivenöl verfügt über eine geringe Karotindichte, Maiskeimöl über eine etwas höhere, Palmöl über eine beachtliche. Bei Butter hängt der Karotingehalt vom Futter der Milchkühe ab. Fressen sie auf der Weide Kräuter, so enthalten auch Milch und Butter Karotin. Allerdings ist die Karotindichte gering im Vergleich zu Obst und Gemüse.
18. STAHL, HEINRICH, WISEMAN, EICHLER, SIES, TRONNIER: Dietary tomato paste protects against UV-induced erythema in humans. *J. Nutr.* 131, 1449-1451. 2001.
    AXT-GADERMANN, AXT: *Skinfood.* S. 129 ff.
19. KINDL, RAAB: *Licht und Haut.* S. 306.
    Vitamin E wird vor allem zum Schutz von ungesättigten Fetten benötigt. Konzentrierte Fette enthalten jedoch kaum Vitamin E, oft überhaupt keins. Daher mindert der Verzehr fettreicher Nahrung, von konzentrierten und denaturierten Fetten die Toleranz gegenüber der UV-Strahlung. Die beste Versorgung bietet Rohkost in Form von Früchten, Gemüse und Grünblattsalaten.
20. KINDL, RAAB: *Licht und Haut.* S. 311.
21. *GEO-Kompakt.* 09/2005. Die Evolution des Menschen.
22. KINDL, RAAB: *Licht und Haut.* S. 87.
23. KINDL, RAAB: *Licht und Haut.* S. 49.

24. SHELTON: *Fasting and Sun Bathing.*
25. HOLICK: *Schützendes Sonnenlicht.*
26. OTTO CARQUE: Sonnenlicht und Luft. *Lebenskunde Studienbrief 13*. Ritterhude 1990. S. 34.
27. KIME: *Sonnenlicht und Gesundheit.*
28. AXT-GADERMANN, AXT: *Skinfood.* S. 13 ff.
29. Zitiert nach SHELTON: *Fasting and Sunbathing.*
30. OTT: *Health and Light.*
31. *Öko-Test* 6/2002.

Kapitel 6
Erhaltung der Sehkraft durch Tageslicht (S. 105 – 122)

1. WHELAN, WONG-RILEY, EELLS: *Protection against methanol-induced retinal toxicity by LED photostimulation.* In „Photonics West 2002: Biomedical Optics Symposium (BiOS): vol. 4611, Ophthalmic Technologies XII". MANNS, SOEDERBERG, HO (Hrsg.): Washington 2002. Progress in Biomedical Optics and Imaging Society of Photo-Optical Instrumentation Engineers, 2002; 4611: 239-246.
2. HOBDAY: *Sonnenlicht heilt.* S. 56.
3. LIBERMAN: *Die heilende Kraft des Lichts.* S. 108 ff.
4. LIBERMAN: *Die heilende Kraft des Lichts.* S. 112.
5. FRITZ HOLLWICH: *The Influence of Ocular Light Perception on Metabolism on Man and Animal.* 1979. Zitiert nach HOBDAY: *Sonnenlicht heilt.* S. 56.
6. OTT: *Health and Light.* S. 164.
7. OTT: *Health and Light.* S. 164.
8. KINDL, RAAB: *Licht und Haut.* S. 78 f.
9. OTT: *Health and Light.* S. 112 f.
10. RIEDLIN: *Das Kochsalz als Gewürz und Krankheitsursache.*
11. BILL SARDI: *Avoiding Visual Degeneration.* 2001. www.mercola.com (2009).
12. CAMPBELL; CAMPBELL: *The China-Study.*

Esselstyn: *Prevent and Reverse Heart Desease.*
Graham: *The 80/10/10-Diet.*
Ornish: *Program for Reversing Heart Disease.*

13. Risikominderung von 34 Prozent, eine Makula-Degeneration zu erleiden, bei guter Versorgung mit Vitamin B_6, B_9 und B_{12}. Christen, Glynn, Chew, Albert, Manson: Folic Acid, Pyridoxine, and Cyanocobalamin Combination Treatment and Age-Related Macular Degeneration in Women. The Women's Antioxidant and Folic Acid Cardiovascular Study. *Arch. Intern. Med.* 2009; 169(4): 335-341.
14. Maes: *Streß durch Strom und Strahlung.* S. 543.
15. Huxley: *Die Kunst des Sehens.*
16. Bill Sardi: *Thoughts To Consider Regarding Wearing UV Eye Protection.* 2001. www.mercola.com (2009).

Kapitel 7
Vitamin D – das Sonnenhormon (S. 123 – 164)

1. Kime: *Sonnenlicht und Gesundheit.* S. 157.
2. Kime: *Sonnenlicht und Gesundheit.* S. 239. – Rosin, Frank: *Ultraviolet Radiation.* Moscow 1966. S. 122 ff.
3. Lu, Chen, Zhang, Persons, Kohn, Berkowitz, Martinello, Holick: An evaluation of the vitamin D3 content in fish: Is the vitamin D content adequate to satisfy the dietary requirement for vitamin D? *J. Steroid. Biochem. Mol. Biol.* 2007; 103(3-5): 642-644.
4. Elmadfa, Fritzsche, Cremer: *Die große Vitamin- und Mineralstoff-Tabelle.* S. 7.
5. *Wikipedia*: Vitamin A (2009).
6. Vergleiche *Bundeslebensmittelschlüssel*, Bässler, Golly, Loew, Pietrzik: *Vitamin-Lexikon.* S. 368 f. sowie Elmadfa, Fritzsche, Cremer: *Vitamin- und Mineralstoff-Tabelle.*
7. Holick: *Schützendes Sonnenlicht.* S. 106.
8. Hobday: *Sonnen ohne Schattenseiten.* S. 52.

9. Holick: *Schützendes Sonnenlicht.* S. 21 und 107.
10. Holick: *Schützendes Sonnenlicht.* S. 21.
11. *Dark Report* 10. August 2009. – www.darkreport.com
24 identische Blutproben wurden zur Ermittlung des Vitamin-D-Spiegels an verschiedene Laboratorien geschickt. Im besten Fall ergab sich bei einem Mittelwert von 44 ng/ml eine Schwankungsbreite von 39,6 bis 48,0 ng/ml. Im schlechtesten Fall wies das Labor folgende Werte aus: 36, 42, 51, 54, 55 und 66 ng/ml, eine erhebliche Schwankungsbreite für dasselbe Blut. Dies mahnt zur Vorsicht und Zurückhaltung bei der Auswertung des Vitamin-D-Befunds.
12. Holick: *Schützendes Sonnenlicht.* S. 106.
13. Worm: *Heilkraft D.* S. 132 ff.
14. Sorenson: *Vitamin D3 and Solar Power.* S. 33.
15. Holick: *Schützendes Sonnenlicht.* S. 69.
Wolpowitz D., Gilchrest B. A.: The vitamin D questions: how much do you need and how should you get it? *J. Am. Acad. Dermatol.* 2006; 54(2): 301-317.
Reichrath J.: The challenge resulting from positive and negative effects of sunlight: how much solar UV exposure is appropriate to balance between risks of vitamin D deficiency and skin cancer? *Prog. Biophys. Mol. Biol.* 2006; 92(1): 9-16.
Hollis B. W.: Circulating 25-Hydroxyvitamin D Levels Indicative of Vitamin D Sufficiency: Implications for Establishing a New Effective Dietary Intake Recommendation for Vitamin D. *J. Nutr. Band 135(2)*, 2005, S. 317–322.
16. Die minimale Erythemdosis (MED) entspricht der Sonnenbrandschwelle und ist gemäß DIN 5050-1 standardisiert mit einer UV-Bestrahlungsdosis von 250 J/m^2. Diese Strahlungsdosis genügt bei Hauttyp II und ungebräunter Haut, um eine gerade wahrnehmbare Hautrötung hervorzurufen (bei Hauttyp III sind 350 J/m^2 nötig, und bei Hauttyp IV 450 J/m^2). Allerdings gibt es bei Personen des gleichen Hauttyps große individuelle Unterschiede, so daß sich die Schwellendosis für einen gerade

beginnenden Sonnenbrand durchaus um Faktor drei bis vier unterscheiden kann. – Im Hochsommer werden hierzulande (52 ° N) mittags durchschnittlich 80 mJ/m^2s erreicht. Das sind nach etwa 50 Minuten 250 J/m^2.

17. Holick: *Schützendes Sonnenlicht.* S. 59.
Kindl, Raab: *Licht und Haut.* S. 68.
Holick: Environmental factors that influence the cutaneous production of vitamin D. *Am. J. Clin. Nutr.* Band 61 (3 Suppl), 1995, S. 638–645. – Sorenson: *Vitamin D3 and Solar Power.*
18. Holick: *Schützendes Sonnenlicht.* S. 11.
19. Holick: *Schützendes Sonnenlicht.* S. 106.
Hollis B. W.: Circulating 25-Hydroxyvitamin D Levels Indicative of Vitamin D Sufficiency: Implications for Establishing a New Effective Dietary Intake Recommendation for Vitamin D. *J. Nutr. Band 135(2)*, 2005, S. 317–322.
Vieth, R.: Critique of the Considerations for Establishing the Tolerable Upper Intake Level for Vitamin D: Critical Need for Revision Upwards. *J. Nutr.* Band 136, 2006, S. 1117–1122.
20. Sorenson: *Vitamin D3 and Solar Power.* S. 44.
Agarwal, Mughal, Upadhyay, Berry, Mawer, Puliyel: The impact of atmospheric pollution on vitamin D status of infants and toddlers in Delhi, India. *Arch. Dis. Child.* 2002; 87(2): 111-113.
21. Worm: *Heilkraft D.* S. 38 und 132 ff.
22. Worm: *Heilkraft D.* S. 41 f.
23. Grant, Holick: Benefits and Requirements of Vitamin D for Optimal Health: A Review. *Altern. Med. Rev.* Band 10 (2), 2005, S. 94–111.
24. Sorenson: *Vitamin D3 and Solar Power.* S. 26 ff.
25. Sorenson: *Vitamin D3 and Solar Power.* S. 28.
Passeri, Pini, Troiano, Vescovini, Sansoni, Passeri, Gueresi, Delsignore, Pedrazzoni, Franceschi: Low vitamin D status, high bone turnover, and bone fractures in centenarians. *J. Clin. Endocrinol. Metab.* 2003; 88(11): 5109-5115.

26. Holick: *Schützendes Sonnenlicht.* S. 67.
27. Hobday: *Sonnenlicht heilt.* S. 78.
28. Holick: *Schützendes Sonnenlicht.* S. 21 f.
29. National Institutes of Health http://ods.od.nih.gov/factsheets/vitamind.asp (2007).
30. Cordain: *Das Getreide.* S. 21.
    Ewer: Rachitogenicity of green oats. *Nature* 1950; 166: 732-733.
    MacAuliffe, Pietraszek, McGinnis: Variable rachitogenic effects of grains and alleviation by extraction or supplementation with Vitamin D, fat and antibiotics. *Poultry Sci.* 1976; 55:2142-2147.
    Hidirouglou, Ivan, Proulx, Lessard: Effect of single intramuscular dose of vitamin D on concentrations of liposulable vitamins in the plasma of heifers winterfed oat silage, grass silage or hay. *Can. J. Anim. Sci.* 1980; 60: 311-318.
    Sly M. R., van der Walt W. H., Du Bruyn D. B., Pettifor J. M., Marie P. J.: Exacerbation of rickets and osteomalacia by maize: A study of bone histomorphometry and composition in young baboons. *Calcif. Tissue Int.* 1984; 36: 370-379.
31. Cordain: *Das Getreide.* S. 21 f.
32. Diamond: *Fit fürs Leben*, Band 2. S. 369. – Seitz, Lieber, Simanowski (Hrsg.): *Handbuch Alkohol.* S. 366 f.
33. Holick: *Schützendes Sonnenlicht.* S. 61.
34. Hobday: *Sonnenlicht heilt.* S. 150.
35. Bässler, Grühn, Loew, Pietrzik: *Vitamin-Lexikon.* S. 249.
36. Bässler, Golly, Loew, Pietrzik: *Vitamin Lexikon.* S. 368.
37. *Wikipedia*: Cholecalciferol (2009).
38. Kime: *Sonnenlicht und Gesundheit.* S. 236 ff.
39. Scheppach: *Am Himmel ist die Hölle los.* S. 186.
40. Kime: *Sonnenlicht und Gesundheit.*
    Bässler, Golly, Loew, Pietrzik: *Vitamin-Lexikon.* S. 368 ff. *Wikipedia*: Calcitriol (2009). Hobday: *Sonnenlicht heilt.*

HOLICK: *Schützendes Sonnenlicht.* S. 23-25.
DUSSO, BROWN, SLATOPOLSKY: Vitamin D. *Am. J. Physiol. Renal. Physiol.* 289 (2005): F8-F28.
HOENDEROP, VOETS, HOEFS, WEIDEMA, PRENEN, NILIUS, BINDELS: Homo- and heterotetrameric architecture of the epithelial Ca2+ channels TRPV5 and TRPV6. *EMBO J.* 22(4) (2003): 776-785.
HOLLIS, B. W.: Circulating 25-Hydroxyvitamin D Levels Indicative of Vitamin D Sufficiency: Implications for Establishing a New Effective Dietary Intake Recommendation for Vitamin D. *J. Nutr.* 135 (2005): 317-322.
PLAZA, LAMSON: Vitamin K2 in bone metabolism and osteoporosis. *Altern. Med. Rev.* 10(1) (2005): 24-35.
GRANT, HOLICK: Benefits and Requirements of Vitamin D for optimal Health: A Review. *Altern. Med. Rev.* 10(2) (2005): 94-111.

41. Siehe Endnote 40.
42. Siehe Endnote 40.
43. Siehe Endnote 40. – ROLLIER: *Die Heliotherapie.*
44. Siehe Endnote 40.
45. Siehe Endnote 40.
46. Siehe Endnote 40.
47. Siehe Endnote 40.
48. Siehe Endnote 40.
49. Siehe Endnote 40.
50. Siehe Endnote 40.
51. CANELL: *Vitamin D Deficiency Syndrome* (2003). www.vitamindcouncil.org
52. SORENSON: *Vitamin D3 and Solar Power.* S. 31 f.
53. SORENSON: *Vitamin D3 and Solar Power.* S. 196 f.
54. WORM: *Heilkraft D.* S. 151.
55. Bezugsquellen: www.hygeia.de/UV-Strahler
56. THIEDEN, JØRGENSEN, JØRGENSEN, PHILIPSEN, WULF: Sunbed radiation provokes cutaneous vitamin D synthesis in

humans, a randomized controlled trial. *Photochem Photobiol.* 2008; 84(6): 1487-92.

57. Hobday: *Sonnenlicht heilt.* S. 78 f.
58. Holick: *Schützendes Sonnenlicht.* S. 109.
59. Kime: *Sonnenlicht und Gesundheit.* S. 164 f.
Hodkinson, Stanton, Round: Sunlight, Vitamin D and Osteomalacia in the Elderly, *Lancet* 1:910, 1973.
60. Canell: *The Truth About Vitamin D Toxicity* (2003). www.vitamindcouncil.org

Kapitel 8
Bessere Entgiftung des Körpers und bessere Mineralstoffversorgung (S. 165 - 168)

1. Gabovich, R. D. et al.: Effect of Ultraviolet Radiation on Tolerance of the Organism to Chemical Substances. *Vestn. Akad. Med. Nauk. SSSR* 3:26, 1975.
Zitiert nach Kime: *Sonnenlicht und Gesundheit.* S. 213.
Siehe auch Downing: *Daylight Robbery.* S. 113.
2. Zabaluyeva, A. P. et al.: The Mechanism of Adaptogenic Effect of Ultraviolet, *Vestn Akad Med Nauk* 3:23, 1975. Zitiert nach Kime. S. 216. – Gabovich, R. D. et al: Effect of Ultraviolet Radiation on Tolerance of the Organism to Chemical Substances. *Vestn Akad Med Nauk SSSR* 3:26, 1975. – Dantsig, N. M.: *Ultraviolet Radiation.* Moscow 1966.
Beide zit. nach Kime: *Sonnenlicht und Gesundheit.* S. 213.
3. Dantsig, N. M.: *Ultraviolet Radiation.* Moscow 1966.
4. Blaylock: *Health and Nutrition Secrets.* S. 130.
Sherlin, Verma: Vitamin D ameliorates fluoride-induced embryotoxicity in pregnant rats. *Neurotoxicology and Teratology* 2001; 23: 197-201.
5. Gabovich, R. D. et al: Effect of Ultraviolet Radiation on Tolerance of the Organism to Chemical Substances. *Vestn. Akad. Med. Nauk. SSSR* 3:26, 1975. Zitiert nach Kime. S. 217.

Kapitel 9
Stärkung der Abwehrkraft (S. 169 - 180)

1. IYER, G.: Biochemical Aspects of Phagocytosis, *Nature* 192:535, 1961.
ROOT, R. K./ METCALF, J. A.: Release from Human Granulosytes during Phagocytosis, *J. Clin. Invest.*, 60:1266, 1977.
Zitiert nach KIME: *Sonnenlicht und Gesundheit.* S. 198.
2. ZABALUYEVA, A. P.: The Mechanism of Adaptogenic Effect of Ultraviolet. *Vestn. Akad. Med. Nauk.* 3:23, 1975.
FRICK, G.: Effect of UV of Blood on Blood Picture, *Folia Haemat.*, 101:871, 1974. –
CLARK, J. H.: The Action of Light on the Leucocyte Count, *Amer. J. Hyg.* 1:39, 1921.
Zitiert nach KIME: *Sonnenlicht und Gesundheit.* S. 190 ff.
3. CLARK, J. H.: The Action of Light on the Leucocyte Count, *Amer. J. Hyg.* 1:39, 1921. Zitiert nach KIME: *Sonnenlicht und Gesundheit.* S. 191.
4. BELYAYEV, I. I.: Combined Use of Ultraviolet Radiation to Controle Acute Respiratory Disease. *Vestn. Akad. Med. Nauk. SSSR* 3:37, 1975.
ZABALUYEVA, A. P.: The Mechanism of Adaptogenic Effect of Ultraviolet. *Vestn. Akad. Med. Nauk.* 3:23, 1975.
RYLOVA, S. P.: Effect of Shor Wave Ultraviolet Rays on the Phagocytic Activity of Leucocytes in Patients Suffering from Rheumatoid Polyarthritis, *Vop. Kurort Fizioter* 32:344, 1967.
Alle zitiert nach KIME: *Sonnenlicht und Gesundheit.* S. 192 ff.
5. TILDEN: *Mit Toxämie fangen alle Krankheiten an.*
6. GABOVICH, R. D. et al.: Effect of Ultraviolet Radiation on Tolerance of the Organism to Chemical Substances. *Vestn. Akad. Med. Nauk. SSSR* 3:26, 1975.
DANTSIG, N. M.: *Ultraviolet Radiation.* Moscow 1966.
ZABALUYEVA, A. P. et al.: The Mechanism of Adaptogenic Effect of Ultraviolet, *Vestn. Akad. Med. Nauk.* 3:23, 1975.

7. Otto Carque: *Sonnenlicht und Luft.* Lebenskunde Studienbrief Nr. 13. Ritterhude 1990. S. 34.
8. Worm: *Heilkraft D.* S. 80 ff.
9. Ott: *Health and Light.* S. 116 ff.
10. Maughan, G. H./ Smiley, D. F.: The Effect of General Irradiation with Ultraviolet Upon the Frequency of Colds, *J. Prevent. Med.* 2:69, 1928. – Kime: *Sonnenlicht.* S. 193 f.
11. Belyayev, I. I.: Combined Use of Ultraviolet Radiation to Controle Acute Respiratory Disease. *Vestn. Akad. Med. Nauk. SSSR* 3:37, 1975. Kime: *Sonnenlicht und Gesundheit.* S. 182 f.
12. Wheeler, S. M.: Ultraviolet Light Control of Airborne Infections in a Naval Training Center. *Amer. J. Public Health* 35:457, 1945.
Zitiert nach Kime: *Sonnenlicht und Gesundheit.* S. 181 f.
13. Ott: *Health and Light.* S. 118 f.
14. Ott: *Health and Light.*
15. Zitiert nach Shelton: *Fasting and Sunbathing.*
16. Zitiert nach Arnold Davies, in: Fielder: *Heliotherapy. The Principles & Practice of Sunbathing.*
17. Otto Carque: *Sonnenlicht und Luft.* Lebenskunde Studienbrief Nr. 13. Ritterhude 1990. S. 34.
18. Torrica, L.: L'influenza della Irradiazione Solare in alta Montagna sul Processo Diguarigione delle Ferite. *Arch. Ital. Chir.* 27:441. 1921.
Herz, R.: Treatment of Infected Wounds in the Hamster by Contact Applications of Ultraviolet Rays. *Proc. Soc. Exp. Biol. Med.* 47:164. 1941.
Loofbourow, J. R.: Effects of Ultraviolet Radiation on Cells, *Growth* 12:77. 1948.
Loofbourow, J. R.: Proliferation Promoting Intercellular Hormones. *Biochem. J.* 34:432. 1940.
Alle zitiert nach Kime: *Sonnenlicht und Gesundheit.* S. 254 f.
19. Hobday: *Sonnenlicht heilt.*
20. Rosin, Frank: *Ultraviolet Radiation.* Moscow 1966. S. 122.

FREYTES, H. A.: Ultraviolet Light in the Treatment of Indolent Ulcers. *Southern Med.* 58:223, 1965.
Zitiert nach KIME: *Sonnenlicht und Gesundheit.* S. 255 ff.
21. SHELTON: *Fasting and Sunbathing.*
22. SHELTON: *Fasting and Sunbathing.*
23. SHELTON: *Life – Its Philosophy and Laws.*
24. KIME: *Sonnenlicht und Gesundheit.* S. 215 ff. und 255.
25. STEVENS, F. A.: The Bacteridial Properties of UV-irradiated Lipids of the Skin. *J. Exp. Med.* 65:121, 1937.
Zitiert nach KIME: *Sonnenlicht und Gesundheit.* S. 187.
26. OGURA, RYOKEI: A Polarographic Study on the Effects of UV Light on Scales, Epidermis and Serum. *J. Invest. Derm.* 40:37, 1963.
Zitiert nach KIME: *Sonnenlicht und Gesundheit.* S. 186 f.
27. MEFFERT, PIAZENA: Photochemotherapy of Psoriasis. *Akt. Dermatol.* 2001; 27: 255-261.

Kapitel 10 (S. 181 – 191)
Feste Knochen und gesunde Zähne durch Sonnenlicht

1. HOLICK: *Schützendes Sonnenlicht.* S. 21 und 65 f.
2. KLEIN: *Energieverlust und Krankheit durch Zahnherde.*
3. HOBDAY: *Sonnenlicht heilt.*
KIME: *Sonnenlicht und Gesundheit.*
4. KIME: *Sonnenlicht und Gesundheit.*
HOLICK: *Schützendes Sonnenlicht.*
5. SHELTON: *The Hygienic System – Fasting and Sunbathing.*
6. KIME: *Sonnenlicht und Gesundheit.* S. 286 ff.
7. HOBDAY: *Sonnen ohne Schattenseiten.* S. 52.
8. HOBDAY: *Sonnenlicht heilt.* S. 80.
9. WORM: *Heilkraft D.* S. 53.
10. NGUYEN, AHLBORG, CENTER, EISMAN, NGUYEN: Residual lifetime risk of fractures in women and men. *J. Bone Miner. Res.* 2007; 22(6):781-788.

BISCHOFF-FERRARI, CAN, STAEHELIN, PLATZ, HENSCHKOWSKI, MICHEL, DAWSON-HUGHES, THEILER: Severe Vitamin D Deficiency in Swiss Hip Fracture Patients. *Bone* 2008; 42(3): 597-602.

11. MAGAZINER, JAY et al.: Recovery From Hip Fracture in Eight Areas of Function. *The Journals of Gerontology Series A: Biological Sciences and Medical Sciences* 2000; 55: M498-M507.
TINETTI M. E., WILLIAMS C. S.: Falls, injuries due to falls, and the risk of admission to a nursing home. *New Engl. J. Med.* 1997; 337(18): 1279–1284.
CUMMINGS, KELSEY, NEVITT, O'DOWD: Epidemiology of osteoporosis and osteoporotic fractures. *Epidemiol. Rev.* 1985; 7: 178-208.
12. KIME: *Sonnenlicht und Gesundheit.* S. 164.
HODKINSON, STANTON, ROUND: Stimulation by Artificial Lighting of Calcium Absorption in Elderly Human Subjects. *Nature* 229:255, 1971.
13. HOLICK: *Schützendes Sonnenlicht.* S. 64.
PARFITT: *Osteomalacia and related disorders.* In: AVIOLI, KRANE: *Metabolic bone disease and clinically related disorders.* Philadelphia 1990.
DAWSON-HUGHES, HARRIS, KRALL, DALLAL: Effect of calcium and vitamin D supplementation on bone density in men and women 65 years of age or older. *New Engl. J. Med.* 1997; 337(10): 670-676.
CHAPUY, ARLOT, DUBOEUF, BRUN, CROUZET, ARNAUD, DELMAS, MEUNIER: Vitamin D_3 and calcium to prevent hip fractures in the elderly women. *New Engl. J. Med.* 1992; 327(23): 1637-1642.
14. SPITZ: *Vitamin D.* S. 100 und 102 f.
15. SPITZ: *Vitamin D.* S. 100.
16. WORM: *Heilkraft D.* S. 60 ff.
17. WORM: *Heilkraft D.* S. 32 f.
18. HOLICK: *Schützendes Sonnenlicht.* S. 64.

19. Kime: *Sonnenlicht und Gesundheit.* S. 236 ff.
20. Hobday: *Sonnenlicht heilt*. S. 81.
21. Kime: *Sonnenlicht und Gesundheit.* S. 237 ff.
Myerson, Neustadt: Influence of Ultraviolet Irradiation Upon Excretion of Sex Hormones in the Male. *Endocrinology* 25:7. 1939.
22. Klein: *Osteoporose.*
23. Hobday: *Sonnenlicht heilt.* S. 108. Einbezogen wurden bei dieser Untersuchung 94 000 weiße Kinder im Jahre 1939.
24. Sharon, Feller, Burney: The Effects of Lights of Different Spectra on Caries Incidence, *Archives of Oral Biology*, 16, 12, 1971, S. 1427 ff.
Liberman: *Die heilende Kraft des Lichts*. S. 85.

Kapitel 11
Sonnenlicht mindert das Risiko für Arthritis und Gicht, Vitamin D regt den Knorpelaufbau an (S. 193 – 194)

1. Eine Übersicht über die Literatur wird gegeben unter: www.vitamindcouncil.org (2009).
2. www.vitamindcouncil.org (2009).

Kapitel 12
Vitamin D mindert das Risiko für Insulinresistenz und Zuckerkrankheit (S. 195 – 200)

1. Karjalainen, Martin, Knip, Ilonen, Robinson, Savilahti, Akerblom, Dosch: A bovine albumine peptide as a possible trigger of insulin-dependent diabetes mellitus. *N. Engl. J. Med.* 1992; 327: 302-330.
Dahl-Jørgensen, Joner, Hanssen: Relationship between cows‘ milk consumption and incidence of IDDM in childhood. *Diabetes Care* 1991; 14: 1081-1083.

LaPorte, Tajima, Akerblom, Berlin et al.: Geographic differences in the risk of insulin-dependent diabetes mellitus: the importance of registries. *Diabetes Care* 1985; 8 Suppl. 1: 101-107.
2. Virtanen, Saukkonen, Savilahti et al.: Diet, cow's milk protein antibodies and the risk of IDDM in Finnish children. *Diabetologia* 1994; 37: 381-387.
3. Kostraba, Cruickshanks, Lawler-Heavner, Jobim, Rewers, Gay, Chase, Klingensmith, Hamman: Early exposure to cow's milk and solid foods in infancy, genetic predisposition, and risk of IDDM. *Diabetes* 1993; 42: 288-295.
4. Staples, Ponsonby, Lim, McMichael: Ecologic analysis of some immune-related disorders, including type 1 diabetes, in Australia: latitude, regional ultraviolet radiation, and disease prevalence. *Environ. Health Perspect.* 2003; 111: 518-523.
5. Sloka, Grant, Newhook: Time series analysis of ultraviolet B radiation and type 1 diabetes in Newfoundland. *Pediatric Diabetes* 2008; 9: 81-86.
6. Holick: *Schützendes Sonnenlicht.* S. 83.
7. Worm: *Heilkraft D.* S. 88.
8. Sorenson: *Vitamin D3 and Solar Power.* S. 146.
9. Littorin, Blom, Schölin, Arnqvist et al.: Lower levels of plasma 25-hydroxyvitamin D among young adults at diagnosis of autoimmune type 1 diabetes compared with control subjects: results from the nationwide Diabetes Incidence Study in Sweden (DISS). *Diabetologia* 2006; 49: 2847-52.
10. Mathieu, Waer, Laureys, Rutgeerts, Bouillon: Prevention of autoimmune diabetes in NOD mice by 1,25 dihydroxyvitamin D3. *Diabetologia* 1994; 37: 552-558.
11. Zitiert nach Horne: *Improving on Pritikin.*
12. Fuhrman: *Eat to Live.*
13. Worm: *Heilkraft D.* S. 90 f.
14. Scragg, Sowers, Bell: Serum 25-hydroxyvitamin D, diabetes and ethnicity in the third National Health and Nutrition

Examination Survey. *Diabetes Care* 2004; 27: 2813-2818.
PITTAS, DAWSON-HUGHES, LI, VAN DAM, WILLET, MANSON, HU: Vitamin D and Calcium Intake in Relation to Type 2 Diabetes in Women. *Diabetes Care* 2006; 29: 650-656.
WORM: *Heilkraft D.* S. 91.

Kapitel 13
Sonnenlicht und Vitamin D verhindern Arteriosklerose und Herz-Kreislauf-Erkrankungen (S. 201 – 208)

1. WORM: *Heilkraft D.* S. 95.
PÉREZ-LÓPEZ: Vitamin D metabolism and cardiovascular risk factors in postmenopausal women. *Maturitas* 2009; 62, 3: 248-262.
2. ROSTAND: Ultraviolet Light May Contribute to Geographic and Racial Blood Pressure Differences. *Hypertension* 1997; 30: 150-156.
3. HOLICK: Sunlight and vitamin D for bone health and prevention of autoimmune diseases, cancers, and cardiovascular disease. *Am. J. Clin. Nutr.* 2004; 80: 1678S-88S.
4. WORM: *Heilkraft D.* S. 95.
5. KRAUSE, BÜHRING, HOPFENMÜLLER, HOLICK, SHARMA: Ultraviolet B and blood pressure. *Lancet* 1998; 352: 709-710.
6. FORMAN, GIOVANNUCCI, HOLMES, BISCHOFF-FERRARI, TWOROGER, WILLETT, CURHAN: Plasma 25-Hydroxyvitamin D Levels and Risk of Incident Hypertension. *Hypertension* 2007; 49: 1063.
Siehe auch: WANG, PENCINA, BOOTH, JACQUES, INGELSSON, LANIER, BENJAMIN, D'AGOSTINO, WOLF, VASAN: Vitamin D Deficiency and Risk of Cardiovascular Disease, *Circulation* 2008; 117:503-511.
7. Durch leichtes Training konnte in einem Versuch erhöhter Blutdruck durchschnittlich um 8 Prozent gesenkt werden,

durch härteres Training wurde bei einem anderen Experiment ein Rückgang von 15 Prozent festgestellt. BOYER, KATSCH: Exercise Therapy in Hypertensive Men, *JAMA* 21:10. 1970. HELLERSTEIN: *A Primary and Secondary Coronary Prevention Programm*. Springfield 1966.
GRAHAM, J. S.: Adrenal Cortex and Blood Pressure Response to Carbon Arc Irradiation, *Amer. J. Physiol.* 139: 604, 1943.
KOLNITZ, H. V.: Blood and Blood Pressure Changes Following Carbon Arc Radiation, *Amer. J. Physiol.* 129:399, 1940.
WHYTE, H. M.: Body Fat and Blood Pressure of Natives in New Guinea, Aus *Ann. Med.* 7:36, 1958.
Zitiert nach KIME: *Sonnenlicht und Gesundheit.* S. 65 ff.

8. JOHNSON, J. R.: The Effect of Carbon Arc Radiation on Blood Pressure and Cardiac Output. *Amer. J. Physiol.* 114:594, 1935.
Zitiert nach KIME: *Sonnenlicht und Gesundheit.* S. 36 und 66.
9. HOLICK: *Schützendes Sonnenlicht.* S. 78.
10. KOVALEVA: Die Rolle von ultravioletter und Sonnenbestrahlung bei der Behandlung von Bluthochdruck in beginnendem Stadium. *Vop. Kurort Fizioter* 38:116. 1973.
Zitiert nach KIME: *Sonnenlicht und Gesundheit.* S. 66.
11. KIME: *Sonnenlicht und Gesundheit.* S. 67.
12. WORM: *Heilkraft D.* S. 95.
DOBNIG, PILZ, SCHARNAGL, RENNER, SEELHORST, WELLNITZ, KINKELDEI, BOEHM, WEIHRAUCH, MÄRZ: Independent association of low serum 25-hydroxyvitamin d and 1,25-dihydroxyvitamin d levels with all-cause and cardiovascular mortality. *Arch. Intern. Med.* 2008; 168(12): 1340-1349.
PILZ, MÄRZ, WELLNITZ, SEELHORST, FAHRLEITNER-PAMMER, DIMAI, BOEHM, DOBNIG: Association of vitamin D deficiency with heart failure and sudden cardiac death in a large cross-sectional study of patients referred for coronary angiography. J *Clin. Endocrinol. Metab.* 2008; 93(10): 3927-3935.
PILZ, DOBNIG, FISCHER, WELLNITZ, SEELHORST, BOEHM,

März: Low Vitamin D Levels Predict Stroke in Patients Referred to Coronary Angiography. *Stroke* 2008 ; 39: 2611-2613.

13. Giovannucci, Liu, Hollis, Rimm: 25-hydroxyvitamin D and risk of myocardial infarction in men: a prospective study. *Arch. Intern. Med.* 2009; 169: 416-417.
14. Zittermann: Putting cardiovascular disease and vitamin D insufficiency into perspective. *Br. J. Nutr.* 2005; 94: 483-92.
15. Siehe Hobday: *Sonnenlicht heilt.* S. 103 f. sowie www.hygeia.de/sonnenlicht_und_gesundheit

    Bei einem älteren Experiment wurde festgestellt, daß sich mit UV-Bestrahlung die Pumpleistung des Herzens bei zwei Drittel der Versuchsteilnehmer um durchschnittlich 39 Prozent steigern ließ. Johnson, J. R.: The Effect of Carbon Arc Radiation on Blood Pressure and Cardiac Output. *Amer. J. Physiol.* 114:594, 1935. – Laurens, H.: Effect of Carbon Arc Radiation on Blood Pressure and Cardiac Output, *Arch. Phy. Ther. X-ray Radium* 17:199, 1936.

    Zitiert nach Kime: *Sonnenlicht und Gesundheit.* S. 67 f.

    Bei Patienten mit abnormen Elektrokardiogramm-Werten (EKG) hilft Körpertraining, den Herzrhythmus zu normalisieren. Zusätzliches Sonnenlicht verbessert bei gleichem Übungsprogramm die Erfolgsaussichten bis auf das Doppelte. Sonnenbäder können jedoch kein Training ersetzen. Michailow: Influence of Graduated Sunlight Baths on Patients with Coronary Atherosclerosis, *Sovet. Med.* 29:76, 1966. – Kidera, G. J.: Exercise Aids in Converting ECG to Normal. *JAMA*, 204:31. 1968. – Goldmann, A. N., et al: Effect of Continuous and Impulse Ultraviolet Radiation Therapy in Clinical Health Resort Treatment of Patients with Hypertension and Chronic Coronary Insufficiency. *Vop. Kurort Fizioter* 36,5: 417, 1972.

    Zitiert nach Kime: *Sonnenlicht und Gesundheit.* S. 35.
16. Altschul, R.: Ultraviolet Irradiation and Cholesterol Metabolism, *Arch. Phys. Med.* 36 :394, 1955.

    Zitiert nach Kime: *Sonnenlicht und Gesundheit.* S. 52.

17. Kime: *Sonnenlicht und Gesundheit.* S. 52 f.
18. Altschul R.: Inhibition of Experimental Cholesterol Arteriosclerosis by Ultraviolet Irradiation, *New Eng. J. Med.* 249:96, 1953. –
Nach Kime: *Sonnenlicht und Gesundheit.* S. 52. Korrigierend ist anzumerken, daß sich Kaninchen von Kräutern und Gräsern ernähren und nicht von cholesterinreichem Futter.
19. Kunitsina et al: Therapeutic Action of Ultraviolet Irradiation in a Complex Treatment of Patients with Initial Cerebral Atherosclerosis, *Sovet. Med.* 33:89, 1970.
Mikhailov: Influence of Graduated Sunlight Baths on Patients with Coronary Atherosclerosis, *Sovet. Med.* 29:76, 1966.
Persovskij et al: Preventive Acitivity of Ultraviolet Rays in the Presence of Experimental Atherosclerosis, *Vop. Kurort Fizioter* 36:203, 1971.
Goldman et al.: Effects of Continiuous and Impulse Ultraviolet Radiation Therapy in Clinical Health Resort Treatment of Patients with Hypertension an Chronic Coronary Insufficiency, *Vop Kurort Fizioter 36*, 5 : 417, 1972.
Zitiert nach Kime: *Sonnenlicht und Gesundheit.* S. 54 f.
20. Kime: *Sonnenlicht und Gesundheit.* S. 55.
21. McDougall: *The Multiple Sclerosis and Diet Saga.* Vol. 8, No. 1. 2009.

Kapitel 14
Gesunde Nerven und ein gesundes Gehirn mit Hilfe von Vitamin D (S. 209 – 220)

1. Einen Überblick über die Literatur gewährt: www.vitamindcouncil.org (2009).
2. Blaylock: *Health and Nutrition Secrets.* S. 398.
3. Sato, Asoh, Oizumi: High prevalence of vitamin D deficiency and reduced bone mass in elderly women with Alzheimer‘s disease. *Bone* 1998; 23(6): 555-557.

Evatt, Delong, Khazai, Rosen, Triche, Tangpricha: Prevalence of vitamin d insufficiency in patients with Parkinson disease and Alzheimer disease. *Arch. Neurol.* 2008; 65(10): 1348-52.

Oudshoorn, Mattace-Raso, van der Velde, Colin, van der Cammen: Higher serum vitamin D3 levels are associated with better cognitive test performance in patients with Alzheimer's disease. *Dement. Geriatr. Cogn. Disord.* 2008; 25(6): 539-543.

Fujita: Alzheimer disease and calcium. *Clin. Calcium* 2004; 14(1):103-105.

Grant: Does vitamin d reduce the risk of dementia? *J. Alzheimers Dis.* 2009 ; 17(1): 151-159.

Cherniack, Troen, Florez, Roos, Levis: Some new food for thought: the role of vitamin D in the mental health of older adults. *Curr. Psychiatry Rep.* 2009; 11(1): 12-19.

4. Evatt, Delong, Khazai, Rosen, Triche, Tangpricha: Prevalence of vitamin d insufficiency in patients with Parkinson disease and Alzheimer disease. *Arch. Neurol.* 2008; 65(10): 1348-52.

Newmark, Newmark: Vitamin D and Parkinson's disease – a hypothesis. *Mov. Disord.* 2007; 22(4): 461-468.

5. Sorenson: *Vitamin D3 and Solar Power*. S. 148.

Sanchez, Lopez-Martin, Segura, Labandeira-Garcia, Perez-Fernandez: 1,25-Dihydroxyvitamin D3 increases striatal GDNF mRNA and protein expression in adult rats. *Molecular Brain Research* 2002; 108: 143-146.

Wang, Wu, Cherng, Hoffer, Chen, Borlongan, Wang: Vitamin D(3) attenuates 6-hydroxydopamine-induced neurotoxicity in rats. *Brain Res.* 2001; 904: 67-75.

6. Cantorna: Vitamin D and multiple sclerosis: an update. *Nutr. Rev.* 2008; 66: S135-138.

Ramagopalan, Maugeri, Handunnetthi, Lincoln, Orton et al.: Expression of the Multiple Sclerosis-Associated

MHC Class II Allele HLA-DRB1*1501 Is Regulated by Vitamin D. *Plos Genetics* 2009 (Online-Veröffentlichung).
7. Sorenson: *Vitamin D3 and Solar Power*. S. 132.
Kurtzke: Geography in multiple sclerosis. *J. Neurol.* 1977; 215: 1–26.
8. Worm: *Heilkraft D*. S. 68 f.
Spitz: *Vitamin D*. S. 74 ff.
William Grant: www.sunarc.org/msmap.htm (2009)
Holick: *Schützendes Sonnenlicht*. S. 80 ff.
Hobday: *Sonnenlicht heilt*. S. 106 ff.
van der Mei, Ponsonby, Dwyer, Blizzard, Simmons, Taylor, Butzkueven, Kilpatrick: Past exposure to sun, skin phenotype, and risk of multiple sclerosis: case-control study. *BMJ*. 2003; 327:316.
Munger, Levin, Hollis, Howard, Ascherio: Serum 25-hydroxyvitamin D levels and risk of multiple sclerosis. *JAMA*. 2006; 296: 2832–2838.
9. Kromann, Green: Epidemiological studies in the Upernavik district, Greenland. Incidence of some chronic diseases 1950–1974. *Acta Med. Scand.* 1980; 208(5): 401–406.
Deutch, Dyerberg, Pedersen, Aschlund, Hansen: Traditional and modern Greenlandic food – Dietary composition, nutrients and contaminants. *Sci. Total Environ.* 2007;384:106–119.
10. Hernán, Olek, Ascherio: Geographic variation of MS incidence in two prospective studies of US women. *Neurology* 1999; 53: 1711-1718.
11. McLeod: Epidemiology of multiple sclerosis in Australia. With NSW and SA survey results. *Med. J. Aust.* 1994; 160: 117-122.
12. McGuigan, McCarthy, Quigley, Bannan, Hawkins, Hutchinson: Latitudinal variation in the prevalence of multiple sclerosis in Ireland, an effect of genetic diversity. *J. Neurol. Neurosurg. Psychiatry* 2004;75: 572-576.

13. Kurtzke: On the fine structure of the distribution of multiple sclerosis. *Acta Neurol. Scand.* 1967; 43: 257-282.
14. Hayes, Cantorna, DeLuca: Vitamin D and multiple sclerosis. *Proc. Soc. Exp. Biol. Med.* 1997; 216: 21-27.
Nieves, Cosman, Herbert, Shen, Lindsay: High prevalence of vitamin D deficiency and reduced bone mass in multiple sclerosis. *Neurology* 1994; 44: 1687-1692.
Soilu-Hänninen et al.: 25-Hydroxyvitamin D levels in serum at the onset of multiple sclerosis. *Multiple Scler.* 2005; 11: 266-271.
15. Holick: *Schützendes Sonnenlicht.* S. 80 ff.
Hobday: *Sonnenlicht heilt.* S. 106 ff.
16. McDougall: *The Multiple Sclerosis and Diet Saga.* 2009.
Smolders, Menheere, Kessels, Damoiseaux, Hupperts: Association of vitamin D metabolite levels with relapse rate and disability in multiple sclerosis. *Mult. Scler*. 2008; 14: 1220-1224.
Tremlett et al.: Monthly Ambient Sunlight, Infections and Relapse Rates in Multiple Sclerosis. *Neuroepidemiology* 2008; 31: 271-279.
Christakos, Raghuwanshi, Joshi: Vitamin D and multiple sclerosis. *J. Cell. Biochem.* 2008; 105: 338-343.
17. McGrath, Saari, Hakko, Jokelainen, Jones, Jarvelin, Chant, Isohanni: Vitamin D supplementation during the first year of life and risk of schizophrenia: a Finnish birth cohort study. *Schizophrenia Research* 2004; 67: 237-245.
18. Spitz: *Vitamin D.* S. 77.
O'Loan, Eyles, Kesby, Ko, McGrath, Burne: Vitamin D deficiency during various stages of pregnancy in the rat; its impact on development and behaviour in adult offspring. *Psychoneuroendocrinology* 2007; 32: 227-234.
Cui, McGrath, Burne, Mackay-Sim, Eyles: Maternal vitamin D depletion alters neurogenesis in the developing rat brain. *Int. J. of Developmental Neurosci.* 2007; 25: 227-232.

19. Kinney, Teixeira, Hsu, Napoleon, Crowley, Miller, Hyman, Huang: Relation of schizophrenia prevalence to latitude, climate, fish consumption, infant mortality, and skin color: a role for prenatal vitamin d deficiency and infections? *Schizophr. Bull.* 2009; 35: 582-595.
20. Berk, Jacka, Williams, Dodd, Pasco: Is this D vitamin to worry about? Vitamin D insufficiency in an inpatient sample. *Aust. N. Z. J. Psychiatry* 2008; 42: 874-878.
21. Barnevik-Olsson, Gillberg, Fernell: Prevalence of autism in children born to Somali parents living in Sweden: a brief report. *Developmental Medicine and Child Neurology* 2008; 50: 598-601.
Cannell: Autism and vitamin D. *Med. Hyp.* 2008; 70: 750-9.
Gillberg, Schaumann, Gillberg: Autism in immigrants: children born in Sweden to mothers born in Uganda. *J. Intellect Disabil. Res.* 1995; 39: 141-144.
Zu den Ursachen siehe auch: Kern, Jones: Evidence of toxicity, oxidative stress, and neuronal insult in autism. *J. Toxicol. Environ. Health B. Crit. Rev.* 2006; 9: 485-499.
22. Worm: *Heilkraft D.* S. 74 f.
Spitz: *Vitamin D.* S. 77 f.
Vieth, Kimball, Hu, Walfish: Randomized comparison of the effects of the vitamin D3 adequate intake versus 100 mcg (4000 IU) per day on biochemical responses and the wellbeing of patients. *Nutr. J.* 2004; 3: 8.
23. Wilkins, Sheline, Roe, Birge, Morris: Vitamin D deficiency is associated with low mood and worse cognitive performance in older adults. *Am. J. Geriatr. Psychiatry* 2006; 14(12): 1032-40.
Lee et al.: Association between 25-hydroxyvitamin D levels and cognitive performance in middle-aged and older European men. *J. Neurol. Neurosurg. Psychiatry* 2009.
24. Gould: ‚Sunshine vitamin' link to cognitive problems in older people. *J. Geriatric Psychology and Neurology*. 2009.

25. Sorenson: *Vitamin D3 and Solar Power*. S. 192.
26. Sorenson: *Vitamin D3 and Solar Power*. S. 188 f.
Eyles, Brown, Mackay-Sim, McGrath, Feron: Vitamin D3 and brain development. *Neuroscience* 2003;118: 641-53.
Féron, Burne, Brown, Smith, McGrath, Mackay-Sim, Eyles: Developmental Vitamin D3 deficiency alters the adult rat brain. *Brain Res. Bull.* 2005; 65: 141-148.
McGrath, Féron, Burne, Mackay-Sim, Eyles: Vitamin D3-implications for brain development. *J. Steroid. Biochem. Mol. Biol.* 2004; 89-90: 557-60.
Burne, Becker, Brown, Eyles, Mackay-Sim, McGrath: Transient prenatal Vitamin D deficiency is associated with hyperlocomotion in adult rats. *Behav. Brain Res.* 2004; 154: 549-555.
27. www.vitamindcouncil.org (2009).

Kapitel 15
Der Einfluß von Sonnenlicht und Vitamin D auf die Fortpflanzung (S. 221 – 224)

1. Myerson, Neustadt: Influence of ultraviolet radiation on excretion of sex hormones in the male. *Endocrinology* 1939; 25: 7-12.
Sorenson: *Vitamin D3 and Solar Power.* S. 166 f.
2. Sood, Reghunandanan, Reghunandanan, Marya, Singh: Effect of vitamin D repletion on testicular function in vitamin D-deficient rats. *Ann. Nutr. Metab.* 1995; 39: 95-98.
Sood, Marya, Reghunandanan, Singh, Jaswal, Gopinathan: Effect of vitamin D deficiency on testicular function in the rat. *Ann. Nutr. Metab.* 1992; 36:203-208.
Inpanbutr, Reiswig, Bacon, Slemons, Iacopino: Effect of vitamin D on testicular CaBP28K expression and serum testosterone in chickens. *Biol. Reprod.* 1996; 54: 242-248.

KWIECINSKI, PETRIE, DELUCA: Vitamin D is Necessary for Reproductive Functions of the Male Rat. *J. Nutr.* 1989; 119: 741-744.
SORENSON: *Vitamin D3 and Solar Power.* S. 166 f.
3. THYS-JACOBS, DONOVAN, PAPADOPOULOS, SARREL, BILEZIKIAN: Vitamin D and calcium dysregulation in the polycystic ovarian syndrome. *Steroids* 1999; 64: 430-435.
SORENSON: *Vitamin D3 and Solar Power.* S. 166 f.
4. ROJANSKI, BRZEZINSKI, SCHENKER: Seasonality in human reproduction: an update. *Hum. Reprod.* 1992; 7: 735–745.

Kapitel 16
Sonnenbaden verringert das Krebsrisiko (S. 225 – 246)

1. SORENSON: *Vitamin D3 and Solar Power.* S. 78 und 201.
LAPPE, TRAVERS-GUSTAFSON, DAVIES, RECKER, HEANEY: Vitamin D and calcium supplementation reduces cancer risk: results of a randomized trial. *Am. J. Clin. Nutr.* 2007; 85(6): 1586-91.
2. GARLAND, GARLAND, GORHAM, YOUNG: Geographic variation in breast cancer mortality in the United States: a hypothesis involving exposure to solar radiation. *Prev. Med.* 1990; 19(6): 614-622.
GRANT, GARLAND: The role of vitamin D_3 in preventing infections. Age and Ageing 2007, 12.
GORHAM, GARLAND, GARLAND: Sunlight and Breast Cancer Incidence in the USSR. *Int. J. of Epidemiology* 1990; 19(4): 820-824. – www.sunarc.org (2009).
3. AINSLEIGH: Beneficial Effects of Sun Exposure on Cancer Mortality. *Preventive Medicine*, 22. 1993. S. 132-140.
HOBDAY: *Sonnenlicht heilt.* S. 93.
4. HOLICK: *Schützendes Sonnenlicht.* S. 12 und 72.
GRANT, W. B.: An ecologic study of dietary and solar ultravio-

lett-B links to breast carcinoma mortality rates. *Cancer* 94 (1): 272-281. 2002.
Grant, W. B.: An estimate premature cancer mortality in the United States due to inadequate doses of solar ultraviolet-B radiation, a source of vitamin D. *Cancer* 94 (6): 1867-75. 2002.
Grant, W. B., Grujil, F. R.: Health Benefits of solar UV-B radiation through the production of vitamin D. *Photochemical Photobiological Sciences*: 1-4. 2003.

5. Zitiert nach Hobday: *Sonnenlicht heilt.* S. 92.
6. Apperly: The Relation of Solar Radiation to Cancer Mortality in North America. *Cancer Res.* 1:191. 1941.
   Zitiert nach Kime: *Sonnenlicht und Gesundheit.* S. 115. Diese Zahlen bezogen sich auf die 1930er Jahre.
7. Peller: Skin Irritation and Cancer in the US Navy. *Amer. J. Med. Sci.* 194:326, 1937.
   Zitiert nach Kime: *Sonnenlicht und Gesundheit.* S. 115.
8. Eine Zusammenfassung der Literatur findet sich bei Sorenson: *Vitamin D3 and Solar Power.* S. 76 ff.
9. John Ott hat zum Einfluß des Lichts auf den Hormonhaushalt und das Krebsrisiko zahlreiche Fallstudien und Untersuchungen angestellt. So hat er eine Gruppe von 15 Krebspatienten im Sommer 1959 angewiesen, möglichst viel Zeit im Freien zu verbringen, auf Brillen und Sonnenbrillen zu verzichten, Kunstlicht nur am Abend zu nutzen und das Fernsehen zu unterlassen. Am Ende des Sommers fühlten sich alle 14 Patienten besser, die sich an die Anweisungen gehalten hatten. Sie hatten einen besseren Gesundheitszustand und das Tumorwachstum konnte in allen Fällen gestoppt werden. Ott: *Health and Light.* S. 72 ff.

   Ein siebzigjähriger Mann mit Lungenkrebs im letzten Stadium trug ständig eine Sonnenbrille. Der Patient wurde aufgeklärt, wie wichtig Sonnenlicht für die Gesundheit ist und daß Tageslicht ungefiltert in die Augen fallen muß, wenn der Hormonhaushalt nicht gestört werden soll. Von da an verzichtete der krebskranke Mann auf die Sonnenbrille und verbrachte jeden Tag weitgehend im Freien. Der Tumor verschwand vollständig und der Mann lebte noch acht Jahre, bis er an einem Herzinfarkt verschied. OTT: *Health and Light.* S. 167 f.

Ein Mann mit Prostatakrebs, der vor einer Operation stand, trug ständig eine Brille mit getönten Gläsern. Nach der Aufklärung über die Bedeutung des hellen Tageslichts folgte er den Empfehlungen, verbrachte seine Zeit überwiegend im Freien und verzichtete sogar völlig auf das Fernsehen. Der Prostatakrebs verschwand und die aufgeschobene Operation erübrigte sich. OTT: *Health and Light.* S. 170.

Aus einer Schule in Niles, Illinois, wurden mehrere Leukämiefälle gemeldet. Es handelte sich um die höchste jemals an einer amerikanischen Schule festgestellte Leukämiequote. Sie lag um Faktor fünf über dem Landesdurchschnitt. JOHN OTT fuhr zu dieser Schule und man berichtete ihm, daß alle leukämiekranken Kinder in zwei Klassenzimmern unterrichtet wurden. Die Inspektion ergab, daß die großen Fenster beider Zimmer stets komplett mit schweren Gardinen verhängt waren, die von außen nur ein schwaches, grünliches Licht passieren ließen. Aufgrund des schwachen Lichts mußten die Zimmer stets mit Leuchtstoffröhren erhellt werden. Es handelte sich um warmweiße Leuchtstofflampen mit einem hohen Spektralanteil an rosa und orange, also jenen Segmenten, die sich im Tierversuch mit Leuchtstoffröhren als besonders krebsfördernd erwiesen haben. Nachdem die Gardinen aufgezogen blieben und die Schulräume fortan mit Tageslicht erhellt wurden, kam es zu keinen weiteren Leukämiefällen mehr. OTT: *Health and Light.* S. 168 f.

10. OTT: *Health and Light.* S. 101 ff.
11. PEARCE, VAN ALLEN: Influence of Light on the Growth and Malignancy of a Transplantable Neoplasm of the Rabbit. *J. Ex. Med.* 45:483. 1927.
    PEARCE, BROWN: Influence of Light on the Growth and Malignancy of a Transplantable Neoplasm of the Rabbit. *J. Ex. Med.* 45:727. 1927. – KIME: *Sonnenlicht und Gesundheit.* S. 115.

12. Zabalujewa: Der Mechanismus des Aufnahmeeffektes des ultravioletten Lichtes. *Vestn. Akad. Med. Nauk.* 3:23. 1975. Zitiert nach Kime: *Sonnenlicht und Gesundheit.* S. 115.
13. Apperly, Cary: The Deterrent Effect of Light Upon the Incidence of Spontaneous Breast Cancer in Strain „A“ Mice. *Brit. J. Exp. Path.* 23:133. 1942. – Kime: *Sonnenlicht.* S. 116.
14. Garland, Garland, Gorham: Epidemiology of Cancer Risk and Vitamin D. New Jersey 1999.
Garland, Garland, Gorham: Colon Cancer parallels Rikkets. In: Lipkin, Newmark, Kelloff (Hrsg.): *Calcium, Vitamin D, and Prevention of Colon Cancer.* Boston 1991. Zitiert nach Hobday: *Sonnenlicht heilt.* S. 93 ff.
15. Holick: *Schützendes Sonnenlicht.* S. 72 f.
16. Sorenson: *Vitamin D3 and Solar Power.* S. 81 f.
John, Schwartz, Dreon, Koo: Vitamin D and breast cancer risk: the NHANES I Epidemiologic follow-up study, 1971-1975 to 1992. National Health and Nutrition Examination Survey. *Cancer Epidemiol Biomarkers Prev.* 1999; 8(5): 399-406.
17. Hobday: *Sonnenlicht heilt.* S. 99.
Holick: *Schützendes Sonnenlicht.* S. 73.
Grant, W. B.: An ecologic study of dietary and solar ultraviolett-B links to breast carcinoma mortality rates. *Cancer* 94 (1): 272-281. 2002.
Grant, W. B.: An estimate premature cancer mortality in the United States due to inadequate doses of solar ultraviolet-B radiation, s source of vitamin D. *Cancer* 94: 1867-1875. 2002.
Grant, W. B., Grujil, F. R.: Health Benefits of solar UV-B radiation through the production of vitamin D. *Photochemical Photobiological Sciences*: 1-4. 2003.
www.sunarc.org (2009).
18. Garland, Gorham, Mohr, Grant, Giovannucci, Lipkin, Newmark, Holick, Garland: Vitamin D and prevention of breast cancer: pooled analysis. *J. Steroid. Biochem. Mol. Biol.* 2007;103(3-5): 708-711.

19. Spitz: *Vitamin D.* S. 44 ff.
Sorenson: *Vitamin D3 and Solar Power.* S. 83.
20. Abbas, Linseisen, Slanger, Kropp, Mutschelknauss, Flesch-Janys, Chang-Claude: Serum 25-hydroxyvitamin D and risk of postmenopausal breast cancer - results of a large case-control study. *Carcinogenesis* 2008, 29 (1): 93-99.
21. Goodwin, Ennis, Pritchard, Koo, Hood: Frequency of vitamin D (Vit D) deficiency at breast cancer (BC) diagnosis and association with risk of distant recurrence and death in a prospective cohort study of T1-3, N0-1, M0 BC. *J. Clin. Oncol.* 2008 (26).
In diesem Sinne auch Freedman, Dosemeci, McGlynn: Sunlight and mortality from breast, ovarian, colon, prostate, and non-melanoma skin cancer: a composite death certificate based case-control study. *Occup. Environ. Med.* 2002; 59: 257.
22. Colli, Grant: Solar Ultraviolet B Radiation Compared with Prostate Cancer Incidence and Mortality Rates in United States. *Urology*. 2008; 71 (3): 531-535.
23. Hobday: *Sonnenlicht heilt.* S. 99 f.
24. Sorenson: *Vitamin D3 and Solar Power.* S. 93.
25. Hobday: *Sonnenlicht heilt.* S. 99 f.
26. Spitz: *Vitamin D.* S. 56.
27. Sorenson: *Vitamin D3 and Solar Power.* S. 88 ff. Die Häufigkeit von Sonnenbrand in der Kindheit ist ein schlechter Indikator für einen hohen Vitamin-D-Spiegel. Nicht Sonnenbrand verspricht Schutz vor Prostatakrebs, sondern ein hoher Vitamin-D-Spiegel. Wichtig ist regelmäßiges Sonnenbaden ohne Sonnenbrand. – Luscombe, Fryer, French, Liu, Saxby, Jones, Strange: Exposure to ultraviolet radiation: association with susceptibility and age at presentation with prostate cancer. *Lancet* 2001; 358: 641-642.
Moon, Fryer, Strange: Ultraviolet radiation: effects on risk of prostate cancer and other internal cancers. *Mutat. Res.* 2005; 571: 207-219.

BODIWALA, LUSCOMBE, SAXBY et al.: Prostate cancer risk and exposure to ultraviolet radiation: further support for the protective effect of sunlight. *Cancer Lett.* 2003; 192(2): 145-149.

28. SORENSON: *Vitamin D3 and Solar Power.* S. 92 ff.
29. HOLICK: *Schützendes Sonnenlicht.* S. 72.
30. www.sunarc.org/coloncancer.htm (2009).
    SORENSON: *Vitamin D3 and Solar Power.* S. 98 ff.
    GARLAND, GARLAND: Do sunlight and vitamin D reduce the likelihood of colon cancer? *Int. J. Epidemiol.* 2006; 35: 217-220.
31. MIZOUE: Ecological study of solar radiation and cancer mortality in Japan. *Health Phys.* 2004; 87: 532-538.
32. GORHAM, GARLAND, GARLAND, GRANT, MOHR, LIPKIN, NEWMARK, GIOVANNUCCI, WEI, HOLICK: Optimal vitamin D status for colorectal cancer prevention a quantitative meta analysis. *Am. J. Prev. Med.* 2007; 32(3): 210-216.
33. FREEDMAN, LOOKER, CHANG, GRAUBARD: Prospective study of serum vitamin D and cancer mortality in the United States. *J. Natl. Cancer Inst.* 2007; 99(21): 1594-1602.
34. SORENSON: *Vitamin D3 and Solar Power.* S. 98.
    SPINA, TANGPRICHA, YAO, ZHOU, WOLFE, MAEHR, USKOKOVIC, ADORINI, HOLICK: Colon cancer and solar ultraviolet B radiation and prevention and treatment of colon cancer in mice with vitamin D and its Gemini analogs. *J. Steroid. Biochem. Mol. Biol.* 2005; 97: 111-120.
35. www.sunarc.org/coloncancer.htm (2009).
36. SPITZ: *Vitamin D.* S. 58.
    HOBDAY: *Sonnenlicht heilt.* S. 94.
37. MIZOUE: Ecological study of solar radiation and cancer mortality in Japan. *Health Phys.* 2004; 87: 532-538.
38. www.sunarc.org/ovarycancer.htm (2009).
39. LEFKOWITZ, GARLAND: Sunlight, vitamin D, and ovarian cancer mortality rates in US women. *Int. J. Epidemiol.* 1994; 23: 1133-1136.

Grant: An estimate of premature cancer mortality in the U.S. due to inadequate doses of solar ultraviolet-B radiation. *Cancer*. 2002; 94: 1867-1875.
Freedman, Dosemeci, McGlynn: Sunlight and mortality from breast, ovarian, colon, prostate, and non-melanoma skin cancer: a composite death certificate based case-control study. *Occup. Environ. Med.* 2002; 59: 257-262.
Grant: Ecologic studies of solar UV-B radiation and cancer mortality rates. *Recent Results Cancer Res*. 2003; 164: 371–377.
Salazar-Martinez, Lazcano-Ponce, Gonzalez Lira-Lira, Escudero-De los Rios, Hernandez-Avila: Nutritional determinants of epithelial ovarian cancer risk: a case-control study in Mexico. *Oncology*. 2002; 63: 151-157.
Mohr, Garland, Gorham, Grant, Garland: Is ultraviolet B irradiance inversely associated with incidence rates of endometrial cancer: an ecological study of 107 countries. Preventive Medicine 2007; 45 (5): 327-331,
40. Sorenson: *Vitamin D3 and Solar Power.* S. 85.
Salazar-Martinez, Lazcano-Ponce, Sanchez-Zamorano, Gonzalez Lira-Lira u. a.: Dietary factors and endometrial cancer risk. Results of a case–control study in Mexico. *Int. J. Gynecol. Cancer* 2005; 15: 938-945.
41. Hobday: *Sonnenlicht heilt.* S. 100.
42. Grant: An estimate of premature cancer mortality in the U.S. due to inadequate doses of solar ultraviolet-B radiation. *Cancer*. 2002; 94: 1867-1875.
43. Sorenson: *Vitamin D3 and Solar Power.* S. 101.
44. Grant: An estimate of premature cancer mortality in the U.S. due to inadequate doses of solar ultraviolet-B radiation. *Cancer*. 2002; 94: 1867-1875.
45. Sorenson: *Vitamin D3 and Solar Power.* S. 101 f.
46. Lappe, Travers-Gustafson, Davies, Recker, Heaney: Vitamin D and calcium supplementation reduces

cancer risk: results of a randomized trial. *Am. J. Clin. Nutr.* 2007; 85(6):1586-1591.

47. SORENSON: *Vitamin D3 and Solar Power.* S. 201.
48. SPITZ: *Vitamin D.* S. 58.

Kapitel 17
Richtiges Sonnenbaden verringert das Hautkrebsrisiko (S. 247 – 288)

1. GODAR, LANDRY, LUCAS: Increased UVA exposures and decreased cutaneous Vitamin D_3 levels may be responsible for the increasing incidence of melanoma. *Med. Hypotheses.* 2009;72(4): 434-443.
   SORENSON: *Vitamin D3 and Solar Power.* S. 60 f.
2. SORENSON: *Vitamin D3 and Solar Power.* S. 60.
   KENNEDY, BAJDIK, WILLEMZE, DE GRUIJL, BAVINCK: The Influence of Painful Sunburns and Lifetime Sun Exposure on the Risk of Actinic Keratoses, Seborrheic Warts, Melanocytic Nevi, Atypical Nevi, and Skin Cancer. *J. of Investigative Dermatology* 2003; 120: 1087–1093.
3. HOLICK: *Schützendes Sonnenlicht.* S. 33.
4. SORENSON: *Vitamin D3 and Solar Power.* S. 70.
5. SORENSON: *Vitamin D3 and Solar Power.* S. 70.
6. HOLICK: *Schützendes Sonnenlicht.* S. 73.
7. ANGELA SPETH: Lieber Sonne als Krebs. *Ärzte Zeitung*, 2. Oktober 2008, S. 2.
8. GANDINI, SERA, CATTARUZZA, PASQUINI, PICCONI, BOYLE, MELCHI: Meta-analysis of risk factors for cutaneous melanoma: II. Sun exposure. *Eur. J. Cancer.* 2005; 41(1):45-60.
   Siehe auch: RIVERS: Is there more than one road to melanoma? *Lancet* 2004, 363:728-730.
9. HOBDAY: *Sonnen ohne Schattenseiten.* S. 22 f.
   SCHNEIDER: *O sole mio.* S. 33 f.
10. HALLBERG, JOHANSSON: Cancer Trends During the 20th Cen-

tury. *Journal of Australian College of Nutritional & Environmental Medicine.* Vol. 21, 1, 2002, 3-8.
GROVES: *Sunlight, Skin Cancers and Vitamin D.*
www.healingcancernaturally.com/healingwithlight3.html
www.second-opinions.co.uk/sunlight.html (2009).

11. HOBDAY: *Sonnen ohne Schattenseiten.* S. 22 f.
12. OSTERLIND, TUCKER, STONE, JENSEN: The Danish case-control study of cutaneous malignant melanoma. II. Importance of UV-light exposure. *Int. J. Cancer* 1988, 15;42(3): 319-324.
ESPINOSA ARRANZ, SANCHEZ HERNANDEZ, BRAVO FERNANDEZ, GONZALEZ-BARON, ZAMORA AUNON, ESPINOSA ARRANZ, JALON LOPEZ, ORDONEZ GALLEGO: Cutaneous malignant melanoma and sun exposure in Spain. *Melanoma Res.* 1999; 9(2):199-205.
ARMSTRONG, KRICKER: The epidemiology of UV induced skin cancer. *J. Photochem. Photobiol. B.* 2001; 63(1-3): 8-18.
ELWOOD: Melanoma and sun exposure: contrasts between intermittent and chronic exposure. *World J. Surg.* 1992; 16: 157-165.
MOAN, DAHLBACK, SETLOW: Epidemiological support for an hypothesis for melanoma induction indicating a role for UVA radiation. *Photochem. Photobiol.* 1999; 70(2):243-247.
ELWOOD, JOPSON: Melanoma and sun exposure: an overview of published studies. *Int. J. Cancer.* 1997;73(2):198-203.
13. Die Melanom-Häufigkeit belief sich für Männer, die lebenslang im Freien arbeiteten, auf nur 17 Prozent gegenüber der von Büroangestellten (bezogen auf PMR, proportional mortality ratios). SAMUEL MILHAM, ERIC OSSIANDER: *Occupational Mortality Database.* http://www3.doh.wa.gov/occmort/
Persönliche Mitteilung von ÖRJAN HALLBERG.

	Todesfälle beobachtet	- erwartet	PMR
Freiluft-Beschäftigte	387	76	294
Büroangestellte	1605	106	1698

14. Liberman: *Die heilende Kraft des Lichts.* S. 194 f.
Beral, Evans, Shaw, Milton: Malignant melanoma and exposure to fluorescent lighting at work. *Lancet.* 1982; 2(8293): 290-293.
15. Liberman: *Die heilende Kraft des Lichts.* S. 195.
Pasternack, Dubin, Moseson: Malignant melanoma and exposure to fluorescent light at work. *Lancet* 1983, 26;1 (8326): 704.
Rigel, Freidman, Levenstein: Malignant melanoma and exposure to fluorescent light at work. *Lancet* 1983; 1: 704.
Walter, Marrett, Shannon, From, Hertzman: The Association of Cutaneous Malignant Melanoma and Fluorescent Light Exposure. *Am. J. Epidemiol.* 1992; 135: 749–762.
16. Hobday: *Sonnenlicht heilt.* S. 66.
Klaus Maar: *Rebell gegen den Krebs.* 2004. S. 46.
17. Karin Ekström Smedby et al.: Ultraviolet Radiation Exposure and Risk of Malignant Lymphomas. *J. of the National Cancer Institute* 2005, 97(3): 199-209.
Hoffmann, Meffert: Apparent contradiction between negative effects of UV radiation and positive effects of sun exposure, *Ger. Med. Sci.* 2005; 3.
18. *Ärztezeitung*, 25.11.2004.
19. Waniorek: *Gesund und fit mit der Kraft der Sonne.* S. 82 f.
20. Hallberg, Johansson: Malignant melanoma of the skin – not a sunshine story! *Med. Sci. Monit.* 2004; 10; CR 336-340.
21. Hallberg, Johansson: Malignant melanoma ... *Med. Sci. Monit.* 2004; 10 (7); CR 336-340.
22. Hallberg, Johansson: a.a.O.
23. Sorenson: *Vitamin D3 and Solar Power.* S. 66 f. und 74.
24. *Wikipedia*: Malignes Melanom (2009).
MacLennan, Green, McLeod, Martin: Increasing incidence of cutaneous melanoma in Queensland, Australia. *J. Natl. Cancer Inst.* 1992; 84: 1427-1432.
25. Hallberg, Johansson: a.a.O.

26. Klaus Maar: *Rebell gegen den Krebs.* 2004. S. 46.
27. Marks, Whiteman: Sunburn and melanoma: how strong is the evidence? *Br. Med. J.* 1994; 308: 75-76.
28. Karnauchow: Melanoma and sun exposure. *Lancet* 1995; 346: 915.
29. Ainsleigh: Beneficial Effects of Sun Exposure on Cancer Mortality. *Preventive Medicine* 1993; 22: 132-140.
Zitiert nach Sorenson: *Vitamin D3 and Solar Power.* S. 63.
30. Welch, Woloshin, Schwartz: Skin biopsy rates and incidence of melanoma: Population based ecological study. *Br. Med. J.* 2005; 331: 481.
31. Shuster: Melanoma and sun exposure. *Lancet* 1995; 346: 1224.
32. Sorenson: *Vitamin D3 and Solar Power.* S. 63.
Millen, Tucker, Hartge, Halpern, Elder, Holly, Sagebiel, Potischman: Diet and Melanoma in a Case-Control Study. *Cancer Epidemiol. Biomarkers & Prevention* 2004; 13: 1042-1051.
33. Bain, Green, Siskind, Alexander, Harvey: Diet and melanoma. An exploratory case-control study. *Ann. Epidemiol.* 1993; 3: 235-238.
34. Sorenson: *Vitamin D3 and Solar Power.* S. 54 f.
Black: Role of dietary factors in UV-carcinogenesis. *Cancer Bulletin* 1993; 45: 232-237.
Black: Influence of dietary factors on actinically-induced skin cancer. *Mutation Research* 1998; 422: 185-190.
Black et al.: Evidence that a low-fat diet reduces the occurrence of non-melanoma skin cancer. *Int. J. Cancer.* 1995; 62: 165-169.
35. Horne: *Cancerproof your Body.* S. 70.
Black, Herd, Goldberg, Wolf, Thornby, Rosen, Bruce, Tschen, Foreyt, Scott: Effect of a low-fat diet on the incidence of actinic keratosis. *N. Engl. J. Med.* 1994, 5; 330(18): 1272-1275.

Black, Wolf: Protective influence of a low-fat diet on nonmelanoma skin cancer. *Dermatologic Therapy: Phototherapy and Photoprotective Therapy* 4: 100-105, 1997.
Black: Diet and skin cancer. In: Heber, Blackburn, Go: *Nutritional Oncology*. San Diego 1999.
36. Horne: *Cancerproof your Body*. S. 70.
Campbell, Campbell: *The China-Study*.
37. Baumann, Rusch: Effect of Diet on Tumors Induced by Ultraviolet Light. *Amer. J. Cancer* 35:213, 1939.
Kime: *Sonnenlicht und Gesundheit*. S. 102 f.
38. Kime: *Sonnenlicht und Gesundheit*. S. 113.
Black: Effects of Dietary Antioxidants on Actinic Tumor Induction, *Res. Comm. Chem. Path. Pharmacol.* 7:783. 1974.
39. Max Gerson: *Eine Krebstherapie*.
40. Holick: *Schützendes Sonnenlicht*. S. 45.
41. Mackie, Mackie: Dietary polyunsaturated fats. *Med. J. Aust.* 1988; 149: 449.
van Dam et al.: Diet and basal cell carcinoma of the skin in a prospective cohort of men. *Am. J. Clin. Nutr.* 2000; 71: 135-141.
42. Tannenbaum: The Genesis and Growth to Tumors, *Cancer Res.* 2:468, 1942.
Jacobi, Baumann: The Effect of Fat on Tumor Formation, *Amer. J. Cancer* 39:338, 1940.
Baumann, Rusch: Effect of Diet on Tumors Induced by Ultraviolet Light. *Amer. J. Cancer* 35:213, 1939.
Rusch: Der Einfluß von Kalorienbeschränkungen und dem Fett in der Nahrung auf die Tumorbildung durch ultraviolette Bestrahlung. *Cancer Res.* 5:431. 1945.
Kime: *Sonnenlicht und Gesundheit*. S. 93 ff.
43. *Report Mainz* 26.7.2004: „Gefährlicher Irrtum - Hautkrebs trotz Sonnencreme". Hautarzt Professor Claus Garbe, Universität Tübingen: „Für den gefährlichsten Hautkrebs, das Melanom, ist bisher gar kein sicherer Schutz nachgewiesen."

44. Sorenson: *Vitamin D3 and Solar Power.* S. 65 f.
45. Fuller, Faulkner, Bendich, Parker, Roe: Effect of beta-carotene supplementation on photosuppression of delayed-type hypersensitivity in normal young men. *Am. J. Clin. Nutr.* 1992; 56: 684-690.
46. Stern, Laid: The carcinogenic risk of treatments for severe psoriasis. *Cancer* 1994; 73: 2759-2764.
Autier et al.: Melanoma and use of sunscreens: an EORTC case-control study in Germany, Belgium and France. *Int. J. Cancer*, 1995; 61: 749-55.
47. Sorenson: *Vitamin D3 and Solar Power.* S. 69.
48. Klaus Maar: *Rebell gegen den Krebs*. 2004. S. 47.
Sorenson: *Vitamin D3 and Solar Power.* S. 65 f.
Dennis, Freeman, VanBeek: Sunscreen use and the risk for melanoma: a quantitative review. *Ann. Intern. Med.* 2003; 139: 966-978.
49. Sorenson: *Vitamin D3 and Solar Power.* S. 65 f.
Westerdahl, Ingvar, Mâsbäck, Olsson: Sunscreen use and malignant melanoma. *Int. J. Cancer* 2000; 87(1): 145-150.
50. Sorenson: *Vitamin D3 and Solar Power.* S. 66 f.
51. Garland, Garland, Gorham: Could Sunscreens Increase Melanoma Risk? *Am. J. Public Health* 1992; 82(4): 614–615.
Hobday: *Sonnenlicht heilt.* S. 69 f.
Garland, Garland, Gorham: Effect of sunscreens on UV radiation-induced enhancement of melanoma growth in mice. *J. Natl. Cancer Inst.* 1994; 86: 798-800.
52. Moan, Dahlback: The relationship between skin cancers, solar radiation and ozone depletion. *Br. J. Cancer* 1992; 65: 916-921.
53. Dolk, Shaddick, Walls, Grundy, Thakrar, Kleinschmidt, Elliott: Cancer incidence near radio and television transmitters in Great Britain. I and II. *Am. J. Epidemiol.* 1997; 145:1-17.
54. Hallberg, Johansson: Melanoma Incidence and Frequen-

cy Modulation (FM) Broadcasting. *Archives of Environmental Health*, vol. 57, 2002, 32-40.

55. HALLBERG, JOHANSSON: Melanoma Incidence and Frequency Modulation (FM) Broadcasting. *Archives of Environmental Health*, vol. 57, 2002, 32-40.

Kapitel 18
Vorsicht Sonnenschutzmittel! (S. 289 – 300)

1. HOLICK: *Schützendes Sonnenlicht*. S. 11.
2. SORENSON: *Vitamin D3 and Solarpower.* S. 68.
3. SORENSON: *Vitamin D3 and Solarpower.* S. 69.
4. *Focus Online Gesundheit* (2005).
5. HOLICK: *Schützendes Sonnenlicht*. S. 43 f.
6. KINDL, RAAB: *Licht und Haut.* S. 137 ff.
7. ALLEN: Suspected Carcinogen Found in 14 of 17 Sunscreens, St. Louis Post Dispatch, 9.3.1989. – nach LIBERMAN: *Die heilende Kraft des Lichts.* S. 199.
8. *ÖKO-Test* 6/2002, S. 44 f.
9. *ÖKO-Test* 6/2002, S. 46.
10. *Ernährung und Kosmetik*, 6 + 7/2004.
11. *ÖKO-Test* 1998.
12. KINDL, RAAB: *Licht und Haut.* S. 155 f.
13. KINDL, RAAB: *Licht und Haut.* S. 162 ff.
14. Im Inneren eines Partikels fällt das aus dem Kristallverband herausgeschlagene Elektron wieder zurück. Es entsteht dabei lediglich Wärme. An der Oberfläche jedoch geht das Elektron verloren, wodurch Hydroxyl- und Perhydroxyl-Radikale entstehen. KINDL, RAAB: *Licht und Haut.* S. 168 f.
15. KINDL, RAAB: *Licht und Haut.* S. 170 ff.
16. *ÖKO-Test* 6/2002.
17. *ÖKO-Test* 6/2002.
18. Landesamt für Umweltschutz und Gewerbeaufsicht Rheinland-Pfalz. *Rhein-Zeitung* (rhein-zeitung.de), 27. Juli 1998.

19. *ÖKO-Test* 6/2002.
20. KINDL, RAAB: *Licht und Haut.* S. 280 ff.
21. KINDL, RAAB: *Licht und Haut.* S. 276 f.
22. KINDL, RAAB: *Licht und Haut.* S. 277.

Kapitel 19
Falsche Beleuchtung als Krankheitsursache
(S. 301 – 341)

1. GANTT, PARSHAD, EWIG, SANFORD, JONES, TARONE, KOHN: Fluorescent light-induced DNA crosslinkage and chromatid breaks in mouse cells in culture. *Proc. Natl. Acad. Sci. USA.* 1978; 75(8): 3809–3812.
WUNSCH: Kunstlicht und Sehen – Streß für das Auge durch moderne Lichtquellen. *EHK* 2007; 56: 734–739.
2. Über derartige Untersuchungen siehe SCHLEIF: *Ein Beitrag zur tiergerechten Haltung der Ratte anhand der Literatur.* Hannover 2001.
3. REMÉ, HAFEZI: Schädigung der Netzhaut durch blaues Licht. *Retina Suisse Journal.* 4/2003-1/2004.
4. REMÉ, HAFEZI: Schädigung der Netzhaut durch blaues Licht. *Retina Suisse Journal.* 4/2003-1/2004.
5. Bezugsquellen für Schutzbrillen: www.hygeia.de/beleuchtung (2009).
6. Ein schwarzer Körper (auch als schwarzer oder Planckscher Strahler bezeichnet) ist ein idealisierter Körper, der die auf ihn treffende elektromagnetische Strahlung bei jeder Wellenlänge vollständig absorbiert, und der zugleich eine ideale thermische Strahlungsquelle ist, die elektromagnetische Strahlung mit einem charakteristischen, nur von der Temperatur abhängigen Spektrum aussendet.
7. *Öko-Test* 10/2008.
8. *Stiftung Warentest* 3/2008.
9. OTT: *Health and Light.*

10. Liberman: *Die heilende Kraft des Lichts.* S. 139 f.
11. Ott: *Health and Light.* S. 119 f.
12. Ott: *Health and Light.* S. 120 f.
13. *Öko-Test* 10/2008.
14. Siehe Fußnote 6.
15. Wunsch: Ja, zur Glühlampe. www.lichtbiologie.de (2009).
16. Falschangaben auf der Verpackung hinsichtlich der Helligkeit von Energiesparlampen bestätigt auch die *Stiftung Warentest* in einigen Fällen. Ausgabe 3/2008.
17. *Öko-Test* 10/2008.
18. *Öko-Test* 10/2008.
19. *Öko-Test* 10/2008.
20. *Öko-Test* 10/2008.
21. Maes: *Streß durch Strom und Strahlung.*
22. *Öko-Test* 10/2008.
23. Die Arbeitsgemeinschaft Energiebilanzen gibt den Energieverbrauch durch Beleuchtung in Privathaushalten mit 0,39 Prozent vom Pimärenergieverbrauch an (2007), die Deutsche Energie-Agentur hingegen mit 0,5 Prozent.
24. *Vom Unsinn der Energiesparlampe* im NDR. www3.ndr.de/media/gluehbirne114.html (2009).
25. Nigel Calder, Henrik Svensmark: *Sterne steuern unser Klima.* Düsseldorf 2008. – Lesenswert ist auch:
    Nigel Calder: *Die launische Sonne widerlegt Klimatheorien.* Wiesbaden 1997. – Siehe auch:
    Helmut Böttiger: *Klimawandel.* Petersberg 2008.
    Michael Limburg: *Klimahysterie – was ist dran?* Jena 2009.
    Hans-Joachim Lüdecke: *CO_2 und Klimaschutz.* 2008.
    Fred Singer, Dennis Avery: *Unstoppable Global Warming.* Lanham 2007.
    Christopher Horner: *The Politically Incorrect Guide to Global Warming and Environmentalism.* Washington 2007.
26. Hans-Werner Sinn: *Das grüne Parodoxon. Plädoyer für eine illusionsfreie Klimapolitik.* 2. Auflage Berlin 2009.

27. *Vom Unsinn der Energiesparlampe* im NDR.
www3.ndr.de/media/gluehbirne114.html
28. Ott: *Health and Light.* S. 28 f.
29. www.lichtverschmutzung.de (2009).
30. Ott: *Health and Light.* S. 39 ff.
31. Ott: *Health and Light.* S. 54 f.
32. Ott: *Health and Light.*S. 154 f. und 159 f.
33. Diamond: *Fit fürs Leben.* S. 269.
34. Ott: *Health and Light.* S. 32.
35. Ott: *Health and Light.* S. 48 ff.
36. Ott: *Health and Light.* S. 51 ff.
37. Ott: *Health and Light.* S. 156.
38. Diamond: *Fit fürs Leben.* S. 267.
39. Ott: *Health and Light.* S. 93 ff.
40. Ott: *Health and Light.* S. 96 ff.

Kapitel 21
Eine kurze Geschichte der Heliotherapie und Heliohygiene (S. 347 – 366)

1. Shelton: *Fasting and Sun Bathing.*
2. Kime: *Sonnenlicht und Gesundheit.* S. 286.
3. Hobday: *Sonnenlicht heilt.*
Kime: *Sonnenlicht und Gesundheit.*
4. Kime: *Sonnenlicht und Gesundheit.*
5. Edmond Bordeaux Székely: *Die Lehren der Essener.*
– *Das Friedensevangelium der Essener.*
– *Die unbekannten Schriften der Essener.*
– *Die verlorenen Schriftrollen der Essener.*
– *Das geheime Evangelium der Essener.*
6. Kime: *Sonnenlicht und Gesundheit.* S. 288.
7. Fry: *Wichtige Lebensbedürfnisse. Licht, Luft und Sonnenschein.*
8. Holick: *Schützendes Sonnenlicht.* S. 16.

9. KIME: *Sonnenlicht und Gesundheit.* S. 290.
10. SHELTON: *Fasting and Sun Bathing.*
11. SHELTON: *Fasting and Sun Bathing.*
12. SHELTON: *Fasting and Sun Bathing.*
13. SHELTON: *Fasting and Sun Bathing.*
14. SHELTON: *Fasting and Sun Bathing.*
15. SHELTON: *Fasting and Sun Bathing.*
16. HOLICK: *Schützendes Sonnenlicht.* S. 16.
17. Zitiert nach FRIEDRICH EDUARD BILZ: *Das Neue Naturheilverfahren*. 21. Auflage Dresden-Radebeul 1894. S. 565 ff.
18. HOBDAY: *Sonnenlicht heilt*. S. 128 ff.
19. HOBDAY: *Sonnenlicht heilt*. S. 129 f.
20. HOBDAY: *Sonnenlicht heilt*. S. 127.

Schluß
Sonnenschein - für gute Gesundheit und ein langes Leben (S. 367 – 370)

1. WORM: *Heilkraft D*. S. 112 ff.

Anhang A
Die Sonne – Quelle allen Lebens (S. 371 – 376)

1. SCHEPPACH: *Am Himmel ist die Hölle los*. S. 148 f.
2. SCHEPPACH: *Am Himmel ist die Hölle los*. S. 149.
3. SCHEPPACH: *Am Himmel ist die Hölle los*. S. 77.
4. SCHEPPACH: *Am Himmel ist die Hölle los*. S. 77.
5. OTT: *Health and Light*. S. 123 ff.
6. OTT: *Health and Light*. S. 128 f.
7. SCHEPPACH: *Am Himmel ist die Hölle los*. S. 155.

Anhang B
Nahrungsmittel-Tabellen (S. 377 – 390)

1. WATZL, LEITZMANN: *Bioaktive Substanzen in Lebensmitteln.* S. 27. USDA-NCC Carotenoid Database for U.S. Foods. 1998.
2. *Bundeslebensmittelschlüssel.*
3. *Bundeslebensmittelschlüssel.*
4. SORENSON: *Vitamin D3 and Solarpower.* CAMPBELL; CAMPBELL: *The China-Study.* HORNE: *Cancerproof your Body.* GRAHAM: *The 80/10/10-Diet.* ESSELSTYN: *Prevent and Reverse Heart Desease.* ORNISH: *Program for Reversing Heart Disease.* ERASMUS: *Fat that Heal, Fat that Kill.*
5. BLAYLOCK: *Health and Nutrition Secrets.* SARDI: *Anti-Aging-Durchbruch.* S. 116 ff. und 136. REDONDO, JIMENEZ, PEREZ, GARCÍA-FONCILLAS: N-acetylcysteine downregulates vascular endothelial growth factor production by human keratinocytes in vitro. *Arch. Dermatol. Res.* 2000; 292: 621-628. ADHAMI, AFAQ, AHMAD: Suppression of Ultraviolet B Exposure-Mediated Activation of NF-κB in Normal Human Keratinocytes by Resveratrol. *Neoplasia* 2003; 5: 74–82. EL ATTAR, VIRJI: Modulating effect of resveratrol and quercetin on oral cancer cell growth and proliferation. *Anticancer Drugs* 1999; 10(2): 187-193. EL ATTAR, VIRJI: The effect of red wine and its components on growth and proliferation of human oral squamous carcinoma cells. *Anticancer Res.* 1999; 19(6B): 5407-5414.

Buchverzeichnis

ABRAMOWSKI, O. L. M.: *Fruitarian diet and physical rejuvenation*. Westville, Natal, Südafrika.

ARLIN; DINI; WOLFE: *Nature's first law: The raw food diet.* San Diego 1996.

AXT-GADERMANN, MICHAELA; AXT, PETER: *Skinfood.* München 2006.

BÄSSLER, KARL-HEINZ: *Vitamine.* Darmstadt 1989.

BÄSSLER; GRÜHN; LOEW; PIETRZIK: *Vitamin-Lexikon.* Stuttgart, Jena, New York 1992.

BÄSSLER; GOLLY; LOEW; PIETRZIK: *Vitamin-Lexikon.* 3. Aufl. München, Jena 2002.

BATMANGHELIDJ, FEREYDOON: *Rückenschmerzen & Arthritis.* 5. Aufl. Freiburg 2004.

BIESALSKI, HANS CONRAD: *Vitamine – Bausteine des Lebens.* München 1997.

BLAYLOCK, RUSSELL: *Natural Strategies for Cancer Patients.* New York 2003.

BLAYLOCK, RUSSELL: *Health and Nutrition Secrets.* Albuquerque 2006.

BOCK, STEVEN; BOYETTE, MICHAEL: *Wunderhormon Melatonin.* München 1995.

Brockhaus-Ernährungslexikon. Mannheim, Leipzig 2001.

BURGERSTEIN, LOTHAR: *Handbuch Nährstoffe.* Heidelberg 2002.

CALDER, NIGEL: *Die launische Sonne widerlegt Klimatheorien.* Wiesbaden 1997.

CAMPBELL, COLIN; CAMPBELL, THOMAS: *The China-Study. Startling Implications for Diet, Weight Loss and Long-term Health.* Dallas 2006.

CARQUE, OTTO: *Rational Diet: An Advanced Treatise on the Food Question.* Los Angeles 1923.

Carque, Otto: *Natural Foods: The Safe Way to Health.* Los Angeles 1925.

Coleman, Vernon: *Wie Sie Ihren Arzt daran hindern, Sie umzubringen*. Rottenburg 2005.

Cooper, Kenneth: *Die neuen Gesundmacher: Antioxidantien.* München 1995.

Carque, Otto: *Sonnenlicht und Luft.* Lebenskunde Studienbrief Nr. 13. Ritterhude 1990.

Cordain, Loren: *Das Getreide – zweischneidiges Schwert der Menschheit*. Arnsberg 2004.

Czeschlik, Dieter (Hrsg.): *Irrtümer in der Wissenschaft.* Berlin, Heidelberg, New York 1987.

Diamond, Harvey; Diamond, Marilyn: *Fit fürs Leben.* Band 1 und 2. München 1992.

DiTrocchio, Federico: *Newtons Koffer. Geniale Außenseiter, die die Wissenschaft blamierten.* Frankfurt, New York 1998.

Downing, Damien: *Day Light Robbery. The importance of sunlight to health*. London 1988.

Elmadfa; Fritzsche; Cremer: *Die große GU-Vitamin- und Mineralstofftabelle.* München 1996.

Erasmus, Udo: *Fats that Heal, Fats that Kill.* Summertown 1993.

Esselstyn, Caldwell: *Prevent and Reverse Heart Desease. The Revolutionary, Scientifically Proven, Nutrition-Based Cure.* New York 2008.

Fahl, Arnulf: *Vitalstoffe, die Medizin der Zukunft.* 3. Auflage Mainz 2004.

Fielder, John: *Heliotherapy. The Principles & Practice of Sunbathing.*

Foelsing, Albrecht: *Der Mogelfaktor. Die Wissenschaftler und die Wahrheit.* Hamburg, Zürich 1984.

Fry, Terrence: *Wichtige Lebensbedürfnisse. Licht, Luft, Sonnenschein.* Lebenskunde-Studienbrief Nr. 13. Ritterhude 1990.

FUHRMAN, JOEL: *Eat to Live. The Revolutionary Formula for Fast and Sustained Weight Loss.* New York 2005.

GRAFTON, ANTHONY: *Fälscher und Kritiker. Der Betrug in der Wissenschaft.* Berlin 1991.

GRAHAM, DOUGLAS: *The high energy diet. Recipe Guide.* Marathon, Florida 1996.

GRAHAM, DOUGLAS: *Nutrition and Athletic Performance.* Marathon, Florida 1999.

GRAHAM, DOUGLAS: *Grain Damage. Rethinking the high starch diet.* Marathon 1998.

GRAHAM, DOUGLAS: *The 80/10/10-Diet.* Key Largo 2006.

GREGORY, RICHARD: *Auge und Gehirn. Psychologie des Sehens.* Reinbek 2001.

GRIMM, HANS-ULRICH; ZITTLAU, JÖRG: *Vitaminschock. Die Wahrheit über Vitamine: Wie sie nützen, wann sie schaden.* München 2002.

HACKETHAL, JULIUS: *Der Meineid des Hippokrates. Von der Verschwörung der Ärzte zur Selbstbestimmung des Patienten.* Bergisch Gladbach 1992.

HACKETHAL, JULIUS: *Operation – Ja oder Nein? Ratschläge für Kranke und Gesunde.* Frankfurt/M., Berlin 1987.

HACKETHAL, JULIUS: *Krankenhaus.* Frankfurt/M., Berlin 1987.

HACKETHAL, JULIUS: *Sprechstunde. Fälle, Operationen, Ratschläge.* Frankfurt/M., Berlin 1987.

HACKETHAL, JULIUS: *Auf Messers Schneide. Kunst und Fehler der Chirurgen.* Frankfurt/M., Berlin 1987.

HACKETHAL, JULIUS: *Keine Angst vor Krebs.* Frankfurt/M., Berlin 1987.

HACKETHAL, JULIUS: *Nachoperation.* 2. Auflage München 1977.

HALLER, ALBERT VON: *Gefährdete Menschheit. Ursache und Verhütung der Degeneration.* 8. Auflage Stuttgart 1994.

HALLER, ALBERT VON: *Macht und Geheimnis der Nahrung.* 4. Auflage Weilrod 1995.
HALLER, ALBERT VON: *Die Wurzeln der gesunden Welt. Notwendigkeit und Möglichkeit angewandter Ökologie.* Langenburg 1976.
HARTENBACH, WALTER: *Die Cholesterin-Lüge. Das Märchen vom bösen Cholesterin.* 19. Aufl. München 2002.
HERMANN, ARMIN: *Wie die Wissenschaft ihre Unschuld verlor: Macht und Mißbrauch der Forscher.* Stuttgart 1982.
HOBDAY, RICHARD: *Sonnenlicht heilt. Wie wichtig Sonne für unsere Gesundheit ist.* Freiburg 2001.
HOBDAY, RICHARD: *Sonnen ohne Schattenseiten. So gesund ist Sonnenlicht!* Freiburg 2005.
HOLICK, MICHAEL; JENKINS, MARK: *Schützendes Sonnenlicht.* Stuttgart 2005.
HORNE, ROSS: *Improving on Pritikin – You can do better!* Sydney 1988.
HORNE, ROSS: *Cancerproof your Body.* Sydney 1996.
HORNE, ROSS: *Health & Survival in the 21st Century.* Sydney 1997.
HOWELL, EDWARD: *Enzyme nutrition.* Wayne 1985.
HUFELAND, CHRISTOPH WILHELM: *Die Kunst, das menschliche Leben zu verlängern.* Frankfurt 1995.
HUXLEY, ALDOUS: *Die Kunst des Sehens.* 11. Aufl. München 2001.
ILLICH, IVAN: *Die Nemesis der Medizin. Von den Grenzen des Gesundheitswesens.* Reinbek 1987.
KENTON, LESLIE and SUSANNAH: *Kraftquelle Rohkost.* München 1993.
KIME, ZANE: *Sonnenlicht und Gesundheit.* 3. Aufl. Ritterhude 1995.
KINDL, GERT; RAAB, WOLFGANG: *Licht und Haut.* 4. Auflage Eschborn 1998.
KLEIN, THOMAS: *Osteoporose – die folgenschweren Irrtümer der Osteoporose-Medizin.* 2. Auflage Dresden 2009.

KLEIN, THOMAS: *Energieverlust und Krankheit durch Zahnherde. Ein Wegweiser zu Selbsthilfe und Heilung.* 3. Auflage Dresden 2007.

KLEIN, THOMAS: *Rückenschmerzen, Bandscheibenschäden und Gelenkerkrankungen. Das Ergebnis falscher Lebensweise.* Dresden 2009.

KLEIN, THOMAS: *Volkskrankheit Vitamin-B_{12}-Mangel. Über wirkliche Ursachen und falsche Theorien.* 2. Auflage Dresden 2009.

KONZ, FRANZ: *Der große Gesundheitskonz.* München 1998.

KROK, MORRIS: *Golden Path to Rejuvenation.* Fremont 1986.

KROK, MORRIS: *Fruit the food and medicine for man.* 3. Aufl. Westville, Südafrika. 1984.

KUKLINSKI, BODO; LUNTEREN, INA VAN: *Neue Chancen zur natürlichen Vorbeugung und Behandlung von umweltbedingten Krankheiten. Zellschutz mit Anti-Oxidantien.* 5. Auflage Bielefeld 2003.

LAHMANN, HEINRICH: *Das Luftbad als Heil- und Abhärtungsmittel.* Dresden 1922.

LIBERMAN, JACOB: *Die heilende Kraft des Lichts. Der Einfluß des Lichts auf Psyche und Körper.* München 1996.

LÖFFLER; PETRIDES; HEINRICH: *Biochemie und Pathobiochemie.* 8. Auflage Heidelberg 2007.

LUTZ, WOLFGANG: *Leben ohne Brot verhilft zu besserer Gesundheit.* 12. Auflage Gräfelfing 1992.

MAES, WOLFGANG: *Streß durch Strom und Strahlung.* 5. Auflage Neubeuern 2005.

MAID-KÖHNERT, UDO (Hrsg.): *Lexikon der Ernährung.* Heidelberg 2002.

MENDELSOHN, ROBERT: *Trau keinem Doktor. Über die enormen Gefahren der modernen Medizin und wie man sich davor schützen kann.* Holthausen 1988.

MOELLER, MICHAEL LUKAS: *Gesundheit ist eßbar.* 3. Auflage Ritterhude 1991.

OBERBEIL, KLAUS: *Die Zuckerfalle.* 5. Auflage München 2004.

OBERBEIL, KLAUS: *Fit durch Mineralien und Spurenelemente.* München 1995.

OBERBEIL, KLAUS: *Fit durch gesunde Ernährung.* 2. Auflage München 1994.

ORNISH, DEAN: *Program for Reversing Heart Disease.* New York 1996.

OTT, JOHN: *Health and Light.* Atlanta 1976.

PARK, ROBERT: *Fauler Zauber. Betrug und Irrtum in den Wissenschaften.* Hamburg, Wien 2002.

RAVNSKOV, UFFE; POLLMER, UDO: *Mythos Cholesterin. Die zehn größten Irrtümer.* Stuttgart 2002.

PIERPAOLI, WALTER; REGELSON, WILLIAM: *Melatonin. Schlüssel zu ewiger Jugend, Gesundheit und Fitneß.* München 1996.

POLLMER, UDO; WARMUTH, SUSANNE: *Pillen, Pulver, Powerstoffe.* Frankfurt/M. 2008.

REITER, RUSSEL; ROBINSON, JO: *Melatonin. Die neue Waffe gegen Alter und Krankheit.* München 1996.

RIEDLIN, GUSTAV: *Das Kochsalz als Gewürz und Krankheitsursache.* Freiburg 1924.

ROLLIER, AUGUSTE: *Die Heliotherapie.* München, Berlin 1951.

ROSENTHAL, NORMAN; KASPER, SIEGFRIED: *Licht-Therapie. Das Programm gegen Winterdepressionen.* München 1993.

SARDI, BILL: *Anti-Aging-Durchbruch.* San Dimas 2005.

SCHEINER, HANS-CHRISTOPH; SCHEINER, ANA: *Mobilfunk, die verkaufte Gesundheit.* Peiting 2006.

SCHEPPACH, JOSEPH: *Am Himmel ist die Hölle los – Wie die Sonne unser Leben beeinflußt.* Frankfurt, Leipzig 2001.

SCHNEIDER, SYLVIA: *O sole mio. Gesund mit der Sonne.* Kreuzlingen 1997.

SCHOLZ, HEINRICH: *Mineralstoffe und Spurenelemente.* Stuttgart 1996.

SEITZ; LIEBER; SIMANOWSKI (Hrsg.): *Handbuch Alkohol.* Heidelberg, 2. Auflage 2000.
SHELTON, HERBERT: *The Science and Fine Art of Natural Hygiene. The Hygienic System.* Band 1, 3. Auflage Tampa 1994.
SHELTON, HERBERT: *The Science and Fine Art of Food and Nutrition.* 7. Auflage Tampa 1996.
SHELTON, HERBERT: *The Science and Fine Art of Fasting.* 5. Auflage Tampa 1993.
SHELTON, HERBERT: *Natural Hygiene. The Pristine Way of Life.* 2. Auflage Tampa 1994.
SHELTON, HERBERT: *Fasting can save your life.* 11. Auflage Tampa 1996.
SHELTON, HERBERT: *Fasten kann ihr Leben retten.* Ritterhude 1993.
SHELTON, HERBERT: *Fasting. For Renewal of Life.* 3. Auflage Tampa 1995.
SHELTON, HERBERT: *Health. For the millions.* 3. Auflage Tampa 1996.
SHELTON, HERBERT: *The Hygienic System – Fasting and Sunbathing.*
SIDHWA, KEKI: *The Quintessence of Natural Living for health and happiness.* 1994.
SINATRA, STEPHEN; ROBERTS, JAMES; ZUCKER, MARTIN: *Reverse Heart Disease Now.* Hoboken 2007.
SORENSON, MARC: *Vitamin D3 and Solar Power for optimal Health.* 2. Auflage Saint George 2008.
SPITZ, JÖRG: *Vitamin D. Das Sonnenhormon für unsere Gesundheit und der Schlüssel zur Prävention.* Schlangenbad 2008.
TILDEN, JOHN: *Mit Toxämie fangen alle Krankheiten an. Die Lehre von der Toxämie. Heilung ohne Medikamente.* 6. Auflage Ritterhude 1994.
TILTON, BUCK; COX, ROGER: *Sonnenbaden ohne Reue.* 1996.
WALKER, NORMAN: *Frische Frucht- und Gemüsesäfte.* 4. Auflage Ritterhude 1994.

Walker, Norman: *Auch sie können wieder jünger werden.* München 1993.

Walker, Norman: *Täglich frische Salate erhalten ihre Gesundheit.* München 1993.

Wandmaker, Helmut: *Willst du gesund sein, vergiß den Kochtopf.* München 1992.

Wandmaker, Helmut: *Rohkost statt Feuerkost.* München 1996.

Waniorek, Linda; Waniorek, Axel: *Gesund und fit mit der Kraft der Sonne.* München 2002.

Warburg, Otto: *Über die letzte Ursache und die entfernten Ursachen des Krebses.* Würzburg 1966.

Watzl, Bernhard; Leitzmann, Claus: *Bioaktive Substanzen in Lebensmitteln.* 3. Aufl. Stuttgart 2005.

Wolf, Friedrich: *Die Natur als Arzt und Helfer.* Leipzig 1988.

Worm, Nicolai: *Syndrom X oder ein Mammut auf den Teller. Mit Steinzeitdiät aus der Wohlstandsfalle.* 4. Auflage Lünen 2002.

Worm, Nicolai: *Heilkraft D. Wie das Sonnenvitamin vor Herzinfarkt, Krebs und anderen Zivilisationskrankheiten schützt.* Lünen 2009.

Der Verfasser

Thomas Klein ist ein Sohn der Stadt Dresden und dort im Jahre 1964 geboren.

Von 1986 bis 1991 Maschinenbau-Studium an der TU Dresden, danach Berufstätigkeit als Diplom-Ingenieur. Studium der Nationalökonomie sowie der natürlichen Gesundheitslehre. Seit 2004 tätig als Verleger und Sachbuchautor zur Verbreitung der natürlichen Gesundheitslehre.

Bisher vom Verfasser erschienene Bücher:

- *Energieverlust und Krankheit durch Zahnherde*
- *Osteoporose – die folgenschweren Irrtümer der Osteoporose-Medizin*
- *Volkskrankheit Vitamin-B12-Mangel*
- *Rückenschmerzen, Bandscheibenschäden und Gelenkerkrankungen*

Aktuelle Angaben: www.hygeia.de

Bezugsquellen für Computer-Schutzbrillen, geschirmte Leuchten und gleichstrombetriebene IRC-Halogenlampen mit einem gleichmäßigen Lichtstrom:

www.hygeia.de/Beleuchtung

Sachwortverzeichnis

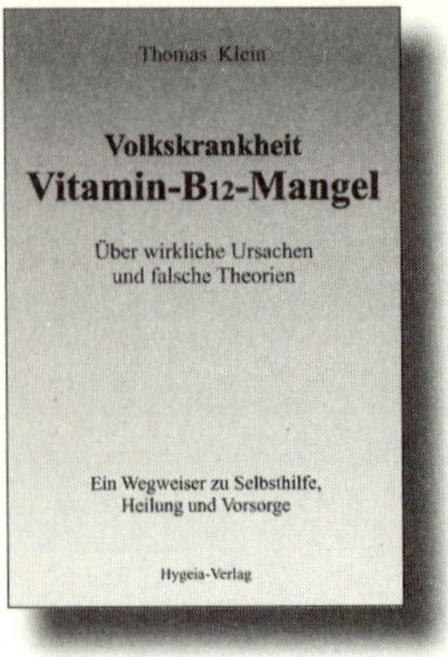

THOMAS KLEIN

Volkskrankheit
Vitamin-B12-Mangel

Über wirkliche Ursachen
und falsche Theorien

Taschenbuch, 136 Seiten
ISBN 978-3-939865-04-9

Vitamin-B_{12}-Mangel ist eine weit verbreitete, jedoch oftmals nicht erkannte Krankheitsursache. Die sich daraus ergebenden Beschwerden und Erkrankungen können vielfältig und schwerwiegend sein, unter anderem Antriebsschwäche, Apathie, Anämie, frühzeitiges Ergrauen der Haare, beschleunigte Alterung, allgemeiner gesundheitlicher Verfall, psychische Störungen, Depressionen, Abnahme des geistigen und körperlichen Leistungsvermögens, Vergeßlichkeit, Senilität, Demenz, unerklärliche Schmerzen infolge einer Nervenschädigung, Mißempfindungen, Taubheitsgefühle, Muskelzucken, Zittern, Hör- und Sehstörungen, Inkontinenz, multiple Sklerose und Parkinson-Krankheit.

Bei anhaltendem Mangel ergeben sich früher oder später bleibende Schäden, weshalb bei Verdacht unverzüglich der Vitamin-B_{12}-Status überprüft und der Mangel schnellstens behoben werden sollte. Dieses Sachbuch informiert über verläßliche und untaugliche Analysemethoden, und auf welche Weise der Vitamin-B_{12}-Spiegel am wirksamsten angehoben werden kann.

Dieses Buch klärt auf über die Ursachen des Vitamin-B_{12}-Mangels und daß der reichliche Verzehr von Fleisch keinesfalls vor einem Mangel schützt, schließlich sind die meisten Mangelpatienten Fleischesser. Bei richtiger vegetarischer Ernährung ist hingegen kaum ein Mangel zu befürchten.

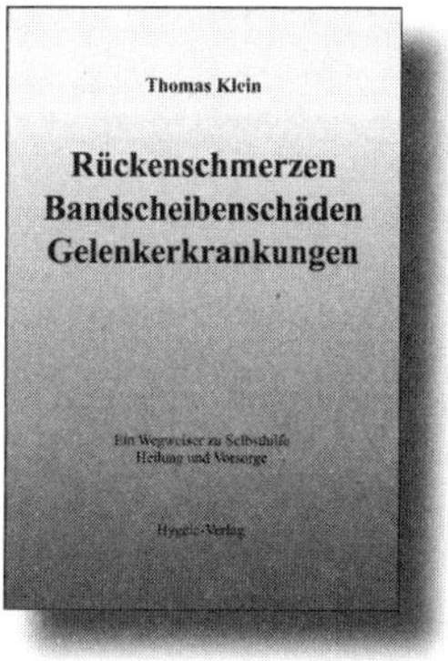

Thomas Klein

Rückenschmerzen
Bandscheibenschäden
Gelenkerkrankungen

Ein Wegweiser zu Selbsthilfe,
Heilung und Vorsorge

Taschenbuch, 248 Seiten
ISBN 978-3-939865-07-0

Die Schädigung der Bandscheiben kann über viele Jahre vollkommen schmerzlos und ohne Warnung verlaufen. Schließlich kann sich unerwartet ein Bandscheibenvorfall ereignen, ausgelöst durch eine harmlose Bewegung. Die Rückenmarksnerven werden schmerzhaft gedrückt, und unter ungünstigen Umständen sogar abgequetscht mit der Folge einer Querschnittslähmung.

Doch Bandscheibenschäden sind kein Schicksal. Quälende Rückenschmerzen und Bandscheibenvorfall lassen sich vermeiden. Die Bandscheiben können sich auf natürlichem Wege regenerieren. Eine Operation hingegen bringt nur selten wirkliche Besserung, und die Wirbelsäulen-Chirurgie ist auch heute noch eine riskante Angelegenheit.

Auch die Gelenkknorpel können über viele Jahre unbemerkt geschädigt werden. Wenn sich die ersten Gelenkschmerzen melden, ist es schon ziemlich spät, aber oftmals noch nicht zu spät, um mit richtiger Ernährung sowie belastungsfreier Bewegung eine Regeneration der Knorpel bewirken zu können.

Niemand wird Krankheiten heilen können,
der nicht die wirklichen Ursachen kennt.

Aurelius Cornelius Celsius

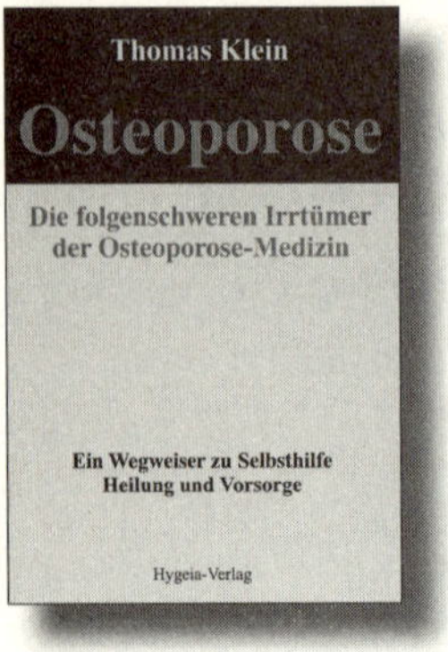

THOMAS KLEIN

Osteoporose –
die folgenschweren Irrtümer der
Osteoporose-Medizin

Ein Wegweiser zu Selbsthilfe,
Heilung und Vorsorge

Taschenbuch, 360 Seiten
zweite erweiterte und überarbeitete Auflage
ISBN 978-3-939865-03-2

Osteoporose ist eine gefährliche Volkskrankheit. Sie bereitet über Jahre weder Schmerzen noch Beschwerden, und wird deshalb meist unterschätzt. Unbemerkt schwindet die Knochenmasse und die Knochenstruktur löst sich auf. Die Gefahr eines verhängnisvollen Knochenbruches nimmt zu. Nicht nur alte Frauen sind betroffen, sondern zunehmend auch Männer und junge Menschen.

Osteoporose läßt sich jedoch auf einfache Weise vermeiden. Dieses Sachbuch vermittelt das Wissen für feste Knochen in der Jugend und im Alter. Das Buch gründet sich auf umfassende Recherchen der Fachliteratur. Es warnt vor schädlichen Arzneimitteln, den trügerischen Versprechen der Osteoporose-Medizin sowie vor populären, aber falschen Ernährungsempfehlungen.

Gesundheit beginnt im Kopf.

SENECA

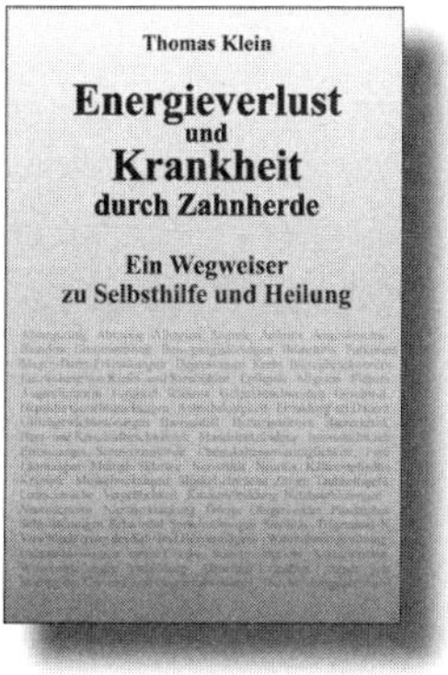

THOMAS KLEIN

Energieverlust und Krankheit durch Zahnherde

Ein Wegweiser zu Selbsthilfe und Heilung

Taschenbuch, 300 Seiten
dritte erweiterte und überarbeitete Auflage
ISBN 3-00-013015-2

Gift im Mund! Toxische Dentalmaterialien und Fäulnisgifte in wurzelbehandelten toten Zähnen können zu schweren Krankheiten führen, zu Antriebsschwäche und chronischer Erschöpfung, zu Konzentrationsstörungen und Vergeßlichkeit, zu Nervenschäden und multipler Sklerose, zu Depressionen und psychischen Störungen, zu Blasen- und Nierenerkrankungen, Krämpfen, Prostatabeschwerden, Herz- und Kreislauferkrankungen, zu Immunschwäche, Arthritis, Rheuma und Krebs, zur Parkinson-Krankheit und Alzheimer-Demenz.

Das weithin unbekannte und hochbrisante Wissen hierüber ist in diesem Buch leicht verständlich zusammengefaßt und gründet sich auf umfassende Recherchen der medizinischen und toxikologischen Fachliteratur. Das Buch ist eine Hilfe für alle, die nach vergeblicher Ursachensuche und erfolglosen Behandlungen wieder gesund werden und gesund bleiben wollen.

Auch Zahnimplantate bergen Risiken, über die man sich rechtzeitig informieren sollte. Zahnimplantate können zur Ursache schwerer Erkrankungen werden und zu bleibenden Schäden führen. –

Lesen Sie dieses Buch, bevor Sie sich das Gebiß sanieren lassen!